国家职业教育药学专业教学资源库配套教材

高等职业教育药学专业"岗课赛证"融通新形态一体化系列教材

药物化学

（第2版）

主 编 孟姝 曾雪 张艳军

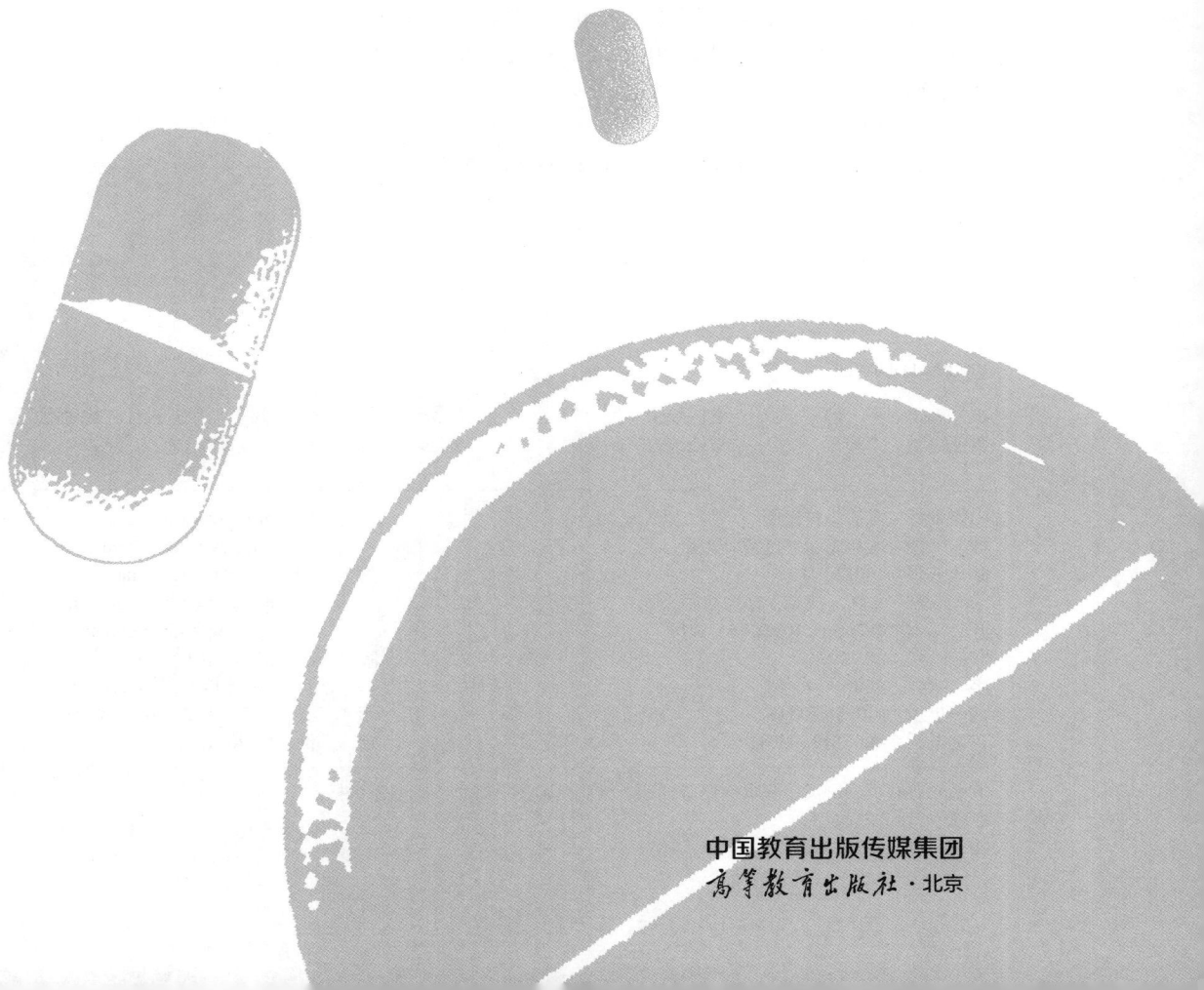

中国教育出版传媒集团

高等教育出版社·北京

内容提要

　　本书是国家职业教育药学专业教学资源库配套教材。本书内容涵盖理论和实训两部分：理论部分分为总论和各论，共十三章，以药物的化学结构为主线介绍典型药物的制备、作用机制、理化性质、化学稳定性、构效关系、体内代谢及临床应用等；实训部分包括药物化学实训基本知识及基本操作技能、药物的理化性质实训、药物的化学稳定性实训和药物的合成实训。

　　本书的编写对接岗位，把立德树人的要求融入教材内容，及时更新优化栏目，新增的"考证聚焦"列出了最新的执业药师资格考试要点，满足"岗课赛证"综合育人的需要。正文中配有二维码，链接国家职业教育药学专业教学资源库资源，便于开展线上线下混合式教学。教师如需获取本书授课用PPT，请登录"高等教育出版社产品信息检索系统"（http://xuanshu.hep.com.cn/）免费下载。

　　本书适用于高职药学相关专业教学，也可作为执业药师资格考试参考用书。

图书在版编目（CIP）数据

　　药物化学 / 孟姝，曾雪，张艳军主编. -- 2版.
北京：高等教育出版社，2025. 2. -- ISBN 978-7-04
-063201-9

　　Ⅰ. R914
　　中国国家版本馆CIP数据核字第2024DB7938号

YAOWU HUAXUE

策划编辑　吴　静	责任编辑　吴　静	封面设计　王　鹏		版式设计　徐艳妮
责任绘图　李沛蓉	责任校对　胡美萍	责任印制　存　怡		

出版发行	高等教育出版社	网　　址	http://www.hep.edu.cn
社　　址	北京市西城区德外大街4号		http://www.hep.com.cn
邮政编码	100120	网上订购	http://www.hepmall.com.cn
印　　刷	中煤（北京）印务有限公司		http://www.hepmall.com
开　　本	787mm×1092mm　1/16		http://www.hepmall.cn
印　　张	20.75	版　　次	2020年12月第1版
字　　数	460千字		2025年2月第2版
购书热线	010-58581118	印　　次	2025年2月第1次印刷
咨询电话	400-810-0598	定　　价	56.00元

《药物化学》第 2 版编写人员

主　编　孟　姝　曾　雪　张艳军

副主编　袁　文　刘广辉　马　莉　胡海云

编　者（以姓氏汉语拼音为序）

柴露露（济源职业技术学院）

高成林（长风药业股份有限公司）

胡海云（襄阳职业技术学院）

李广希（辽宁医药职业学院）

李云飞（昆明卫生职业学院）

刘广辉（商丘医学高等专科学校）

刘治芳（长沙卫生职业学院）

鲁　疆（昌吉职业技术学院）

马　莉（河南医学高等专科学校）

孟　姝（江苏医药职业学院）

彭孝媛（荆州职业技术学院）

任慧玲（江苏医药职业学院）

石　磊（重庆医药高等专科学校）

谭玲子（贵州工商职业学院）

项　婷（苏州高博职业学院）

徐　娇（乐山职业技术学院）

袁　文（四川中医药高等专科学校）

曾　雪（重庆医药高等专科学校）

张艳军（江苏护理职业学院）

赵东升（泉州医学高等专科学校）

朱　磊（盐城市第一人民医院）

第 2 版前言

为更好地贯彻落实《国家职业教育改革实施方案》《关于推动现代职业教育高质量发展的意见》和《"十四五"卫生健康人才发展规划》等有关文件精神,推动药学类高职教育教学改革和发展,培养药学类高素质技能型人才,我们在国家职业教育药学专业教学资源库配套教材建设指导委员会的组织下,在高等教育出版社的精心规划下,按照全国高职院校药学类专业人才培养目标和"药物化学"课程标准要求,对上一版教材进行修订,供药学、药品生产技术、药品经营与管理、药品质量与安全等专业教学使用。

本次教材修订以党的二十大和二十届二中、三中全会精神为指引,根据教育部《"十四五"职业教育规划教材建设实施方案》文件精神,坚持立德树人的根本要求,突出职业教育类型特色。主要进行以下修订:一是充分挖掘课程的思政元素,有机融入课程教学和实践教育等各环节,充分发挥教材的铸魂育人功能。二是突出课程重点,体现职教特色。本次修订进一步突出药物化学的教学重点,即药物的化学结构、理化性质、构效关系和临床应用。更新代表药物品种,删减部分陈旧的内容,通过基础理论学习,融合岗位案例,与快速发展的药学产业接轨,体现其实用性。三是更新优化栏目,实现"岗课赛证"融通。根据药学岗位任务的有关要求,更新优化栏目,注重引入实际案例,在"案例导入"和"岗位对接"中直接对接岗位工作任务及典型案例,培养学生理论联系实际、分析解决问题的能力。"知识链接"和"课堂讨论"紧密联系全国职业院校技能 大赛药学技能赛项问病荐药、慢病管理等项目内容,培养学生指导合理用药等药学服务能力。"考证聚焦"列出全国执业药师资格考试和药士职称考试要点,助力实现"岗课赛证"综合育人。四是丰富配套资源,推进教育数字化。对 PPT、微课、动画、在线测试等数字资源进行完善,以更好地满足信息化教学改革要求,配套课程"药物化学"在线课程已在"智慧职教"平台上线,以更好地服务课程教学实施。

本教材分为理论和实训两部分,理论部分包括第一章至第三章总论部分和第四章至第十三章各论部分。总论部分主要介绍药物化学的基本概念、药物变质反应与代谢反应、药物的构效关系和新药研发简介等内容。各论部分按照人体解剖学和药理作用分类介绍各类药物的发展概况,典型药物的结构特点、理化性质、临床应用、构效关系和体内代谢等知识。实训部分主要由药物化学实训基本知识及基本操作技能、药物的理化性质实训、药物的化学稳定性实训、药物的合成实训四部分构成,各学校可根据不同专业的实际需要进行选择。正文中配有二维码,链接国家职业教育药学专业教学资源库资源,便于开展线上线下混合式教学。

本教材的编写团队由国内 17 所高职院校的 19 位一线教师和 2 位行业企业专家组成,孟姝、曾雪、张艳军担任主编,负责全书的审定工作。具体分工如下:孟姝编写第一章;彭孝媛、谭玲子编写第二章;李云飞、高成林编写第三章;任慧玲、鲁疆编写第四章;张艳军编写第五章;曾雪编写第六章;刘治芳编写第七章;徐娇编写第八章;胡海云、项婷编写

第九章;孟姝、袁文编写第十章;马莉、刘广辉编写第十一章;赵东升编写第十二章;石磊编写第十三章;柴露露编写实训项目一、二;朱磊编写实训项目三、四;李广希编写实训项目五到八。孟姝对全书做了统稿以及修改统一的工作。

　　本教材在编写过程中得到了高等教育出版社以及编者所在单位的大力支持与鼎力帮助,在此深表感谢! 鉴于编者水平有限,书中不当和疏漏之处在所难免,恳请广大读者和有关院校在使用中提出宝贵意见,以便进一步修订提高。

编　者
2024 年 11 月

第1版前言

为了更好地贯彻落实《国家中长期教育改革和发展规划纲要(2010—2020年)》和《医药卫生中长期人才发展规划(2011—2020年)》,推动药学类高职高专教育的发展,培养药学类高素质技能型人才,在国家职业教育药学专业教学资源库配套教材建设指导委员会的组织和规划下,按照全国高职高专院校药学类专业的培养目标,确立了本课程的教学内容,并编写本教材。

本教材紧扣药物化学结构主线,剖析药物结构与药物性质、变质、化学鉴别、药物贮存与养护、药物剂型选择、药物代谢反应及通过结构修饰寻找新药等之间的内在关系。编写过程中,遵循人才成长规律,贴近专业、贴近岗位、贴近学生,构建教材体系和教学内容,按照人体解剖系统和药品临床用途进行分类,组建教材章节,实训部分模拟企业质量控制工作任务、流通及使用单位药品贮存养护的工作场景设计教学内容,剔除验证性实验。此外,本教材及时收录2020年版《中华人民共和国药典》增补品种和国内外近年上市新药。正文中配有二维码,链接国家职业教育药学专业教学资源库资源和在线课程,便于开展线上线下混合式教学。

本教材分为理论和实训两部分,理论部分包括第一章至第三章总论部分和第四章至第十三章各论部分。总论部分主要介绍药物化学稳定性构效与药物的代谢反应、构效关系、新药研究简介等内容,分析药物体内、体外的变化对药物的影响,从分子水平探讨药物的结构与药效的关系,介绍新药研发的基本途径与方法,了解药物化学的新进展。各论部分重点叙述典型药物的名称、化学结构与特点、理化性质、主要用途等内容,简要介绍各类药物的发展概况、结构类型、重要药物类型的构效关系、体内代谢等。实训部分主要由药物化学实训基本知识和技能、药物理化性质、药物化学稳定性、药物的合成四部分构成。

本教材由国内14所医药卫生类高职院校18位老师组成编写团队,王宁、刘修树、钟辉云担任主编,负责全书的统稿和审定工作,孟姝协助校对与统稿工作。具体分工如下:刘修树编写第一章、实训项目一至四;任慧玲编写第二章;邹春阳编写第三章;张卫、郑浩编写第四章;曾雪、张艳军编写第五章、实训项目五至八;钟辉云编写第六章;李静华编写第七章;徐娇编写第八章;宗杨、代佳编写第九章;孟姝、王宁编写第十章;苗方编写第十一章;赵东升、陈霞编写第十二章;石磊编写第十三章。

本教材在编写过程中,得到高等教育出版社及编者所在单位的大力支持和帮助,在此深表感谢!在全体编者的共同努力下,虽经几番修稿,仍有疏漏之处,欢迎广大读者予以指正和赐教,以便进一步修订。

编 者
2020年2月

目　　录

第一章　绪论···1

第二章　药物变质反应与代谢反应···11
　　第一节　药物变质反应···13
　　第二节　药物代谢反应···22

第三章　药物的构效关系和新药研发简介··32
　　第一节　药物的构效关系··33
　　第二节　新药研发简介···42

第四章　中枢神经系统药物··50
　　第一节　镇静催眠药···52
　　第二节　抗癫痫药··61
　　第三节　抗精神失常药···65
　　第四节　镇痛药···73
　　第五节　神经退行性疾病治疗药物··80
　　第六节　中枢兴奋药···81

第五章　周围神经系统药物··84
　　第一节　拟胆碱药··86
　　第二节　抗胆碱药··90
　　第三节　拟肾上腺素药···93
　　第四节　抗过敏药··98
　　第五节　局部麻醉药··104

第六章　循环系统药物···111
　　第一节　调血脂药··113
　　第二节　抗心绞痛药··117
　　第三节　抗心律失常药···126
　　第四节　抗高血压药··129
　　第五节　抗心力衰竭药···139

第七章　解热镇痛药和非甾体抗炎药···142
　　第一节　解热镇痛药··144
　　第二节　非甾体抗炎药···149
　　第三节　抗痛风药··158

第八章　消化系统药物⋯⋯⋯⋯⋯⋯⋯⋯⋯⋯⋯⋯⋯⋯⋯⋯⋯161

　　第一节　抗溃疡药⋯⋯⋯⋯⋯⋯⋯⋯⋯⋯⋯⋯⋯⋯163

　　第二节　促胃肠动力药和镇吐药⋯⋯⋯⋯⋯⋯⋯⋯169

第九章　合成抗菌药物及其他抗感染药物⋯⋯⋯⋯⋯⋯⋯174

　　第一节　喹诺酮类药物⋯⋯⋯⋯⋯⋯⋯⋯⋯⋯⋯⋯176

　　第二节　磺胺类药物及抗菌增效剂⋯⋯⋯⋯⋯⋯⋯179

　　第三节　抗结核药⋯⋯⋯⋯⋯⋯⋯⋯⋯⋯⋯⋯⋯⋯182

　　第四节　抗真菌药⋯⋯⋯⋯⋯⋯⋯⋯⋯⋯⋯⋯⋯⋯185

　　第五节　抗病毒药⋯⋯⋯⋯⋯⋯⋯⋯⋯⋯⋯⋯⋯⋯187

　　第六节　抗寄生虫病药⋯⋯⋯⋯⋯⋯⋯⋯⋯⋯⋯⋯191

第十章　抗生素⋯⋯⋯⋯⋯⋯⋯⋯⋯⋯⋯⋯⋯⋯⋯⋯⋯⋯194

　　第一节　β- 内酰胺类抗生素⋯⋯⋯⋯⋯⋯⋯⋯⋯196

　　第二节　大环内酯类抗生素⋯⋯⋯⋯⋯⋯⋯⋯⋯⋯209

　　第三节　氨基糖苷类抗生素⋯⋯⋯⋯⋯⋯⋯⋯⋯⋯212

　　第四节　四环素类抗生素⋯⋯⋯⋯⋯⋯⋯⋯⋯⋯⋯215

　　第五节　其他类抗生素⋯⋯⋯⋯⋯⋯⋯⋯⋯⋯⋯⋯218

第十一章　抗肿瘤药物⋯⋯⋯⋯⋯⋯⋯⋯⋯⋯⋯⋯⋯⋯⋯224

　　第一节　生物烷化剂⋯⋯⋯⋯⋯⋯⋯⋯⋯⋯⋯⋯⋯226

　　第二节　抗代谢药物⋯⋯⋯⋯⋯⋯⋯⋯⋯⋯⋯⋯⋯233

　　第三节　抗肿瘤天然药物及新型靶向抗肿瘤药物⋯⋯238

第十二章　内分泌系统药物⋯⋯⋯⋯⋯⋯⋯⋯⋯⋯⋯⋯⋯245

　　第一节　甾体激素⋯⋯⋯⋯⋯⋯⋯⋯⋯⋯⋯⋯⋯⋯247

　　第二节　降血糖药⋯⋯⋯⋯⋯⋯⋯⋯⋯⋯⋯⋯⋯⋯266

　　第三节　骨质疏松治疗药⋯⋯⋯⋯⋯⋯⋯⋯⋯⋯⋯273

第十三章　维生素⋯⋯⋯⋯⋯⋯⋯⋯⋯⋯⋯⋯⋯⋯⋯⋯⋯276

　　第一节　脂溶性维生素⋯⋯⋯⋯⋯⋯⋯⋯⋯⋯⋯⋯277

　　第二节　水溶性维生素⋯⋯⋯⋯⋯⋯⋯⋯⋯⋯⋯⋯285

实训部分⋯⋯⋯⋯⋯⋯⋯⋯⋯⋯⋯⋯⋯⋯⋯⋯⋯⋯⋯⋯⋯292

　　第一部分　药物化学实训基本知识及基本操作技能⋯⋯292

　　　　药物化学实训基本知识⋯⋯⋯⋯⋯⋯⋯⋯⋯⋯292

　　　　实训项目一　乙酰苯胺的重结晶⋯⋯⋯⋯⋯⋯295

　　第二部分　药物的理化性质实训⋯⋯⋯⋯⋯⋯⋯⋯⋯296

　　　　实训项目二　几种常用药物的化学鉴别试验⋯⋯296

　　第三部分　药物的化学稳定性实训⋯⋯⋯⋯⋯⋯⋯⋯300

　　　　实训项目三　药物的水解变质及氧化变质反应⋯⋯300

　　　　实训项目四　药物的配伍变化实验⋯⋯⋯⋯⋯⋯303

第四部分　药物的合成实训···305

　　实训项目五　阿司匹林的合成与检测···305

　　实训项目六　对乙酰氨基酚的合成··306

　　实训项目七　苯妥英钠的合成··308

　　实训项目八　磺胺醋酰钠的合成··309

附录　常用试液配制··312

参考文献···314

二维码资源目录

视频序号	资源标题	页码
1	微课:药物化学的定位及任务	3
2	微课:药物的名称	6
3	在线测试:绪论	10
4	微课:药物发生水解的结构类型	15
5	微课:影响药物水解的因素	17
6	微课:药物发生自动氧化反应的结构类型	19
7	微课:二氧化碳对药物稳定性的影响	22
8	微课:药物代谢反应——氧化反应	23
9	在线测试:药物变质反应与代谢反应	31
10	微课:先导化合物的发现	42
11	在线测试:药物的构效关系和新药研发简介	49
12	微课:巴比妥类镇静催眠药	55
13	微课:苯二氮䓬类镇静催眠药	57
14	微课:地西泮的结构和性质	58
15	微课:乙内酰脲类抗癫痫药	63
16	动画:盐酸氯丙嗪的氧化变质反应	67
17	微课:经典的抗精神病药——氯丙嗪	67
18	微课:非经典抗精神病药——氯氮平	70
19	微课:抗抑郁药	73
20	微课:吗啡及半合成衍生物	74
21	微课:黄嘌呤类中枢兴奋药	82
22	在线测试:中枢神经系统药物	83
23	微课:毛果芸香碱的结构和性质	87
24	微课:碘解磷定	89
25	微课:托烷类生物碱的结构特点	90
26	微课:阿托品的结构和性质	90
27	微课:肾上腺素的结构和性质	95
28	微课:盐酸麻黄碱	97
29	微课:组胺 H_1 受体拮抗剂	99
30	微课:局麻药物发展简史	105

续表

视频序号	资源标题	页码
31	微课:盐酸普鲁卡因	106
32	动画:盐酸普鲁卡因鉴别方法一	106
33	动画:盐酸普鲁卡因鉴别方法二	107
34	微课:利多卡因	108
35	在线测试:周围神经系统药物	110
36	微课:抗心绞痛药——概述与 NO 供体药物	118
37	动画:硝酸异山梨酯的鉴别方法	119
38	微课:抗心绞痛药——钙通道阻滞剂	121
39	微课:抗心律失常药	126
40	微课:抗高血压药——影响肾素 – 血管紧张素 – 醛固酮系统的药物	130
41	在线测试:循环系统药物	141
42	微课:水杨酸类解热镇痛药	145
43	微课:阿司匹林的结构和性质	145
44	微课:阿司匹林的化学鉴别	146
45	微课:苯胺类解热镇痛药	148
46	微课:对乙酰氨基酚的弱酸性	148
47	微课:芳基烷酸类非甾体抗炎药	153
48	微课:1,2– 苯并噻嗪类非甾体抗炎药	156
49	在线测试:解热镇痛药和非甾体抗炎药	160
50	微课:抗溃疡药西咪替丁的发现	164
51	微课:抗溃疡药——质子泵抑制剂	168
52	微课:促胃动力药	170
53	在线测试:消化系统药物	173
54	微课:喹诺酮类药物的发展	176
55	微课:喹诺酮类药物的构效关系	177
56	微课:喹诺酮类药物的理化性质与作用	177
57	微课:喹诺酮类药物	178
58	微课:磺胺类药物概述	179
59	微课:磺胺类药物的构效关系	180
60	动画:磺胺甲噁唑的鉴别方法	181
61	动画:异烟肼的鉴别方法	184
62	在线测试:合成抗菌药物及其他抗感染药物	193
63	微课:青霉素的作用机制	196
64	微课:青霉素	197
65	动画:青霉素钠的鉴别反应	199

续表

视频序号	资源标题	页码
66	微课:青霉素的结构改造	199
67	微课:头孢菌素类抗生素	202
68	微课:红霉素的结构、性质和结构改造	212
69	微课:链霉素的结构和性质	214
70	微课:四环素的结构和性质	215
71	微课:氯霉素类抗生素	218
72	在线测试:抗生素	222
73	在线测试:抗肿瘤药物	244
74	微课:甾体激素类药物概述	248
75	微课:甾体激素类药物命名	249
76	微课:雌激素类药物	249
77	微课:己烯雌酚	252
78	微课:雄激素	254
79	微课:蛋白同化激素	256
80	微课:肾上腺皮质激素	260
81	微课:胰岛素	266
82	微课:口服降血糖药	269
83	在线测试:内分泌系统药物	275
84	动画:维生素缺乏症	277
85	微课:维生素 A 类药物的结构	278
86	微课:维生素 A 类药物的理化性质	279
87	微课:维生素 E 醋酸酯的结构和性质	283
88	动画:维生素 B_1 的鉴别	286
89	微课:维生素 B_1 的结构和性质	286
90	微课:维生素 B_2 的鉴别	286
91	动画:维生素 C 的结构	288
92	动画:维生素 C 的酸性	289
93	动画:维生素 C 的水解性	290
94	在线测试:维生素	291
95	动画:药物的水解变质反应实训	300
96	动画:药物的化学鉴别实训	300
97	动画:阿司匹林的精制	306
98	微课:对乙酰氨基酚的合成	306

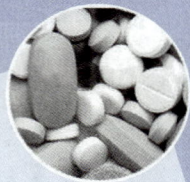

第一章

绪论

>>>> 学习目标

知识目标：掌握药物化学的定义、研究内容和主要任务；熟悉化学药物的名称；了解药物化学的发展简史。

能力目标：能够明确药物化学的研究任务；能够应用药物的结构、性质解决药物的剂型选择、分析检验、贮存保管和临床应用等实际问题。

素养目标：通过了解青蒿素的发现过程，培养中医药传承与创新意识，彰显爱国情怀；通过了解药物化学发展简史，培养永不放弃的科学探索精神和细心严谨的科研态度。

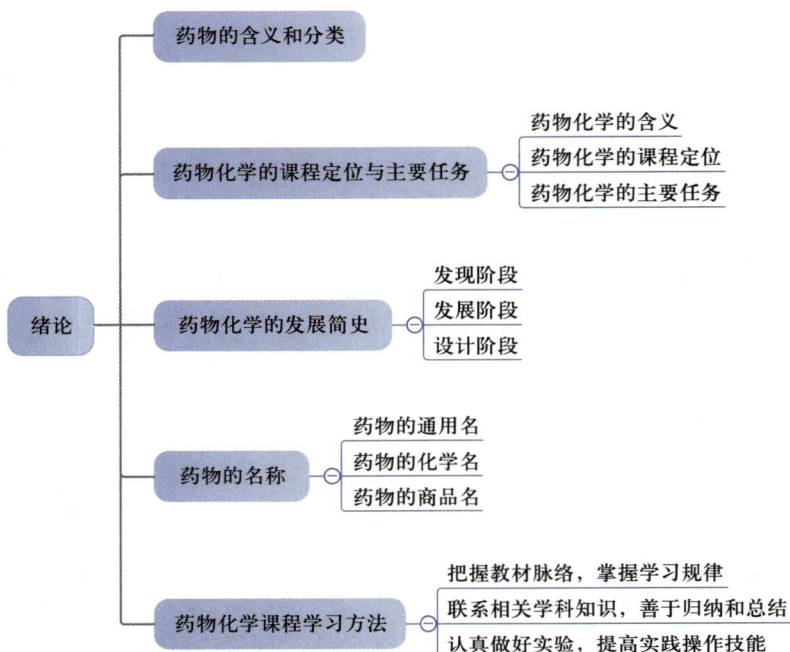

>>>> 课前导读

>>>> 基础理论

药物是指具有预防、缓解、诊断、治疗疾病及有目的地调节机体生理功能的一类物质,是一种关系人民生命健康的特殊商品。

根据来源不同,可将药物分为天然药物、化学药物和生物制品。天然药物是指动物、植物或者矿物等在自然界中存在的具有药理活性的天然产物,如当归、牛黄等;化学药物是指从天然药物中提取的有效成分或经化学合成或生物合成制得的,具有一定药理作用并且化学结构确切的药物,如盐酸麻黄碱、阿司匹林等;生物制品是以微生物、细胞、动物或人源组织和体液等为原料,应用传统或现代生物技术制成的药品,如细菌类疫苗、病毒类疫苗、抗毒素及抗血清、血液制品、免疫调节剂等。化学药物是目前临床上最常用的一类药物,也是药物化学的主要研究对象。

🍥 案例导入

案例:早在16世纪,西班牙探险家们便注意到南美洲土著居民通过咀嚼古柯植物的叶子来提神。1855年,德国化学家弗里德里希(G. Friedrich)首次从古柯叶中提取出麻醉药成分,这是人类首次从科学角度认识到古柯叶中的有效成分。1859年,奥地利化学家阿尔伯特·纽曼(Albert Neiman)又精制出更高纯度的物质,并将其命名为"可卡因"(cocaine)。这一命名逐渐为科学界所接受并沿用至今。

讨论:可卡因是药物化学的研究对象吗?

一、药物化学的课程定位与主要任务

药物化学是一门历史悠久的经典科学,为人类健康和药学事业的发展做出了重要贡献。药物化学是研究化学药物的化学结构、制备方法、理化性质、构效关系、体内代谢、调剂及贮存过程的化学变化,以及寻找新药的途径和方法等的一门综合性学科。药物化学以化学学科为基础,与生物化学、药理学、计算机科学等多学科相互渗透,并为药物制剂技术、药物分析等课程服务。因此,药物化学是在药学领域起承上启下作用的一门重要的专业核心课程,也是国家执业药师和药学专业技术资格考试科目之一。

药物化学的主要任务有如下三个方面。

1. 为合理、有效应用现有化学药物提供理论基础。通过研究化学药物的结构与理化性质、稳定性之间的关系,为药物的剂型选择与制备、贮存与养护、分析方法的确立提供理论依据;通过研究药物的结构与体内代谢、生理效应之间的关系,为临床药物配伍禁忌和合理用药提供理论支撑;通过研究药物的构效关系,为现有药物的结构修饰提供有效途径和方法。

2. 为化学药物的生产提供技术先进、经济合理的方法和工艺。运用药物化学的原理和方法,不断优化化学药物合成路线和工艺条件,降低药物生产成本,提高药物的产量和质量,在获得更大的经济效益的同时,满足广大人民群众对医疗保健的需求。随着药物化学技术的发展,已衍生出了一门分支学科——化学制药工艺学。

3. 为探索和开发新药提供新的途径和方法。不断创制开发新药,是药物化学的重要任务,新药研究的方法之一是发现先导化合物,通过综合运用化学、生物学和计算机等学科的理论知识和技术,研究化学药物的结构和生物活性间的关系,探索先导化合物设计的途径和方法,创制疗效好、毒副作用低的新药。目前已经衍生出一门分支学科——药物设计学。

对于高职药学及其相关专业的药物化学课程,侧重于任务的第一方面,为合理、有效地应用现有化学药物提供理论基础,使学生能够利用现有药物化学的基本理论、基本知识和基本技能为药学服务,同时为药物制剂、制药工艺、药物分析等课程的学习奠定基础。

💿 课堂讨论

根据药物的化学结构及理化性质分析:为什么《中华人民共和国药典》(以下简称《中国药典》)(2020年版)记载解热镇痛药阿司匹林贮藏项要"密封,在干燥处保存"?含量测定为什么要采用酸碱滴定法?

二、药物化学的发展简史

药物化学的发展已有百年的历史,经历了一个由粗到精,由盲目到自觉,由经验性实验到科学性合理设计的过程,大致可分为三个阶段。

(一) 发现阶段:从 19 世纪末到 20 世纪 30 年代

这一阶段主要是从动物、植物中提取天然药物的有效成分,以及合成某些具有化学

微课:
药物化学的定位及任务

治疗作用的有机染料和中间体。如人们能从野生植物古柯叶中提取分离具有麻醉作用的可卡因,从罂粟果实中提取分离具有良好镇痛作用的吗啡,从金鸡纳树皮中提取分离具有抗疟疾作用的奎宁,从莨菪中提取分离具有解痉作用的阿托品等;如三氯甲烷(氯仿)和乙醚作为全身麻醉药,水合氯醛作为镇静催眠药应用于临床,早期的含锑、砷的有机药物用于治疗锥虫病、阿米巴病和梅毒等。此外,人们还可以利用简单的化学结构修饰开发新药,由水杨酸经结构修饰而诞生的阿司匹林就是实例。这些成就证实了天然药物的医疗价值在于它们所含有的有效的化学物质,从而为人们在医治疾病上利用化学物质替代天然药物本身开辟了道路。此阶段的研究还局限在寻找和发现已有物质可能的药用价值,未能在天然或合成物质的化学结构和生物活性的关系上做深入的研究。

(二)发展阶段:从 20 世纪 30 年代到 60 年代

这一阶段随着化学工业的发展,合成药物大量涌现,内源性生物活性物质的分离、测定和活性确定技术得以深化,酶制剂的联合使用策略也被广泛探索与应用。德国的 Domagk 首次将百浪多息用于临床治疗细菌感染,开始了现代化学治疗的新纪元。1940 年,青霉素的疗效得到肯定,β- 内酰胺类抗生素得到飞速发展,其他各种抗生素陆续地被发现,有的可以化学合成。1940 年,Woods 和 Fildes 认为磺胺类药物通过与体内的对氨基苯甲酸竞争,抑制了细菌生长所必需的二氢叶酸合成酶的生成,使细菌不再生长和繁殖,从而建立了抗代谢学说。抗代谢学说不仅能够阐述一些药物的作用机制,而且在该学说的指导下,发现了许多抗寄生虫、抗菌、抗病毒、抗肿瘤药物和利尿药,为寻找新药开辟了新的途径和方法。

进入 20 世纪 50 年代后,新药数量不及发展阶段初期,药物在机体内的作用机制和代谢变化逐步得到阐明,人们开始从生理、生化效应和针对病因等方面寻找新药,改进了单纯从药物的显效基团或基本结构中寻找新药的方法。例如,利用潜效化(latentiation)和前药(prodrug)概念,设计能降低毒副作用和提高选择性的新化合物。1952 年,人们发现治疗精神分裂症的氯丙嗪后,精神神经疾病的治疗取得突破性的进展。非甾体抗炎药是 20 世纪 60 年代中期以后研究的活跃领域,一系列抗炎新药先后上市。制药工业迅猛发展,人们从众多的化合物中寻找产生同样药理作用的共同的基本结构,同时尝试改变基本结构上的取代基或改变基本结构,从而得到了大量的新药。在抗生素大量使用和生产的基础上,发现了 6- 氨基青霉烷酸(6-APA)及 7- 氨基头孢菌酸(7-ACA)的基本母核,经过结构改造,合成了一系列具有耐酸、耐酶和广谱特点的半合成青霉素类及半合成头孢菌素类抗生素。

(三)设计阶段:从 20 世纪 60 年代至今

构效关系研究发展很快,已由定性转向定量方面。定量构效关系(quantitative structure–activity relationship,QSAR)是将化合物的结构信息、理化参数与生物活性进行分析计算,建立合理的数学模型,研究构效之间的量变规律,为药物设计、指导先导化合物结构改造提供理论依据。对药物潜在作用靶点进行深入研究,对其结构、功能进行逐步了解。另外,分子力学和量子化学与药学科学的渗透、X 射线衍射、生物磁共振、数据库、分子图形学的应用,为研究药物与生物大分子三维结构、药效构象以及二者作用模式,探索构效关系提供了理论依据和先进手段。

现代药物化学以分子生物学及计算机科学技术作为支撑,表现出以下特点。

1. **以受体作为药物的作用靶点** 受体是一种能够识别和选择性地结合某种配体（信号分子）的大分子物质。当受体与配体结合后，构象改变而产生活性，启动一系列过程，最终表现为生物学效应。只要有可能，尽可能都把药物与特定的受体联系起来，从而产生激动或拮抗作用，或者就以受体作为靶标进行新药研究（表1-1）。

表1-1 与受体有关的药物举例

受体	药物	作用（激动或拮抗）	适应证
M型乙酰胆碱受体	氯贝胆碱	激动	胃肠道痉挛
M型乙酰胆碱受体	异丙基阿托品	拮抗	支气管哮喘
α_1肾上腺素受体	特拉唑嗪	拮抗	高血压
α_2肾上腺素受体	可乐定	激动	高血压
β_1/β_2肾上腺素受体	普萘洛尔	拮抗	高血压、心律失常、心绞痛
β_2肾上腺素受体	沙丁胺醇	激动	支气管哮喘
血管紧张素受体AT_1	氯沙坦	拮抗	高血压
降钙素受体	降钙素	激动	骨质疏松症
多巴胺受体D_2	氟哌啶醇	拮抗	精神病
组胺受体H_1	苯海拉明	拮抗	晕动病
组胺受体H_2	雷尼替丁	拮抗	胃肠道溃疡
前列腺素受体	前列腺素	激动	血栓性疾病
胰岛素受体	胰岛素	激动	高血糖症

2. **以酶作为药物的作用靶点** 酶是一种维持"生命正常运转"的生物催化剂。酶的功能基团受到某种物质（如药物）的影响，会导致酶活力降低或丧失，它的功能也与许多疾病有关。通过计算机技术能够清楚地知道酶的活性部位，因而酶成为一类重要药物作用靶点，特别是酶抑制剂，对酶的高度选择性，使其具有更专一的治疗价值（表1-2）。

表1-2 与酶有关的药物举例

酶	药物	用途
血管紧张素转换酶（ACE）	卡托普利	降血压
羟甲基戊二酰辅酶A（HMG-CoA）还原酶	洛伐他汀	降血脂
环氧化酶-2（COX-2）	阿司匹林	解热、镇痛、抗炎
二氢叶酸还原酶（DHFR）	甲氧苄啶	抗菌
二氢叶酸合成酶（DHFS）	磺胺甲噁唑	抗菌
β-内酰胺酶	舒巴坦	抗菌

续表

酶	药物	用途
H$^+$,K$^+$-ATP 酶	奥美拉唑	抗溃疡
单胺氧化酶（MAO）	托洛沙酮	抗抑郁
黄嘌呤氧化酶（XOD）	别嘌醇	抗痛风
胸苷酸合成酶（TS）	氟尿嘧啶	抗肿瘤
乙酰胆碱酯酶（AChE）	溴新斯的明	治疗重症肌无力
GABA 转氨酶	丙戊酸钠	抗癫痫
神经氨酸酶（NA）	扎那米韦	抗流感
人类免疫缺陷病毒 1 型（HIV-1）蛋白酶	利托那韦	抗艾滋病
蛋白酪氨酸激酶	伊马替尼	抗肿瘤

3. 以离子通道作为药物的作用靶点　自从发现二氢吡啶类化合物硝苯地平用于抗高血压，并临床证明其扩张血管作用优于其他同类药物后，钙离子通道剂作为一类新作用靶点药物迅速地发展起来，至今已上市的地平类药物有几十种，同时也促进离子通道的生物学、细胞学的深入研究，除钙离子通道外，钾离子通道、钠离子通道及氯离子通道都成为药物的作用靶点，比如，钾离子通道阻滞剂胺碘酮、钠离子通道阻滞剂美西律被广泛用于治疗心律失常。

4. 以核酸作为药物的作用靶点　核酸（RNA 和 DNA）是人类基因的基本组成单位，是生命过程中重要的化学物质，提供产生蛋白质的信息、模板和工具。肿瘤主要是基因突变导致基因表达失调而引起的细胞无序增殖。以核酸为作用靶点的新药寻找主要是寻找新的抗肿瘤药及抗病毒药。目前反义技术是以核酸为作用靶点的新药设计的体现，也是真正分子水平的工作。

近年来发展的组合化学技术，能合成数量众多的结构相关的化合物，建立有序变化的多样性分子库，进行同步合成和筛选，这种大量合成和高通量筛选，无疑对发现先导化合物和提高新药研究水平都具有重要意义。

三、药物的名称

药物的名称包括药物通用名、化学名（中文及英文）和商品名。

（一）药物的通用名

通用名的特点是它的通用性，即不论何处生产的同种药品都可用的名称。药物的通用名多采用世界卫生组织（WHO）推荐使用的国际非专有药名（international nonproprietary names，INN），它不受专利和行政保护，是文献、资料、教材及药品说明书中标明的有效成分的名称。国家药典委员会制定并编写了《中国药品通用名称》，是我国药品命名的依据，《中国药典》收载的药物名称，基本是以 INN 为命名依据，INN 没有的采用其他合适的英文名称为命名依据。大部分化学药品通用名的中文名来自英文名。

微课：

药物的名称

知识链接

通用名称命名细则（节选）

1. 中文通用名尽量与英文名相对应。可采取音译、意译或音意合译，一般以音译为主。

2. 音译命名，如可待因（codeine）、阿司匹林（aspirin）。

3. 意译命名，如环磷酰胺（cyclophosphamide）、氢氯噻嗪（hydrochlorothiazide）。

4. 音意合译命名，如环丙沙星（ciprofloxacin）、依他尼酸（ethacrynic acid）。

5. 对于光学异构体的命名，左旋或右旋，以"左"或"右"冠于通用名前。

6. 对于几何异构体的命名，顺式或反式，以"顺"或"反"冠于通用名前。

国际非专有药名还采用相同词干（词头或词尾）表明它们是同类药物。这种命名方法给医师或药学工作者记忆及使用带来了方便（表1-3）。

表1-3 INN采用的部分词干的中文译名

英文词干	中文译名	药物举例	所属药物类别
–azepam	西泮	地西泮	镇静催眠药
–caine	卡因	普鲁卡因	局部麻醉药
–cillin	西林	阿莫西林	青霉素类抗生素
cef–	头孢	头孢氨苄	头孢菌素类抗生素
–conazole	康唑	氟康唑	抗真菌药
–oxacin	沙星	诺氟沙星	合成抗菌药
–nidazole	硝唑	甲硝唑	抗菌药
–dipine	地平	硝苯地平	钙通道阻滞剂
–profen	洛芬	布洛芬	解热镇痛药
–sartan	沙坦	氯沙坦	血管紧张素 II 受体拮抗药
–tidine	替丁	雷尼替丁	组胺 H_2 受体拮抗药
–vastatin	伐他汀	洛伐他汀	调血脂药

（二）药物的化学名

药物的英文名是国际通用的名称，只有用化学命名法命名药物才是最准确的命名，不可能有任何的误解与混杂。但一般药物的化学名是非常冗长的，甚至连医师和药师都不易掌握，患者更难理解。然而，作为药学工作者，必须了解每一种药品的化学名。

英文化学名的命名原则现在多以美国化学文摘（Chemical Abstracts，CA）为依据，对药物认定其基本母核，其他部分均将其看成是取代基。现以盐酸硫胺（维生素 B_1）为例，简要说明。

英文化学名为 3-[(4-amino-2-methyl-5-pyrimidinyl) methyl]-5-(2-hydroxyethy1)-

4-methyl thiazolium chloride monohydrochloode。英文基团排列次序按字母顺序排列,噻唑环为母核。

中文化学名为氯化 –4– 甲基 –3〔(2– 甲基 –4– 氨基 –5– 嘧啶基)甲基 〕–5–(2– 羟乙基)噻唑鎓盐酸盐。中文命名时,以噻唑为母核,嘧啶甲基为取代基,甲基在前,氨基在后,在噻唑环上羟乙基次序大于嘧啶甲基,故在后。

中文化学名的命名原则可参考科学出版社出版的《英汉化学化工词汇》。在母核前的基团次序应按立体化学中的次序规则进行命名,小的原子或基团在先,大的在后。

(三) 药物的商品名

药物的商品名是制药企业为保护自己开发产品的生产权或市场占领权而使用的药物名称,是全世界各国都认可的上市药物名称。通常由制药企业所选定,并在国家商标或专利局注册,是受行政和法律保护的名称。商品名不只包含某种药物的主要活性成分,还包括其他成分、辅料等内容。同一种活性成分只有一个通用名和化学名,但由于辅料、剂量和剂型的不同,可以有多个不同商品名的药品在市场上销售。即使是由同一成分、相同辅料制成的仿制药品,不同厂家生产的药品不仅在不同的国家有不同的商品名,即使在同一个国家也有多个商品名。由于通用名不能得到知识产权或其他行政性保护,企业为了保护自己开发的药品在同品种中的地位和优势,就以商品名进行保护。商品名是市场竞争的结果、药品质量的标志和品牌效应的体现,也是保护专利的一项重要措施。

四、药物化学课程学习方法

每门课程都有自己的特点和学习方法,药物化学课程的特点是结构繁多、反应复杂、机制深奥等,需要学习者有扎实的化学基础知识。高职学生学习药物化学要以药物的发展为主线,以化学结构为中心,以药物的性质以及药物的结构特征与药效之间的关系为重点,能够运用药物化学的基础理论、基本知识和基本技能为药物的生产、质量控制及临床合理用药服务。

(一) 把握教材脉络,掌握学习规律

根据高职课程“实用为本,够用为度”的原则,药物化学侧重于基本药物的结构修饰、理化性质、构效关系等内容介绍,精简了难度较大的药物合成路线、药物代谢过程等内容,做到简明扼要、层次分明、通俗易懂。本课程把理论性较强的章节,如药物的变质反应、代谢反应等基础知识精简归纳合并为药物化学基本原理放在教材第二章,为后面章节的学习奠定基础。在药物化学各论中,每章节主要按药物概述、典型药物两个层次编写,药物概述部分主要介绍该类药物的发展概况、药物结构经化学修饰后的药效特点;典型药物部分介绍临床中常用的代表药物的结构、命名、理化性质、代谢特点等知识,两部分是总和分的关系。在重要类别药物的章节,如喹诺酮类药物,增加了药物构效关系、作用机制等内容。通过典型药物的学习,达到以点带面、触类旁通的效果。

(二) 联系相关学科知识, 善于归纳和总结

药物化学与有机化学、药理学、生物化学等课程密切相关, 有机化学课程中介绍的化学结构特点、理化性质、合成机制等知识, 药理学课程中介绍的生物利用度、半衰期等知识, 生物化学中介绍的生物转化、生物效应等知识, 都是药物化学的应用范畴, 实时联系这些学科知识来学习药物化学, 可以起到温故而知新的作用。药物化学研究的出发点是化学结构, 根据结构分析其特点, 特别是官能团的性质, 有助于理解结构修饰原理; 根据结构推导其可能的理化性质, 有助于理解药物的鉴别、贮藏保管条件。如阿司匹林, 其结构含有羧基和酯键, 利用羧基性质和对乙酰氨基酚的羟基合成了新药贝诺酯; 利用酯键易水解的性质, 水解后的产物水杨酸与三氯化铁生成紫色化合物用于鉴别; 在贮藏时应该在阴凉处密封保存, 防止酯键水解变质。每学完一章, 要及时归纳和总结这些课堂知识, 以便积少成多, 水到渠成。

(三) 认真做好实验, 提高实践操作技能

药物化学实验是该课程的重要组成部分, 是技能培养的主要环节, 本课程理论联系实践, 配合理论课, 安排了系列药物化学实验, 包括药物化学基本操作、药物的稳定性实验、药物鉴别、药物的合成等方面内容。学生应操作规范, 认真观察现象, 实事求是记录实验现象, 实验成功要总结经验, 失败更要分析原因, 这样才能真正提高操作技能, 为以后的工作打下坚实的基础。

正确的学习方法可以达到事半功倍的效果, 只要客观认识和把握药物化学课程的特点和知识规律, 潜心认真地投入学习, 一定会对药物化学课程产生浓厚的学习兴趣, 不断积累专业知识, 为今后的职业发展打下坚实的基础。

拓展阅读

青蒿素——中医药给世界的一份礼物

疟疾曾经是危害人类最严重的疾病之一, 长期以来, 人类一直在寻找有效的治疗方法。我国在 1967 年启动了全国性的大规模合作项目 523 工程, 我国科学家屠呦呦领导的疟疾研究团队参加了这个项目。屠呦呦及其团队在多种中草药中进行了大量的筛选工作, 最终锁定了青蒿作为具有潜在抗疟效果的药物。然而, 最初的青蒿提取物效果并不稳定, 1971 年, 屠呦呦从古代医书《肘后备急方》中受到启发, 采用低温提取, 用乙醚回流或冷浸, 成功得到了中性无毒的提取物, 在鼠疟和猴疟实验中均显示出 100% 的抑制率。1972 年, 团队成功从提取物中分离得到抗疟有效单体化合物的结晶, 后命名为 "青蒿素"。此后, 在以屠呦呦为代表的一批科学家的不断努力探索下, 确定了青蒿素的化学结构是一种含有过氧基的新型倍半萜内酯, 并成功实现了化学合成。此外, 团队还开发制备了双氢青蒿素、蒿甲醚、青蒿琥酯等多种衍生物。

青蒿素的发现和应用为全球疟疾防治工作做出了巨大贡献, 拯救了无数生命。屠呦呦因其在青蒿素发现过程中的杰出贡献而获得了 2015 年诺贝尔生理学或医学奖。青蒿素的发现和发明过程是一段充满艰辛与创新的科学历程, 它不仅为人类对抗疟疾提供了有力武器, 也彰显了中医药在现代医学中的重要作用和价值。

课后练一练 〉〉〉〉

在线测试：

绪论

问答题

1. 药物化学的研究内容和任务有哪些？

2. 药物的名称包括哪些？通过相关网站，查找国内有关药物名称管理方面的规定。

3. 联系实际，你认为怎样才能学好药物化学课程？

（孟　姝）

第二章

药物变质反应与代谢反应

>>>>> 学习目标

知识目标:掌握药物变质反应的类型、二氧化碳对药物稳定性的影响;药物水解、自动氧化与结构的关系;熟悉药物代谢反应的类型及药物代谢对活性的影响;了解酯类药物水解机制、药物水解的因素与防止水解的方法。

能力目标:能够识别并描述不同类型的药物变质反应及其机制;能够分析和评估药物变质反应的影响因素,并提出相应的预防措施;能够运用药物代谢原理分析药物在体内活性的转变。

素养目标:培养科学严谨的态度,注重药物的贮存条件和有效期;增强责任意识,确保药物在使用过程中不因变质而影响患者安全。

>>>> **课前导读**

```
                                          ┌─ 药物水解反应类型
                            ┌─ 药物水解反应 ┤  影响药物水解的结构因素
                            │              └─ 影响药物水解的外界因素
                            │
                            │              ┌─ 药物发生自动氧化反应的官能团类型
                            │              │
                 ┌─ 药物变质反应 ┼─ 药物氧化反应 ┤  影响药物自动氧化的结构因素
                 │            │              └─ 影响药物自动氧化的外界因素
                 │            │
                 │            ├─ 药物其他变质反应
                 │            │
                 │            └─ 二氧化碳对药物稳定性的影响
 药物变质反应与代谢反应 ┤
                 │                           ┌─ 氧化反应
                 │                           │  还原反应
                 │            ┌─ Ⅰ相生物转化 ┤  水解反应
                 │            │               └─ 脱卤素反应
                 │            │
                 │            │               ┌─ 与葡萄糖醛酸的结合反应
                 │            │               │  与硫酸的结合反应
                 └─ 药物代谢反应 ┼─ Ⅱ相生物转化 ┤  与氨基酸的结合反应
                              │               │  与谷胱甘肽的结合反应
                              │               │  乙酰化的结合反应
                              │               └─ 甲基化的结合反应
                              │
                              │                        ┌─ 药物代谢活性下降或失活
                              │                        │  药物代谢活性不变
                              └─ 药物代谢反应对活性的影响 ┤  药物代谢活性增加或经代谢后激活
                                                       │  药物代谢导致毒性增加
                                                       └─ 药物代谢改变药理作用
```

>>>> **基础理论**

　　药物质量是用药安全和有效的前提。药物在生产、制剂、贮存、调配和使用等各个环节均会由于药物的化学结构受到外界因素的影响而引起稳定性的变化和变质反应的发生。稳定性的变化和变质反应的结果直接影响药物的疗效,甚至危及患者的生命。所以,掌握药物发生变质反应的规律是非常重要的。

　　药物进入体内后,在多种酶的催化下会发生生物转化反应,导致原有的结构发生变化,药理作用发生改变,多数情况是药物的疗效降低、丧失甚至产生毒性。药物在体内发生的生物转化反应,一般发生在药物结构中活性较高的官能团,常见的生物转化反应有氧化、还原、水解及与体内内源性物质结合等反应。这些反应决定着药物在体内的代谢和排泄,也控制着药物在体内的血药浓度和作用过程。

案例导入

案例:注射用青霉素钠,白色结晶性粉末,要求密闭、在凉暗干燥处保存,有效期24个月,适用于敏感细菌所致的各种感染,如脓肿、菌血症、肺炎和心内膜炎等。可由肌内注射或静脉滴注给药。一般采用灭菌注射用水作溶媒,亦可使用0.9%的氯化钠溶液作溶媒,尽量避免使用pH显酸性的葡萄糖注射液作溶媒,且应现用现配。

讨论:1. 为什么青霉素的钠盐必须做成粉针剂,且使用前现用现配?

2. 临床使用中,应该避免哪些因素的侵袭?

第一节 药物变质反应

药物变质反应是指药物在生产、制剂、贮存、调配和使用等各个环节中发生的化学变化。药物变质反应通常会导致药物疗效降低或失效,并增加毒副作用。因此,研究药物变质反应的规律,采取适当措施防止或延缓变质反应的发生,以保证用药的安全性和有效性,是非常重要的。

药物变质反应主要有水解反应、氧化反应、异构化反应、脱羧反应及聚合反应等。其中,以药物的水解反应和氧化反应最为常见。此外,空气中二氧化碳对药物质量也有一定的影响。

一、药物水解反应

药物水解反应是一类最为常见的药物变质反应,易发生水解反应的药物在其化学结构中都含有易被水解的基团,主要包括盐类、酯类、酰胺类、苷类、酰肼类、酰脲类、缩氨类及活泼卤化物类等。其中,以盐类、酯类、酰胺类及苷类药物的水解较为常见。

(一)药物水解反应类型

1. 盐类药物的水解 盐类药物的水解一般不发生变质,但会破坏溶液的稳定性,使溶液析出沉淀或变浑浊,从而影响制剂的使用。有机弱酸强碱盐、有机强酸弱碱盐和有机弱酸弱碱盐在水溶液中常发生不同程度的水解反应。如弱酸强碱盐磺胺嘧啶钠的水溶液吸收空气中的二氧化碳发生水解后,析出黄色磺胺嘧啶沉淀。

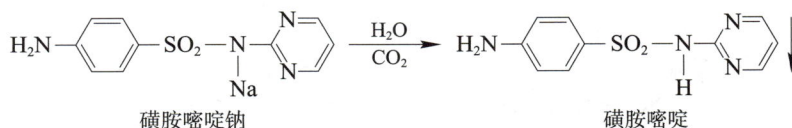

$$H_2N-\text{〇}-SO_2-N-\text{〇} \xrightarrow[CO_2]{H_2O} H_2N-\text{〇}-SO_2-N-\text{〇} \downarrow$$

磺胺嘧啶钠　　　　　　　　　　　　　　　磺胺嘧啶

强酸弱碱盐盐酸地巴唑在水溶液中受热水解后析出地巴唑沉淀。

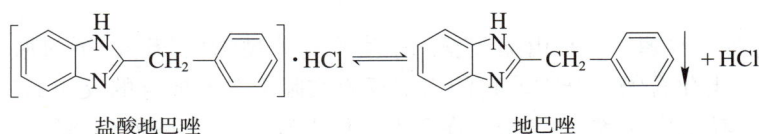

盐酸地巴唑　　　　　　　　　　　　地巴唑

2. **酯类药物水解**　酯类药物主要包括无机酸酯类、有机酸酯类及内酯类药物。酯类药物的水溶液,在酸性及碱性条件下均可发生水解反应,生成相应的酸和醇。

酸催化酯水解,反应过程是可逆的。

$$R-\overset{O}{\underset{}{C}}-OR' + H_2O \underset{}{\overset{H^+}{\rightleftharpoons}} R-\overset{O}{\underset{}{C}}-OH + R'OH$$

碱催化酯水解,反应速度比酸催化快,并能水解完全,且反应过程不可逆。

$$R-\overset{O}{\underset{}{C}}-OR' + H_2O \overset{OH^-}{\longrightarrow} R-\overset{O}{\underset{}{C}}-OH + R'OH$$

当酯类药物结构中的羰基邻位有较大取代基时,则产生空间位阻的掩蔽作用而使药物不易水解。如合成镇痛药盐酸哌替啶,虽含有酯键,但由于苯环和哌啶环的空间位阻效应的影响,使得该药不易发生水解变质反应。

盐酸哌替啶

3. **酰胺类药物水解**　酰胺类药物主要包括脂肪酰胺类、芳香酰胺类及内酰胺类。酰胺类药物的水解一般比酯类药物的水解难,需要在酸、碱催化和加热条件下进行,产物为羧酸和氨基化合物。

酰胺类药物的水解反应如下式所示。

$$R-\overset{O}{\underset{}{C}}-NHR' + H_2O \rightleftharpoons RCOOH + R'NH_2$$

然而,当酰胺类药物结构中的羰基邻位有较大取代基时,则产生空间位阻的掩蔽作用,使得药物难以水解。如局部麻醉药利多卡因和布比卡因,两者虽含有酰胺结构,但对酸和碱均较稳定,这是因为酰胺结构邻位的苯环上有两个甲基,存在空间位阻,故两药均不易水解。

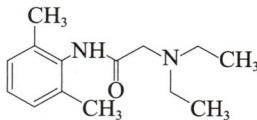

利多卡因

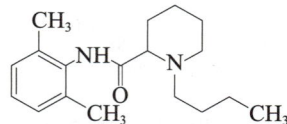

布比卡因

4. **苷类药物水解**　苷是由糖或糖的衍生物与非糖物质(苷元)通过脱水形成苷键缩合而成的一类化合物。苷类药物的水解反应实际上是形成苷的反应的逆反应,且在酸性条件下容易发生水解。如链霉素在酸性条件下苷键水解生成链霉胍和链霉双糖胺,后者可进一步水解生成链霉糖和 N- 甲基葡萄糖胺。

链霉素 → 链霉胍 + 链霉双糖胺 → 链霉糖 + N-甲基葡萄糖胺

5. 其他结构类型药物水解 含有酰肼、酰脲、缩氨、活泼卤化物等结构类型的药物,在一定条件下均可发生水解变质反应。如含酰肼结构的异烟肼,在酸或碱存在的情况下易水解生成异烟酸和毒性较大的游离肼。

异烟肼 → 异烟酸 + 肼

(二)影响药物水解的结构因素

药物的水解性主要由其化学结构所决定,如羧酸衍生物类药物(RCOX)水解的难易,主要取决于 R 和 X 的电子效应和空间效应。

1. 药物化学结构的电子效应对水解速度的影响 羧酸衍生物(RCOX)的水解难易取决于酰基碳原子所带正电荷的大小,若 R 和 X 使酰基碳原子所带正电荷增大,则有利于亲核试剂进攻,水解速率加快;反之,水解速率减慢。

当 RCOX 的 R 相同,X 不同时,离去酸(X 和质子形成 HX,称离去酸)酸性越强,越易水解(C–X 键断裂)。

常见离去酸的酸性强弱为:$HX > RCOOH > ArOH > ROH > H_2NCONH_2 > H_2NNH_2 > NH_3$。

因此,常见羧酸衍生物水解速率的快慢为:酰卤 > 酸酐 > 酚酯 > 醇酯 > 酰脲 > 酰肼 > 酰胺。

当 RCOX 的 R 不同,X 相同时,即不同羧酸与同一种化合物组成的羧酸衍生物,以羧酸的酸性强者易水解。

无机酸酯比羧酸酯易水解，是因为无机酸酯极性较大，易与水分子结合。

环状结构的羧酸衍生物比相应的链状结构的羧酸衍生物较易水解，即内酯和内酰胺类易水解；环数越小，环张力越大，越易水解；稠环比单环易水解。

2. 邻助作用对水解速度的影响　邻助作用是指在酰基的邻近位置有亲核基团，能引起分子内催化，使水解反应加速。如阿司匹林在中性水溶液中的水解，除酚酯较容易水解外，还由于邻位羧基负离子的邻助作用。

阿司匹林邻位羧基负离子的邻助作用

3. 空间位阻的掩蔽作用减慢水解速度　空间位阻的掩蔽作用是指在酯类、酰胺类等药物结构中的羰基两侧引入具有较大空间体积的取代基，产生较强的空间掩蔽作用，减缓水解反应的速度。如异丁基水杨酸的水解速度比阿司匹林慢 10 倍；哌替啶因空间位阻的掩蔽作用使其稳定性增加；利多卡因因酰胺键的邻位有两个甲基产生空间位阻而不易水解。

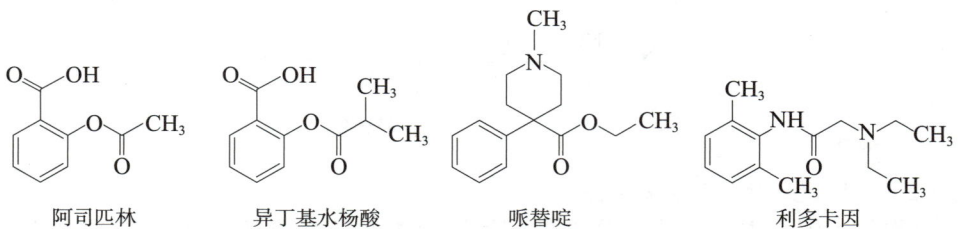

阿司匹林　　　异丁基水杨酸　　　哌替啶　　　利多卡因

(三) 影响药物水解的外界因素

影响药物水解的外界因素很多，主要有水分、溶液的酸碱性、温度、重金属离子等。

1. 水分　水分是药物发生水解的必要条件，易水解的药物在生产、贮存和使用过程中都应注意防潮防水，以免药物发生水解。

一般情况下，易水解的药物应尽量考虑制成固体制剂使用，如片剂、糖衣片及胶囊剂等；若要制成溶液剂，则通常制成粉针剂，密封或严封保存，临用前稀释。如青霉素钠、环磷酰胺等极易水解的药物需制成粉针剂，并严格控制粉针剂含水量。

2. 溶液的酸碱性　通常溶液的酸碱性对药物水解反应的影响较为明显。酯类、酰胺类和苷类药物的水解均受溶液 pH 的影响，酸和碱均可以催化水解反应。一般情况下，药物的水解反应速度随溶液 pH 的增大而加快(表 2–1)。

表 2-1　溶液的 pH 对盐酸普鲁卡因水解速度的影响（100 ℃，30 min）

pH	3.0	4.0	5.6	6.5
水解率 / %	0	1.5	5.8	18.4～19.0

因此，为了防止或延缓药物的水解，通常将药物溶液的酸碱度调至水解反应速度最小的 pH，并将此 pH 称为稳定 pH。

3. **温度**　一般的实验规律为温度每升高 10 ℃，反应速度增加 2～4 倍。药物水解反应速度也遵循这一规律，温度升高，药物的水解反应速度加快。因此，在药物的生产和贮存时要注意控制温度，防止温度过高而加快水解。如制备半合成青霉素类药物时，进行的酰化反应宜在低温条件下进行，防止 β- 内酰胺环的水解。又如注射剂在加热灭菌时应考虑药物的稳定性而选择合适的灭菌温度和时间。

4. **重金属离子**　一些重金属离子（如 Cu^{2+}、Fe^{3+}、Zn^{2+} 等）可以促使药物（如青霉素钠、维生素 C 等）发生水解，为了避免重金属离子对水解反应的催化作用，常加入金属离子络合剂乙二胺四乙酸二钠（EDTA-2Na）。

微课：

影响药物
水解的因素

🔖 课堂讨论

对于易水解的药物应该采取怎样的防范措施防止其水解？

🔖 知识链接

易水解的药物为避免水解常采用的办法

1. 制成固体制剂使用，如片剂、糖衣片及胶囊剂等。
2. 制片时采用干法制粒。
3. 制成溶液剂时要考虑防止水解的措施或制成粉针剂，临用前稀释，如青霉素钠、环磷酰胺等极易水解的药物即制成粉针剂，并严格控制粉针剂的含水量。
4. 尽量避免在生产和贮存的环节接触潮湿的空气，采用单剂量小包装。
5. 调整药物的 pH 到水解速度最小的稳定 pH。
6. 控制生产、贮存等环节的温度。

二、药物氧化反应

药物氧化反应一般分为化学氧化反应和自动氧化反应。化学氧化反应是化学试剂与药物间的反应，主要应用于药物的制备和质量控制方面；而自动氧化反应是药物在贮存过程中接触空气中的氧气所引起的游离基链式反应，是导致药物变质的主要原因之一。本部分内容重点讨论药物的自动氧化反应。

（一）药物发生自动氧化反应的官能团类型

能够发生自动氧化反应的官能团有酚羟基、芳伯氨基、巯基、碳碳双键、杂环及其他官能团。

1. **酚羟基（Ar—OH）**　含有酚羟基结构的药物都易发生自动氧化反应，含酚羟基数目越多,越易被氧化,在碱性条件下更易被氧化,氧化产物多为有色的醌类化合物。如肾上腺素在空气中易氧化为红色的肾上腺素红,进一步聚合为棕色的多聚物。

烯醇类(RCH=CH—OH)的自动氧化反应与酚类相似。

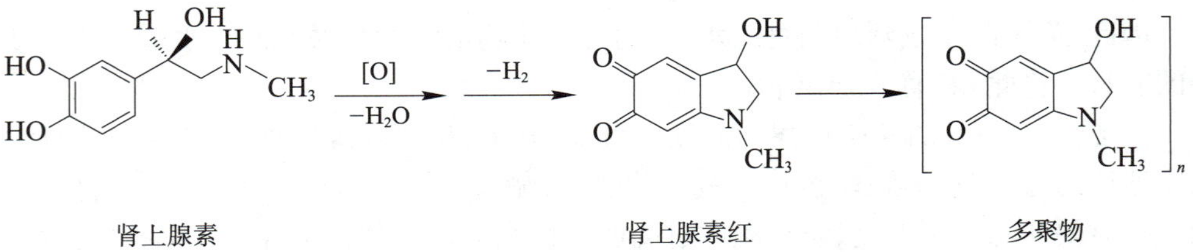

肾上腺素　　　　　　　　　肾上腺素红　　　　　　　　多聚物

常见的含酚羟基的药物有对乙酰氨基酚、水杨酸钠、肾上腺素、对氨基水杨酸钠、盐酸吗啡、维生素 E 等。

2. 芳伯氨基(Ar—NH$_2$)　含有芳伯氨基结构的药物易发生自动氧化反应,生成物为有色的醌类、偶氮化合物或氧化偶氮化合物。常见的含芳伯氨基的药物有盐酸普鲁卡因、磺胺类药物等。

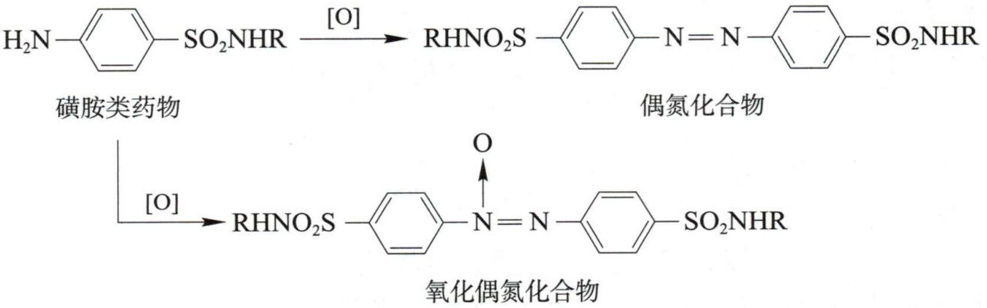

磺胺类药物　　　　　　　　　　　　　　　偶氮化合物

氧化偶氮化合物

3. 巯基(R—SH)　脂肪或芳香巯基都具有还原性,由于硫原子的电负性小于氧,易给出电子,故巯基比酚羟基或醇羟基易于氧化生成二硫化物。常见的含巯基结构的药物有卡托普利、巯嘌呤、二巯丙醇、二巯丁二钠、二巯丙磺酸钠、丙硫氧嘧啶和半胱氨酸等。

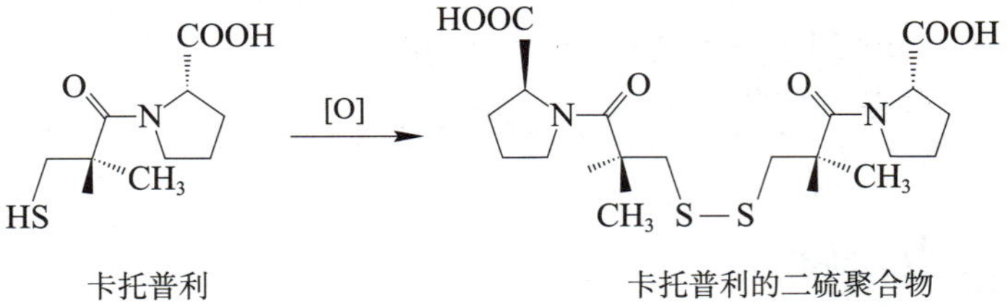

卡托普利　　　　　　　　　　卡托普利的二硫聚合物

4. 碳碳双键(C=C)　含有碳碳不饱和双键的药物易发生自动氧化反应,生成物通常为环氧化物,而且双键越多越容易被氧化,如维生素 A。

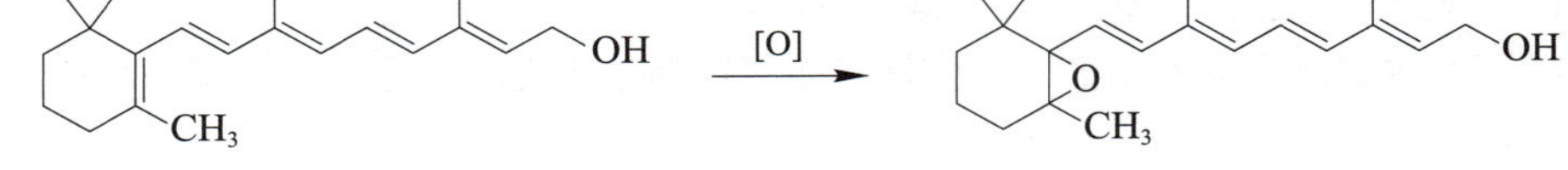

维生素A

5. 杂环　含有呋喃环、吲哚环、噻吩环、噻唑环以及吩噻嗪环等杂环结构的药物都能不同程度地被氧化,由于所含母核和取代基各不相同,所以氧化反应比较复杂。

呋喃类药物在空气中易水解氧化成黑色聚合物。

$$\text{呋喃} \xrightarrow[\text{H}_2\text{O}]{\text{[O]}} \text{HOOC} - \text{HC} = \text{CH} - \text{COOH} \longrightarrow \text{黑色聚合物}$$

含吡啶杂环结构的药物在遇光时即可氧化变色。

$$\text{吡啶} + \text{H}_2\text{O} \xrightarrow{\text{[O]}} \text{产物}$$

吩噻嗪类药物也可以被氧化,母核被氧化为醌而变色,如氯丙嗪。

6. 其他类　醛类(R—CHO)药物能被氧化成相应的羧酸。如硫酸链霉素、吡哆醛、葡萄糖等。醇羟基(R—OH)一般情况下还原性较弱,但连烯二醇结构或 α- 氨基 - β- 羟基结构的还原性增强,如维生素 C 和盐酸麻黄碱因分别含有连烯二醇结构和 α- 氨基 -β- 羟基结构,所以均易被氧化。

维生素C

麻黄碱

微课:
药物发生自
动氧化反应
的结构类型

(二) 影响药物自动氧化的结构因素

从自动氧化机制来看,如果药物结构有利于形成 C—H 键均裂和 O—H、N—H 和 S—H 键异裂,则自动氧化反应就容易发生。

1. C—H 键的自动氧化　一般情况下,C—H 键的离解能越小,越易均裂成自由基,也越易发生自动氧化。醛基的 C—H 键、苯环侧链烷基 C—H 键以及醚、醇、胺、烯烃的 α 位 C—H 键,因受邻位极性基团的吸电子诱导效应影响,C—H 键电子云密度减少,致使键合能力减弱,离解能较小,故较易均裂氧化。

几种碳氢键发生均裂自动氧化反应的活性顺序依次为:醛基 C—H 键 $\geqslant \alpha$ 位 C—H 键 > 叔 C—H 键 > 仲 C—H 键 > 伯 C—H 键。

2. O—H 键的自动氧化

（1）酚类易被氧化，这是由于苯环和氧原子间存在 p-π 共轭，使电子云偏向苯环，O—H 键易断裂，有利于形成苯氧负离子发生异裂自动氧化。儿茶酚胺类拟肾上腺素药都是邻苯二酚结构，相当于增加了一个供电子的羟基，羟基数越多，越易发生自动氧化反应。苯环上若引入氨基、羟基、烷氧基及烷基等供电子基时，易发生自动氧化，如吗啡、维生素 E 等；若引入羧基、硝基、磺酸基及卤素原子等吸电子基，则较难发生自动氧化，如水杨酸。

（2）烯醇与酚类相似，易发生 O—H 键的异裂自动氧化，如维生素 C 有连二烯醇结构，相当于邻苯二酚类药物，易氧化变色。

（3）醇的氧化不是 O—H 键的异裂或均裂，而是先发生 α 位 C—H 键的均裂，因后者需要更大能量，叔醇无 α 位 C—H 键，难以氧化；仲醇比伯醇易氧化，因前者是叔 C—H，后者为仲 C—H，前者离解能力较低，如睾丸素的 17- 羟基为仲醇，较易氧化变质，甲基睾丸素为叔醇，因甲基空间位阻影响，难以氧化。

3. N—H 键的自动氧化

芳香族胺比脂肪族胺还原性强，常温下脂肪族胺不被空气氧化，而芳香族胺可被空气氧化成有色化合物。芳香族胺中又以芳伯氨基和肼基的还原性较强，易发生自动氧化。若在芳香苯环上再引入强吸电子基团，可降低苯环的电子云密度，则药物稳定性增加，不易发生自动氧化。

4. S—H 键的自动氧化

巯基的 S—H 键比酚类或醇类的 O—H 键更易自动氧化，是由于硫原子半径比氧原子大，其原子核对核外电子约束力较弱，易给出电子。含脂肪或芳香巯基的药物一般都具有还原性，均易发生自动氧化。

（三）影响药物自动氧化的外界因素

影响药物自动氧化的外界因素主要有氧气、光线、溶液的酸碱性、温度及重金属离子等。

1. 氧气　氧气是药物发生自动氧化反应的必要条件，故能够发生自动氧化的药物在其生产及贮存过程中应尽可能地避免与氧气接触。如通过在药物的盛器中充入惰性气体（N_2 和 CO_2 等），将药物密封，并尽量使气体装满容器；用注射用水预先煮沸排氧，排出容器内残留的空气或溶剂中的氧气及加入抗氧剂等方法来防止药物的自动氧化。

2. 光线　日光由不同波长的光线组成，而不同波长的光线促进药物发生自动氧化反应的能力也不同，日光中的紫外线能催化自由基的形成，从而加速药物的自动氧化。光的热辐射导致药物温度升高也可加速氧化。一般情况下，结构中有酚羟基、共轭双键、吩噻嗪环等结构的药物较易受光线的影响而氧化变质。因此，为了避免药物受光的影响而发生自动氧化，常将药物贮存于棕色玻璃容器或避光容器中。

3. 溶液的酸碱性　药物的自动氧化反应受溶液酸碱性的影响，一般在碱性条件下容易发生，在酸性条件下较为稳定。为了防止或延缓药物发生自动氧化反应，通常将药物溶液调至最稳定的 pH。

4. 温度　自动氧化反应速度受温度的影响较大，一般温度升高，氧化反应速度加快。因此易氧化药物的制剂要选择不加热或较低温度的灭菌条件，宜采用流通蒸汽灭菌法，有的甚至采用间歇灭菌法。药品宜贮存在阴凉处，易氧化变质的药品宜低温保存。

5. 重金属离子　常见的微量重金属离子有 Cu^{2+}、Fe^{3+}、Pb^{2+}、Mn^{2+} 等，它们对药物的

自动氧化反应起到催化作用。为消除或减弱其对药物自动氧化的影响,常加入适量的金属离子络合剂乙二胺四乙酸二钠(EDTA-2Na)掩蔽重金属离子。

📎 课堂讨论

对于易氧化的药物应该采取怎样的防范措施防止其氧化?

三、药物其他变质反应

1. 异构化反应 一些药物在制备和贮存过程中,受热、光照及溶液 pH 改变等外界因素影响时,会发生异构化的变质反应,使药物的活性降低或丧失。异构化包括光学异构化和几何异构化(也称顺反异构化)两种,光学异构化又分为外消旋化和差向异构化。光学异构化对药物疗效有很大影响。四环素在 pH 2~6 时 C-4 位上的二甲氨基易发生差向异构化,形成无活性的差向异构体。维生素 A 长期贮存时,即使在暗处或氮气中,也有部分发生几何异构化,生成 4- 顺式和 6- 顺式两种异构体,从而使维生素 A 的活性下降。

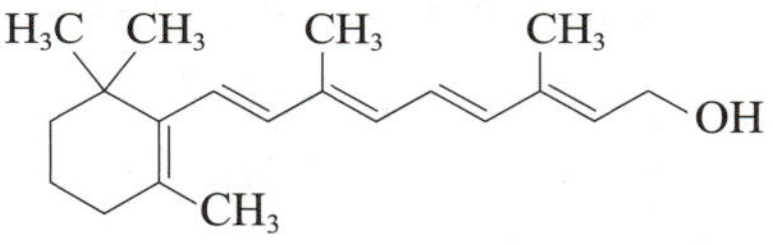

维生素A

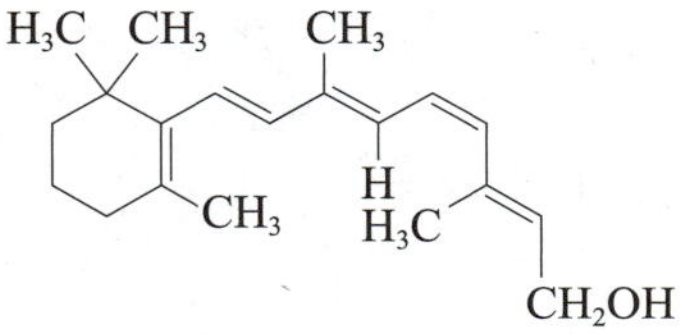

4-顺式异构体

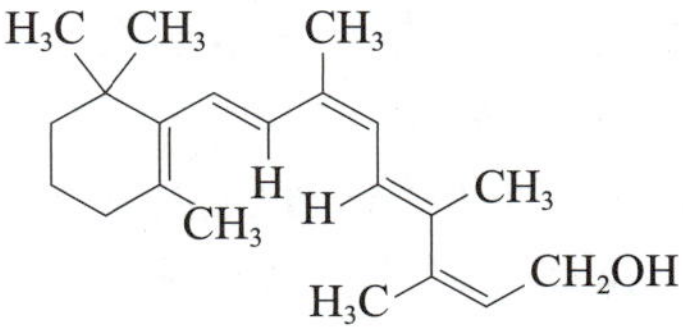

6-顺式异构体

2. 脱羧、脱水反应 某些药物会发生脱羧或脱水反应而变质。如维生素 C 在一定条件下可促使内酯环水解,并进一步发生脱羧反应生成糠醛,再聚合变色。

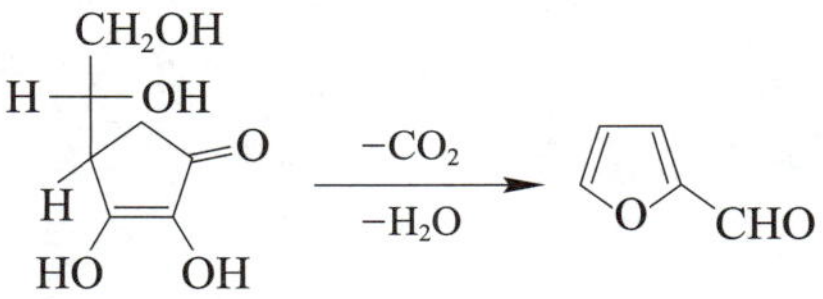

维生素C

3. 聚合反应 聚合反应也是引起药物变质的常见反应。如葡萄糖、维生素 C 等易发生聚合变色;氨苄西林易产生大分子聚合物,引起机体过敏反应。

四、二氧化碳对药物稳定性的影响

空气中有二氧化碳,且极易溶于水。药物的水溶液吸收了空气中的二氧化碳后,部分二氧化碳与水反应生成碳酸,碳酸又电离成 H^+ 和 CO_3^{2-},继而与药物反应,使药物的酸碱度发生变化,产生沉淀、浑浊或变质,从而影响药物质量。

1. 改变药物的酸碱度   二氧化碳溶于水产生的 H^+,可以使水溶液酸性增强,pH 降低。如氢氧化钠溶液吸收二氧化碳,则转变为碳酸盐使其碱性减弱。

2. 促使药物分解变质   某些药物吸收二氧化碳后引起药物的分解,如硫代硫酸钠注射液吸收二氧化碳后分解析出硫的沉淀。

3. 导致药物的沉淀   二氧化碳使药物水溶液发生沉淀的主要原因:① 二氧化碳可以降低溶液的 pH,使一些酸性低于碳酸的弱酸强碱析出游离的难溶弱酸;② 二氧化碳使溶液含有 CO_3^{2-},可与某些金属离子结合成难溶性的碳酸盐,如氢氧化钙溶液、氯化钙溶液、葡萄糖酸钙溶液等吸收二氧化碳均会产生碳酸钙沉淀。

4. 引起固体药物变质   二氧化碳使固体药物变质的主要原因是固体药物在吸收二氧化碳的同时也吸收水分,在药物的表层发生化学反应,使一些碱性金属氧化物生成碱式碳酸盐。如氧化锌可吸收二氧化碳及水分转变为碱式碳酸锌。

📱微课:

二氧化碳对
药物稳定性
的影响

🎗 拓展阅读

家庭药品贮存环境误区

家庭药品贮存是日常生活中不可或缺的一部分,它关乎每个家庭成员的健康与安全。正确的药品贮存环境不仅能确保药品的有效性,还能避免不必要的健康风险。以下是一些关于家庭药品贮存环境的误区和指南。

1. 所有药品都放入冰箱保存

误区描述:很多人认为冰箱是药品的“保险箱”,将所有药品都放入冰箱保存。然而,并非所有药品都适合冷藏。

正确做法:药品的保存温度应根据其说明书或外包装上的指示进行。冷藏、阴凉、常温等不同温度区间的药品应分别存放。

2. 忽视避光要求

误区描述:有些药品对光线敏感,需要避光保存,但很多人将其暴露在光线下。

正确做法:应使用不透光的容器包装药品,避免阳光直射。

3. 潮湿环境贮存

误区描述:药品被存放在潮湿的环境中,导致药品受潮变质。

正确做法:药品应存放在干燥的环境中,避免潮湿。对于易受潮的药品,应使用密闭容器保存,并在每次服用后拧紧瓶盖。

第二节   药物代谢反应

当药物进入机体后,一方面药物对机体产生诸多生理药理作用,另一方面机体也对药物进行吸收、分布、代谢和排泄等。药物的代谢是指药物分子被机体吸收后,在体内酶的作用下所发生的一系列化学反应,生成的代谢产物极性和水溶性增加,最后经机体正常系统排出体外。

药物的代谢通常分为两相：Ⅰ相（phase Ⅰ）生物转化和Ⅱ相（phase Ⅱ）生物转化。Ⅰ相生物转化主要是官能团化反应，在体内酶的催化下，药物分子发生氧化、还原、水解和羟化等反应，在药物分子中引入或使药物分子暴露出极性基团，如羟基、羧基、巯基和氨基等，使药物的极性和水溶性增加，易于排泄，也使药物的疗效发生改变。Ⅱ相生物转化是将Ⅰ相中的药物产生的极性基团与体内的内源性成分（如葡萄糖醛酸等）经共价键结合，生成极性大、易溶于水、易排出体外的结合物。

一、Ⅰ相生物转化

Ⅰ相生物转化也称为药物的官能团化反应，主要发生在药物的官能团上或分子结构中活性较高、位阻较小的部位，包括引入新的官能团及改变原有的官能团。Ⅰ相的生物转化包括氧化反应、还原反应、水解反应、脱卤素反应等。

1. 氧化反应 氧化反应是药物在体内常见的代谢反应之一，主要在体内氧化酶系的催化下进行，经过氧化反应增加水溶性后利于排泄。有些药物还可通过生物氧化使药物活性增强，更好地发挥药理疗效。常见的氧化反应有芳环的氧化，烯烃的氧化，脂肪烃或脂环烃的氧化，胺类化合物的氧化，醇、醚的氧化及含硫化合物的氧化等。

（1）**芳环的氧化** 含芳环药物的氧化代谢主要是在 CYP450 酶系催化作用下，首先将芳环化合物氧化成环氧化合物中间体，再在质子的催化作用下发生重排形成酚，或被环氧化物水解酶水解生成二羟基化合物。

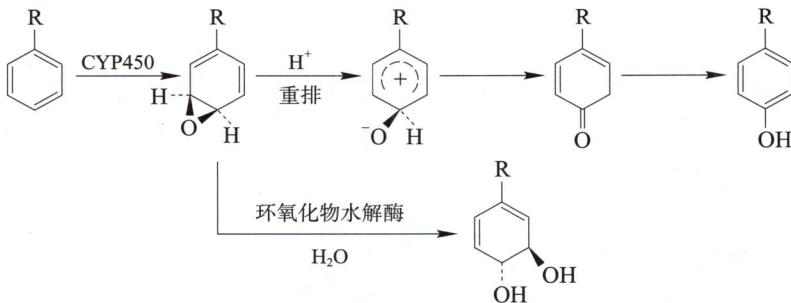

环氧化物中间体可在谷胱甘肽 S- 转移酶的作用下和谷胱甘肽（GSH）生成硫醚，促进代谢产物的排泄。也可与体内生物大分子如 DNA 或 RNA 中的亲核基团反应，生成共价键的结合物，而使生物大分子失去活性，产生毒性，在一定的条件下可致癌或引起肝坏死。

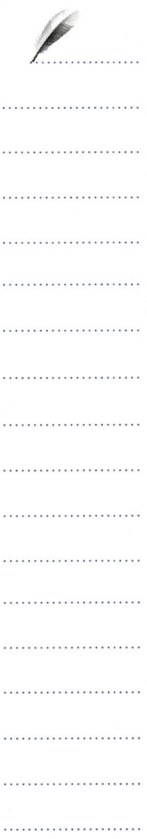

（2）**烯烃的氧化**　由于烯烃化合物比芳香烃的 π 键活性高,所以烯烃化合物也会被代谢生成环氧化物。例如,抗癫痫药物卡马西平,在体内代谢生成 10,11- 环氧化物,这一环氧化物是卡马西平产生抗惊厥作用的活性成分,是活性代谢产物。该环氧化物可进一步被环氧化物水解酶立体选择性地水解生成 10S,11S- 二羟基化合物,经由尿液排出体外。

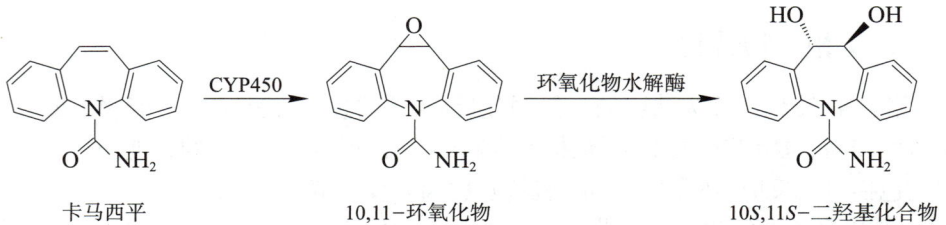

卡马西平　　　　　　　　　10,11-环氧化物　　　　　　　10S,11S-二羟基化合物

（3）**脂肪烃和脂环烃的氧化**　长链烷基的氧化常发生空间位阻较小的侧链末端,生成 ω- 羟基或 ω-1 羟基化合物。甲基上氧化生成羟基,羟基化合物可被脱氢酶进一步氧化成羧基,称为 ω- 氧化;氧化还会发生在碳链末端倒数第二碳原子上,称为 ω-1 氧化。例如,抗癫痫药丙戊酸钠,经过 ω-1 氧化生成 ω- 羟基丙戊酸钠和丙基戊二酸钠;经 ω-1 氧化生成 2- 丙基 -4- 羟基戊酸钠。

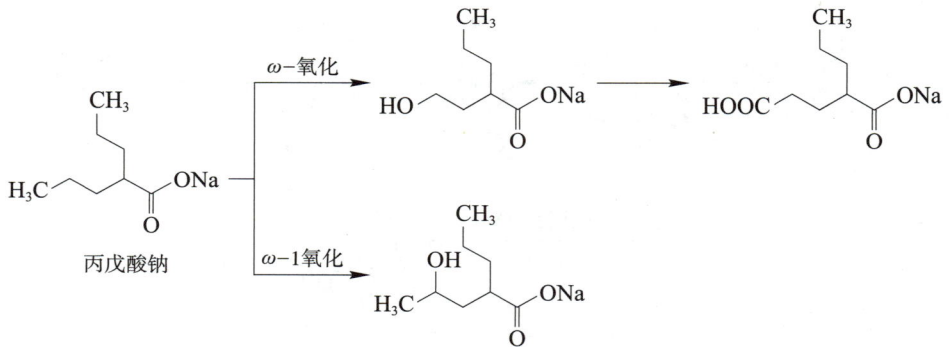

丙戊酸钠

脂环烃碳原子的氧化常发生在处于活化位置的甲基或亚甲基上,如苯环的 α 位(苄位)、双键的 α 位(烯丙位)、羰基的 α 位和杂原子的 α 位。

（4）**胺类化合物的氧化**　胺类化合物的氧化代谢主要发生在两个部位:一个是在和氮原子相连接的碳原子上,发生 N- 脱烷基化和脱氨反应;另一个是发生 N- 氧化反应。

N- 脱烷基和氧化脱氨反应本质都是碳 - 氮键的断裂。条件是与氮原子相连的烷基碳原子上应有氢原子(即 α- 氢原子),该 α- 氢原子被氧化成羟基,生成的 α- 羟基胺是不稳定的中间体,会发生自动裂解。胺类药物 N- 脱烷基代谢是这类药物主要和重要代谢途径之一。叔胺和仲胺氧化代谢后产生两种以上产物,而伯胺代谢后只产生一种产物,如 β 受体拮抗剂普萘洛尔是经由两条不同途径代谢的。

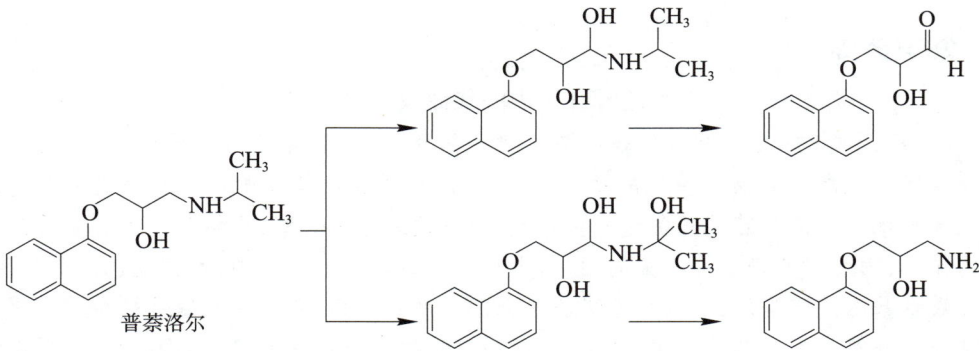

普萘洛尔

胺类化合物氧化 *N*- 脱烷基化的基团通常是甲基、乙基、丙基、异丙基、丁基、烯丙基和苄基,以及其他含 *α*- 氢原子的基团。取代基的体积越小,越容易脱去。对于叔胺和仲胺化合物,叔胺的脱烷基化反应速度最快,如利多卡因的代谢。

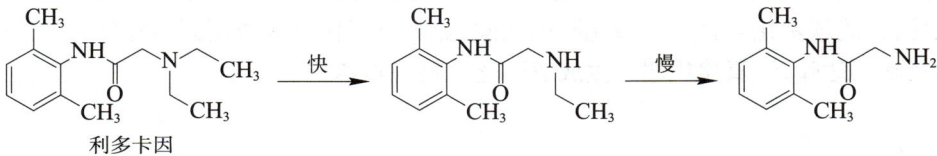

利多卡因

N- 氧化反应,一般来说,胺类药物在体内经氧化代谢生成稳定的 *N*- 氧化物,主要是叔胺和含氮芳杂环,而伯胺和仲胺类药物的这种代谢通常比较少。

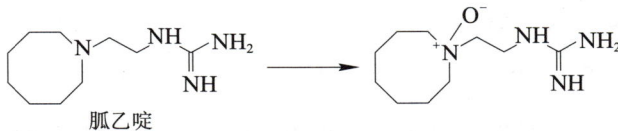

胍乙啶

(5)醇、醚的氧化 醇类药物的氧化反应是在酶的作用下,氧化成相应的羰基化合物。大部分伯醇在体内很容易被氧化成醛,但醛不稳定,在体内醛脱氢酶等酶的催化下进一步氧化成羧酸。仲醇中一部分可被氧化成酮,也有不少仲醇不经氧化和叔醇一样经结合反应直接排出体外。如维生素 A 的代谢即为氧化成维生素 A 醛和维生素 A 酸,其生物活性降低。

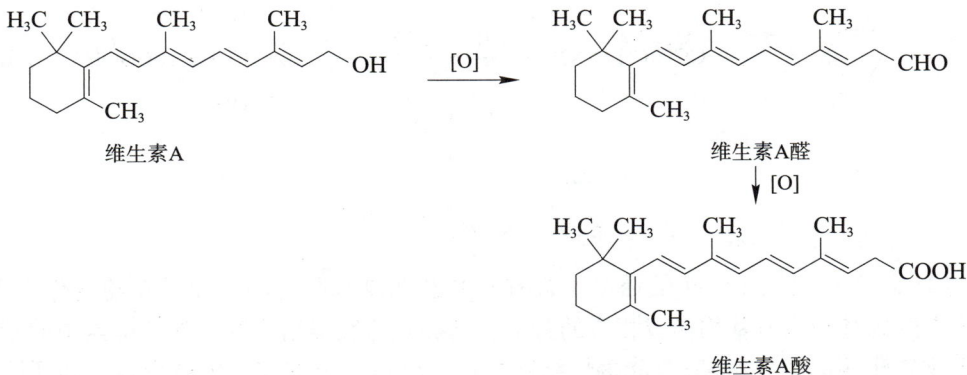

维生素A 　　　　　　维生素A醛

维生素A酸

乙醇在体内的代谢及醉酒

乙醇(酒精)在人体内的分解代谢主要靠两种酶:一种是乙醇脱氢酶,另一种是乙醛脱氢酶。乙醇脱氢酶能使乙醇氧化变成乙醛,而乙醛脱氢酶则能使乙醛被分解为二氧化碳和水。人体内若是具备这两种酶,就能较快地分解乙醇,中枢神经就较少受到乙醇的作用,因而即使喝了一定量的酒后,也行若无事。一般人体内,都存在乙醇脱氢酶,而且数量基本是相等的,但缺少乙醛脱氢酶的人就比较多,乙醛脱氢酶的缺少使乙醛不能被完全分解为水和二氧化碳,而是以乙醛继续留在体内,从而使人喝酒后产生恶心欲吐、昏迷不适等醉酒症状。如果饮酒过多、过快,超过两种酶的分解能力,也会发生醉酒。

(6) 含硫化合物的氧化　含硫原子的药物主要有硫醚、含硫羰基化合物、亚砜和砜类,这些药物的氧化反应过程比较复杂,其中,硫醚类药物主要经历硫的脱烷基化和硫的氧化;含硫羰基化合物发生氧化脱硫代谢;亚砜类氧化成砜或还原为硫醚。如抗精神失常药硫利达嗪,经氧化代谢后生成亚砜化合物美索达嗪。

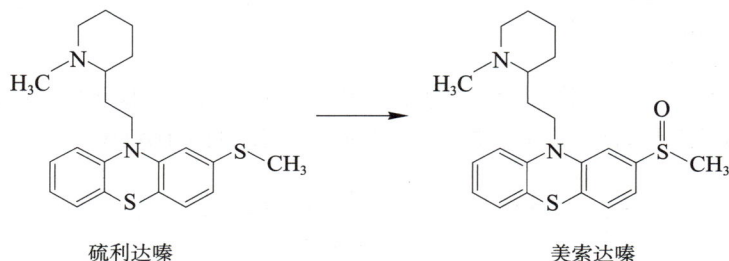

硫利达嗪　　　　　　　　　　　　　　　美索达嗪

2. 还原反应　虽然氧化反应是药物代谢的主要途径,但是还原反应对于药物代谢也相当重要。特别是含有羰基、硝基、偶氮基的药物,经代谢生成相应的羟基和氨基化合物(这些代谢物的极性增加,有助于Ⅱ相结合反应的进行)而排出体外。

(1) 羰基化合物的还原　酮羰基通常在体内经酮还原酶的作用,生成相应的醇。如非甾体抗炎药芬布芬,在体内经还原反应生成苄醇类代谢物,再经氧化最终转变为具有抗炎作用的活性代谢物联苯乙酸。

芬布芬

(2) 硝基及偶氮化合物的还原　含有硝基及偶氮基药物的还原是在酶的作用下,分子中的硝基和偶氮基均形成相应的芳伯氨基类及芳胺类衍生物。如氯霉素中的硝基可生物转化还原生成氨基;抗溃疡性结肠炎药物柳氮磺吡啶在肠中被肠道细菌还原生成磺胺吡啶和 5- 氨基水杨酸,后两者均有抗菌作用。

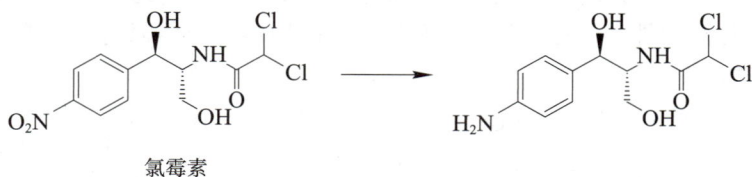

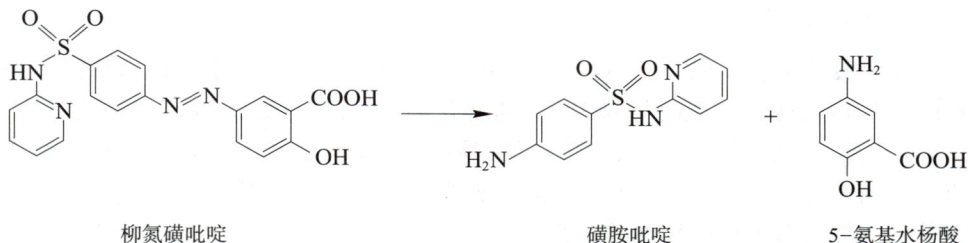

氯霉素

柳氮磺吡啶 → 磺胺吡啶 + 5-氨基水杨酸

3. 水解反应 药物在体内与水和脂质等一起转运,所以水解反应成为常见的药物代谢反应。药物在体内的水解反应是在酶的作用下发生,且水解反应过程与体外的药物水解反应相似。一般情况下,酯的水解速度受结构的空间效应和电效应的影响较为明显;酰胺及酰肼的水解较相应的酯的水解速度要慢。如含酯的局部麻醉药普鲁卡因在体内代谢时,绝大多数迅速水解成对氨基苯甲酸和二乙氨基乙醇,而很快失去局部麻醉作用,而抗心律失常药普鲁卡因胺在体内水解速度较慢,约 60% 的药物以原形从尿中排出。

普鲁卡因

普鲁卡因胺

4. 脱卤素反应 在体内一部分卤代烃和谷胱甘肽或硫醚氨酸形成结合物排出体外,其余的在体内经氧化脱卤素反应和还原卤素反应进行代谢,其中氧化脱卤素反应较常见。在代谢过程中卤代烃生成一些活性中间体如醛酰卤等,会和一些组织蛋白质分子反应,产生毒性,如氯霉素中的二氯乙酰侧链的代谢。

二、Ⅱ相生物转化

Ⅱ相生物转化又称结合反应,是在酶的催化下将内源性的极性小分子如葡萄糖醛酸、硫酸盐、氨基酸、谷胱甘肽等结合到药物分子中或Ⅰ相的药物代谢产物中。通过结合使药物去活化以及产生水溶性的代谢物,有利于从尿和胆汁中排泄。药物或其他代谢物中被结合的基团通常是羟基、氨基、羧基、杂环氮原子及巯基,对于有多个可结合基团的化合物,可进行多种不同的结合反应。

1. 与葡萄糖醛酸的结合反应 和葡萄糖醛酸的结合反应是药物代谢中最普遍的

结合反应,生成的结合产物含有可解离的羧基(pK_a 3.2)和多个羟基,无生物活性,易溶于水和排出体外。具有羟基、羧基、氨基和巯基等官能团的药物与体内的葡萄糖醛酸结合形成葡萄糖苷酸而排出体外。如对乙酰氨基酚的酚羟基与葡萄糖醛酸结合形成醚型 $O-$ 葡萄糖苷酸。

对乙酰氨基酚

2. 与硫酸的结合反应　具有羟基、氨基、羟氨基的药物或代谢物在磺基转移酶的催化下,由体内活化型的硫酸化剂 $3'-$ 磷酸腺苷 $-5'-$ 磷酰硫酸(PAPS)提供硫酸基,结合形成硫酸酯,产物水溶性增大,毒性降低,易排出体外。酚羟基在形成硫酸酯的结合反应时,具有较高的亲和力,反应较为迅速,如支气管扩张药沙丁胺醇,结构中有三个羟基,其中只有酚羟基形成硫酸酯结合物。

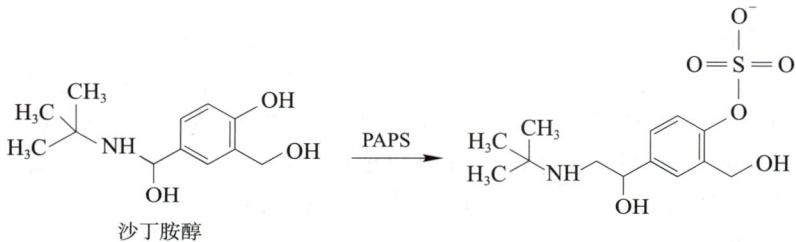

沙丁胺醇

酚羟基的硫酸酯化结合反应和葡萄糖醛酸苷化反应是竞争性反应。但由于新生儿和 3~9 岁的儿童体内葡萄糖醛酸苷化机制尚未健全,对酚羟基药物代谢多以硫酸酯化结合反应途径进行,而成人则主要进行酚羟基的葡萄糖醛酸苷化结合代谢。

3. 与氨基酸的结合反应　含有芳香羧酸、芳乙酸、杂环羧酸的药物,在辅酶 A 的参与下,首先羧酸与辅酶 A 上的巯基(CoASH)形成酰化物,再与氨基酸结合成酰胺。

4. 与谷胱甘肽的结合反应　谷胱甘肽是由谷氨酸、半胱氨酸和甘氨酸组成的三肽,含有氨基和巯基等活性基团。亲电性药物的分子与谷胱甘肽结合后,在酶的作用下降解并酰化,形成硫醚氨酸类代谢物。如抗肿瘤药物白消安与谷胱甘肽结合形成氢化噻吩,经过进一步的生物转化与降解,以巯基尿酸衍生物的形式排出体外。

白消安

5. 乙酰化的结合反应 含有伯氨基（包括脂肪胺和芳香胺）、磺酰基、肼基及酰肼基等官能团的药物，在乙酰辅酶 A 的参与下，进行乙酰基的转移形成乙酰化物，如异烟肼可经乙酰化反应生成 *N*- 乙酰异烟肼。

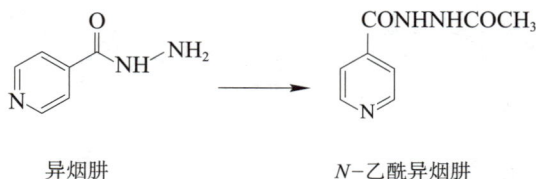

异烟肼   *N*-乙酰异烟肼

6. 甲基化的结合反应 甲基化反应是药物代谢中较为少见的代谢途径，但是对一些内源性物质如肾上腺素、褪黑素等的代谢非常重要，对分解某些生物活性胺以及调节活化蛋白质、核酸等生物大分子的活性也起到非常重要的作用。能发生甲基化反应的药物有儿茶酚胺类等，如肾上腺素、去甲肾上腺素。非儿茶酚胺结构的药物一般不发生甲基化反应，如特布他林。

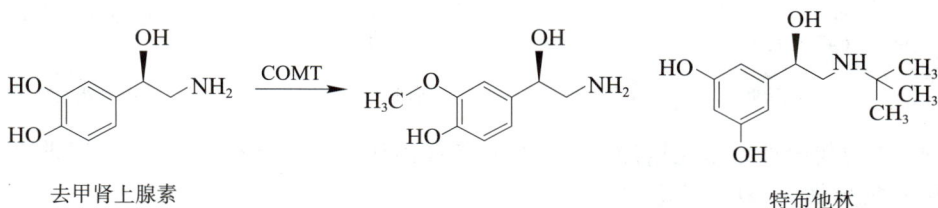

去甲肾上腺素   特布他林

三、药物代谢反应对活性的影响

药物代谢的本质是机体组织对外来化合物（药物）进行作用，去毒、去活化，并设法将其排出体外的自我保护反应。但是由于代谢过程复杂，其引起药物的生物效应也多样化。

1. 药物代谢活性下降或失活 大多数药物经代谢转化为代谢物后，药理活性减弱，以致完全失活，分子极性增强和水溶性增加，因此更容易排泄，在体内很快被清除，疗效不能持久或不能发挥应有药效。如氯丙嗪在体内代谢成去甲氯丙嗪，药物活性下降。

氯丙嗪   去甲氯丙嗪

2. 药物代谢活性不变 药物代谢产物与代谢前原药相比，药物活性变化很小，如普鲁卡因胺在体内被代谢为乙酰普鲁卡因胺，两者均有抗心律失常活性，且活性相当。

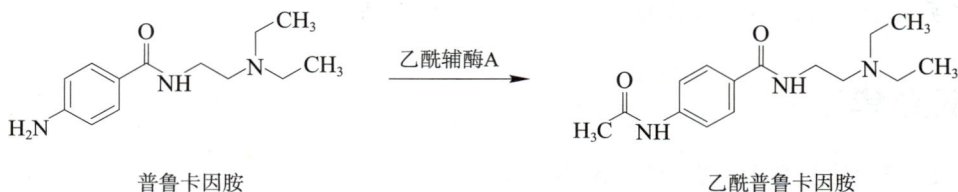

普鲁卡因胺   乙酰普鲁卡因胺

3. 药物代谢活性增加或经代谢后激活   少数药物的代谢产物要比母体药物的药理活性更强,如氯雷他定的代谢物去乙氧酰基氯雷他定的抗组胺作用大于母药。

氯雷他定   去乙氧酰基氯雷他定

某些药物本身没有药理活性,经代谢后激活(活化),如无生物活性的贝诺酯,在体内经水解代谢成阿司匹林和对乙酰氨基酚后,才具有解热镇痛作用。

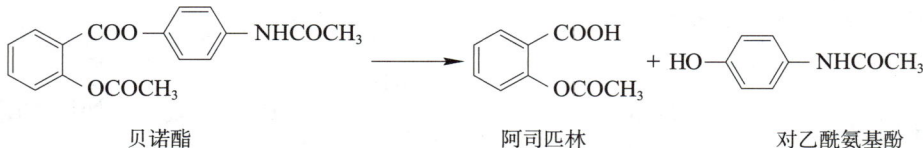

贝诺酯   阿司匹林   对乙酰氨基酚

4. 药物代谢导致毒性增加   某些药物的体内代谢产物具有毒性,如异烟肼的代谢物 N– 乙酰异烟肼,具有肝毒性。

5. 药物代谢改变药理作用   某些药物经生物转化后,其代谢产物的药理作用发生改变,如抗抑郁药异丙烟肼,经体内代谢脱去异丙基成为异烟肼,而后者具有抗结核作用。

异丙烟肼   异烟肼

药物代谢不仅直接影响药物作用强弱和作用时间长短,而且还会影响药物治疗的安全性,因此掌握药物代谢规律对于设计更合理的给药途径、给药方法、给药剂量及制剂处方,进行工艺改革和指导临床应用都有重要意义。

岗位对接   〉〉〉〉

药品贮存与养护

麻醉药品乙醚在贮存时可置入还原性的物质,如苯二酚、铁、锌、铜或氢醌等物质,且瓶要几乎装满,遮光、低温保存。你知道是为什么吗?

考证聚焦   〉〉〉〉

1. 药物结构与 I 相生物转化的规律。

2. 药物结构与Ⅱ相生物转化的规律。

3. 药物在体内代谢过程中引发的毒副作用。

课后练一练 〉〉〉〉

在线测试：

药物变质
反应与代谢
反应

问答题

1. 影响药物水解反应的外因有哪些？采取什么方法可以排除或减少外界因素的干扰？

2. 什么是药物的自动氧化？采取什么措施可以延缓药物的自动氧化反应？

3. 举例说明药物代谢对活性的影响。

（彭孝媛　谭玲子）

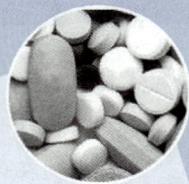

第三章

药物的构效关系和新药研发简介

>>>> 学习目标

知识目标：掌握药物基本结构对药效的影响，理化性质及立体异构对药效的影响；熟悉影响药效的主要因素，药物与受体间相互作用对药效的影响，结构特异性药物、结构非特异性药物及受体的定义；了解先导化合物的发现方法，先导化合物优化的基本方法，前药、生物电子等排体的概念。

能力目标：能够解释药物产生作用的主要因素、药物的理化性质对药效的影响、药物与受体间相互作用对药效的影响；能够运用药物的构效关系解决实际药学服务、药品生产工作中的问题。

素养目标：树立新药研究一般方法意识；通过理解我国近年来创新药物的政策激发课程学习热情，坚定专业信心。

>>>> 课前导读

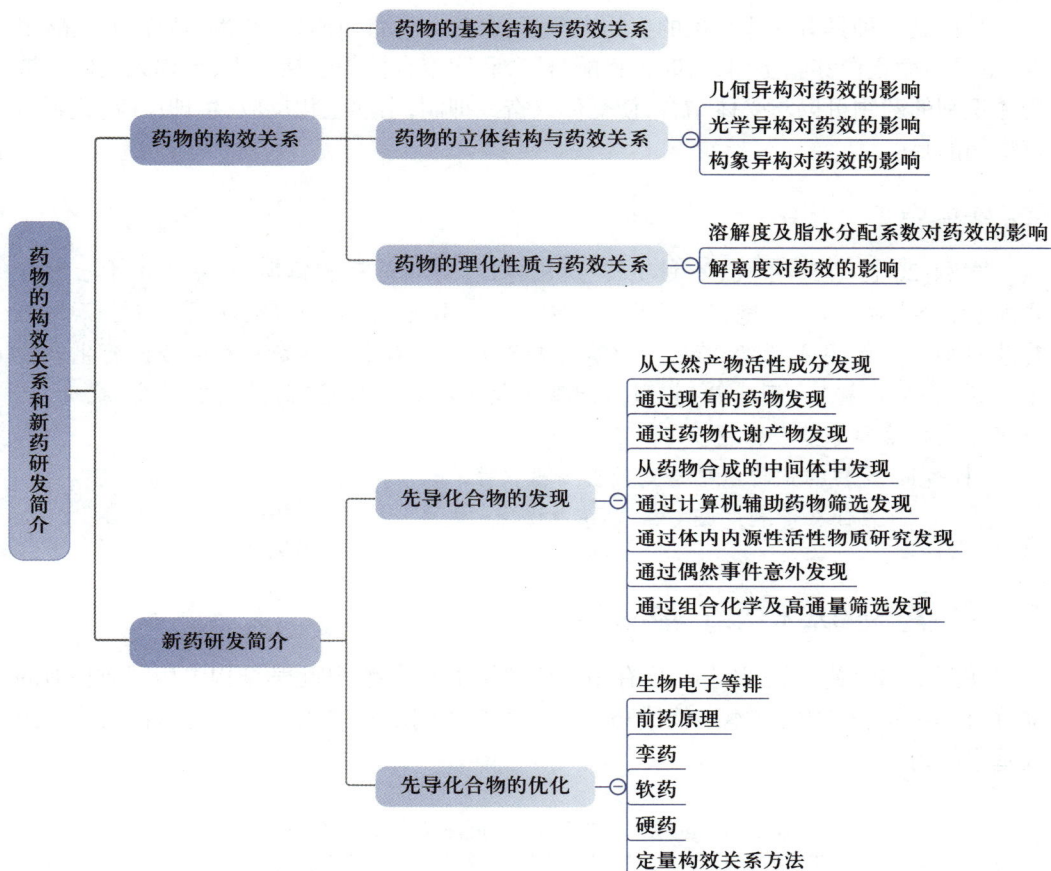

>>>> 基础理论

第一节　药物的构效关系

　　药物的化学结构与活性的关系,简称构效关系。药物的构效关系是药物化学的中心内容之一。药物的化学结构决定了它的理化性质并直接影响药物在体内的吸收、分布、代谢和排泄,药物的化学结构不同决定了它的生物活性不同。

　　药物从给药到产生药效的过程可分为药物被人体吸收、产生药效、排出体外几个阶段。药物的化学结构对每一阶段都产生重要影响,这些是由药物的化学结构所决定的。

　　根据药物在体内的作用方式,药物可以分为结构非特异性药物和结构特异性药物。结构非特异性药物数量较少,这类药物活性主要取决于药物分子的各种理化性质,与化学结构关系不大,当结构有所改变时,活性并无大的变化,如吸入麻醉药乙醚、氟烷等;

大多数药物属于结构特异性药物,这类药物的活性除与药物分子的理化性质相关外,主要还与药物化学结构相关,当其化学结构稍微变化时,药物分子与受体的相互作用改变,进而影响其药效学性质。

受体是一种具有立体结构的生物大分子,大部分为蛋白质,这些蛋白质由氨基酸组成,主要为糖蛋白和脂蛋白,有时也将酶、核酸和膜聚合体等包括在内,统称为受体。被受体识别的药物可以与受体结合,使受体兴奋或抑制,引起生化反应、生理反应,达到治疗疾病的目的。

案例导入

案例:20 世纪 50 年代,沙利度胺(反应停)作为镇静药和镇痛药,主要用于治疗妊娠呕吐,因疗效显著,迅速在全球广泛使用。但在短短的几年里,全球发生了上万例海豹肢畸形儿。经调查研究发现,导致这些畸形儿的罪魁祸首就是沙利度胺消旋化合物中的 $S-$ 构型左旋体,而其 $R-$ 构型右旋体不仅没有致畸作用,而且具有免疫、抗炎、抗血管生成和镇静等药理作用。

讨论:1. 药物的化学结构与药效有哪些关系?

2. 为什么沙利度胺导致了海豹肢畸形儿的产生?

一、药物的基本结构与药效关系

在药物构效关系的研究中,具有相同药理作用的药物,其化学结构中相同或相似的部分,称为该类药物的基本结构或药效团。表 3-1 列出药物化学中常见药物的药效团或基本结构。

表 3-1 药物化学中常见药物的药效团或基本结构

药物类别		代表药物	药效团或基本结构
中枢神经系统药物	镇静催眠药	地西泮	
	抗癫痫药	苯巴比妥	

续表

药物类别		代表药物	药效团或基本结构
中枢神经系统药物	抗精神失常药	盐酸氯丙嗪	
	镇痛药	吗啡　哌替啶	
周围神经系统药物	拟胆碱药	卡巴胆碱　氯贝胆碱	
	拟肾上腺素能神经系统药物	肾上腺素　盐酸多巴胺	

续表

药物类别		代表药物	药效团或基本结构
周围神经系统药物	抗过敏药	马来酸氯苯那敏	Ar_1、Ar_2—X—$(C)_n$—N—R_1、R_2
	局部麻醉药	丁卡因	R_1—benzene—$C(=O)$—O—$(CH_2)_n$—N—R_2、R_3
		利多卡因	R_1—benzene—$N(H)$—$C(=O)$—$(CH_2)_n$—N—R_2、R_3
循环系统药物	调血脂药	氟伐他丁钠	
	抗心绞痛药	吉非罗齐	R—benzene—O—$C(CH_3)_2$—$COOH$
		盐酸普萘洛尔	Ar—$(O)_n$—CH_2—$CH(OH)$—CH_2—$N(H)$—R

续表

药物类别		代表药物	药效团或基本结构
循环系统药物	抗高血压药	硝苯地平	
		依那普利	
解热镇痛药和非甾体抗炎药	解热镇痛药	阿司匹林	
	非甾体抗炎药	布洛芬	
		吡罗昔康	
消化系统药物	抗溃疡药	西咪替丁	

续表

药物类别		代表药物	药效团或基本结构
合成抗菌药物及其他抗感染药物	喹诺酮类抗菌药	氧氟沙星	
	磺胺类药物	磺胺嘧啶	
抗生素	β—内酰胺类	氨苄西林	
内分泌系统药物	甾体激素	醋酸氢化可的松	

课堂讨论

请举例说明在已经学过的各类药物中,有何种药效团,有何药理作用和临床应用。

二、药物的立体结构与药效关系

分子中原子种类的数量相同,但由于键的排列不同,而有不同的三维结构,从而产生异构体,生物机体中的各组织、各生物膜上的蛋白质以及受体的蛋白结构都是三维的,对配体药物的吸收、分布、排泄均有立体选择性,药物与受体结合时,在立体结构上与受体的互补性越大,三维结构越契合,药物与受体的结合后所产生的生物作用也越强。立体因素对药效的影响包括:药物分子的几何异构、光学异构和构象异构。

(一)几何异构对药效的影响

几何异构是由于分子中存在双键、环等刚性或半刚性结构,引起药物构型不同而产生的。几何异构体结构差别较大,因此药效团的特征原子和受体的相关结合位置匹配性也不同,药物与受体作用时,一些特殊的取代基必须有特定的距离,当这些基团间的距离发生改变时,药物的活性会发生极大的改变。最经典的几何异构例子就是雌激素的构效关系,己烯雌酚是人工合成的非甾体雌激素,它的反式异构体有活性,而顺式异构体无效,原因是反式异构体的两个氧原子之间的距离与雌二醇相似,可以与雌二醇受体结合,具有很强的雌激素活性,而顺式异构体的两个氧原子之间的距离约为反式异构体的 1/2,不能和相应的靶位作用,故没有雌激素活性。

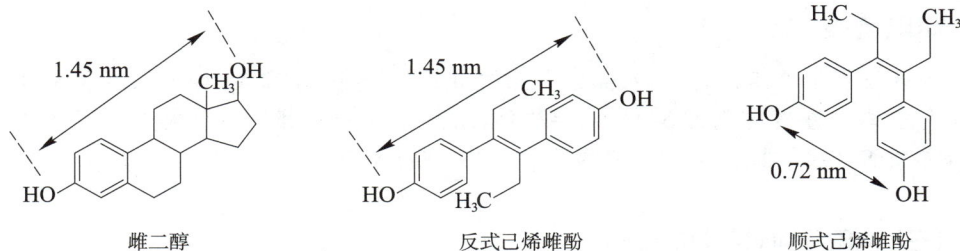

| 雌二醇 | 反式己烯雌酚 | 顺式己烯雌酚 |

课堂讨论

双酚 A 为常用的塑料添加剂,塑料(奶)瓶、塑料杯、纸杯中往往含有该成分,近来报道其有弱的雌激素作用,是引起女童早熟的重要因素之一。

双酚A

讨论:从双酚 A 的化学结构式分析,双酚 A 能引起女童早熟吗?

(二) 光学异构对药效的影响

光学异构是由于药物分子中存在一个或多个手性中心,有光学异构体存在而产生的。光学异构体有着相同的物理性质和化学性质,但生理活性有所不同。生物体中的生物大分子,如酶、受体等都有特定的立体结构,在和具有手性中心的药物分子相互作用时,存在立体识别和选择性。不同光学异构体的药理活性常有明显的差异,药物中光学异构体生理活性的差异反映了药物与受体结合时较高的立体选择性。主要有以下几种情况。

1. **不同的光学异构体活性作用完全相同** 例如抗疟药氯喹,它的 D、L 两种异构体的药理活性相同且作用相等。

2. **不同的光学异构体活性作用相同,但强度不同** 例如支气管舒张剂 R-(-)- 异丙肾上腺素的活性是 S-(+)- 异丙肾上腺素的 800 倍;维生素类药物 L-(+)- 抗坏血酸的活性是 D-(-)- 抗坏血酸的 20 倍;抗结核药乙胺丁醇的右旋体的活性是左旋体的 200 倍等。

3. **不同的光学异构体活性作用不同** 例如平喘药麻黄碱可收缩血管、升高血压和舒张支气管,可它的光学异构体伪麻黄碱却只是支气管扩张药,没有收缩血管及升高血压的作用;麻醉药 S- 构型氯胺酮有麻醉作用,而它的 R- 构型异构体则有产生幻觉的不良反应;抗菌药氯霉素的四个光学异构体中仅(1R,2R)-(-)-氯霉素有活性,其余三个光学异构体没活性。

4. 不同的光学异构体活性作用相反   例如多巴酚丁胺的左旋体可以激动 $α_1$ 受体,而它的右旋体却拮抗 $α_1$ 受体。从化学角度讲,不同的异构体是不同的化合物,有不同的化学文摘号(CAS 登记号),2000 年以后美国食品药品监督管理局(FDA)批准的新化学实体几乎全为单一的光学异构体。

知识链接

布洛芬为非甾体抗炎药,人体中只能利用其 $S-(+)-$ 异构体,过去认为 $R-(-)-$ 异构体会在体内慢慢转化为 $S-(+)-$ 异构体,最终全部药物都能起到解热镇痛作用,但 1994 年有 $S-(+)-$ 布洛芬上市,药效发挥更快,疗效更好。

(三) 构象异构对药效的影响

构象异构是由于药物分子中各原子和基团空间排列的不同形成不同的构象而产生的。不同构象的药物分子,生物活性有着较大差异。药物与受体相互作用时,构象对药物分子与受体作用的互补产生很大影响。受体的作用部位一般有高度立体选择性,受体只能与药物多种构象中的一种结合。只有被受体识别并与受体结合的构象,才能产生特定的药理作用。药物与受体互补并结合的构象,称为药效构象。构象异构与受体的作用主要有以下几种情况。

1. 相同结构,不同构象,作用于不同受体,产生不同活性   例如组胺,机体中存在组胺 H_1 和 H_2 两种不同受体。对 H_1、H_2 受体拮抗剂的研究发现,组胺是以反式构象与 H_1 受体作用,拮抗 H_1 受体,有抗过敏的作用;而扭曲式构象的组胺与 H_2 受体作用,拮抗 H_2 受体,有治疗胃溃疡的作用。

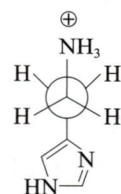

组胺反式构象   组胺扭曲式构象

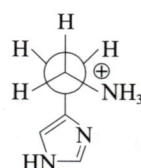

2. 相同结构,不同构象,一种有活性,一种无活性   例如多巴胺,其反式构象与多巴胺受体结合,产生活性,而扭曲式构象与受体不匹配,没有活性。

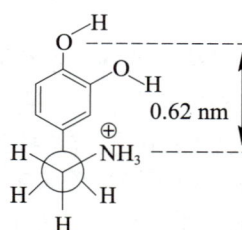

多巴胺反式构象   多巴胺扭曲式构象

3. 不同结构,相似构象,具有相同药理作用 例如镇痛药,吗啡(含有五个环)、左啡诺(含有四个环)、依他佐辛(含有三个环)、哌替啶(含有两个环)等因具有相似的构象,均可与阿片受体结合,从而都具有镇痛作用。

吗啡

左啡诺

依他佐辛

哌替啶

三、药物的理化性质与药效关系

药物口服给药后,经胃肠道吸收进入血液。药物在转运过程中通过各种生物膜到达作用部位或受体部位,并且在作用部位达到有效的浓度,这是药物有药效的基本条件。但是,有些化合物虽然在体外试验活性很强,却不能在体内脂相－水相－脂相间的生物膜组织内转运,原因是它的脂水分配系数过高或过低,无法到达作用部位或到达作用部位的有效浓度很低,这些化合物就不能称为药物。因此,理化性质是新药设计时必须考虑的因素,其中对药效影响较大的主要是溶解度、脂水分配系数和解离度。

(一) 溶解度及脂水分配系数对药效的影响

药物的脂水分配系数(P)是药物在有机相中和水相中分配达到平衡时的浓度的比值,即 $P = C_o/C_w$,因数值较大,常用 $\log P$ 表示(C_o 为药物在有机相中的浓度,C_w 为药物在水相中的浓度)。水是生物系统的基本溶剂,药物是通过血液和体液进行转运的,这就要求药物有一定的水溶性;药物通过脂质的生物膜需要有一定的脂溶性,通常选用正辛醇为有机相,由于其结构与构成脂质膜的脂肪酸相似。

当药物分子中增加亲脂性的烃基、卤素和芳环时,即增加药物的脂溶性,可使 P 值增大;当药物分子中增加含有氢键的给予体官能团或氢键的接受体官能团时,即增加药物的水溶性,可使 P 值减小。一般来说,脂水分配系数应在一个适当的范围内,才能显示最好的药效。例如,易于穿过血－脑屏障的中枢神经系统药物适宜的脂水分配系数 $\log P$ 为 2 左右比较合适。

(二) 解离度对药效的影响

解离度(α)是指电解质达到解离平衡时,已解离的分子数和原有分子数之比,一般用解离常数 pK_a 表示。药物常以分子型通过生物膜,在膜内的水介质中解离成离子型后发挥作用,因此药物的解离度对药效有很重要的影响。

药物多数为弱酸或弱碱,药物解离后以部分离子型和部分分子型两种形式存在。现以羧酸和胺类化合物为酸碱药物的代表为例,pK_a 的计算方法如下。

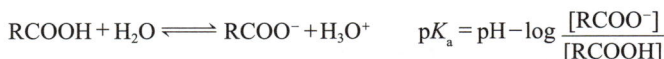

$$RCOOH + H_2O \rightleftharpoons RCOO^- + H_3O^+ \qquad pK_a = pH - \log\frac{[RCOO^-]}{[RCOOH]}$$

$$RNH_2 + H_2O \rightleftharpoons RNH_3^+ + OH^- \qquad pK_a = pH - \log\frac{[RNH_2]}{[RNH_3^+]}$$

由此可以看出,当药物解离时,其离子型和分子型的比率由该药物的解离常数 pK_a 和溶液介质的 pH 决定。当确定药物官能团的 pK_a 时,便可知在给定的 pH 时离子化程度,例如,巴比妥酸的 pK_a 为 4.12,在 pH 7.4 时,几乎全部解离,99% 以上以离子状态存在,不能通过细胞膜和血 – 脑屏障,中枢神经系统的药物需要穿过血 – 脑屏障发挥药效,所以该药物没有镇静催眠作用;而异戊巴比妥的 pK_a 为 8.0,在 pH 7.4 时,只有约 20% 解离,其余接近 80% 分子型可以通过血 – 脑屏障,发挥镇静催眠作用。因此,只有合适的解离度,才能使药物具有最大的活性。

岗位对接　▶▶▶▶

药学服务

急性吗啡中毒是临床上较常见的危急症,中毒后主要表现为昏迷、呼吸深度抑制(可降至 2~4 次 / 分)、瞳孔极度缩小或呈针尖样、血压下降、皮肤发绀、尿量减少、体温下降、皮肤湿冷、肌无力,严重缺氧时可导致休克、循环衰竭,甚至死亡。

试从药物的理化性质分析,皮下注射吗啡导致中毒,采取洗胃措施是否有效?

第二节　新药研发简介

药物化学的根本任务就是设计和发现新药,新药研究的主要目的是寻找有效、安全的新化学实体。新药研发分为四个阶段:① 靶点的识别和选择;② 靶标的优化;③ 先导化合物的发现;④ 先导化合物的优化。其中,研究的重点是先导化合物的发现及优化,先导化合物是指新发现的对特定靶标和模型呈现明确药理活性并值得优化的化学结构。

通过各种途径得到具有一定生理活性的化学物质,对大量化合物进行筛选,找到先导化合物,由于先导化合物存在某些缺陷,化学家针对其各种缺陷,进行下一步的结构修饰,找出活性高、毒性低的化合物,即先导化合物的优化。

一、先导化合物的发现

先导化合物的来源大体分为两个方面:天然产物和人工合成。发现的方法很多,具体方法介绍如下。

📱微课:

先导化合物
的发现

（一）从天然产物活性成分发现

人类使用最早的药物是天然药物,几千年前人类就会直接使用植物、动物、海洋生物、矿物等天然产物治疗疾病。天然产物是先导化合物的重要来源之一。

1. 植物来源　20 世纪 60 年代前,不少药物是通过植物直接提取得到的,如科学家从柳树皮中提取得到水杨酸,具有解热镇痛作用;从罂粟中分离出的吗啡,具有镇痛作用;从颠茄中提取的阿托品,具有解痉作用;从金鸡纳树皮中提取到的奎宁,从黄花蒿中提取到的青蒿素,具有抗疟作用;从长春花中提取出的长春碱和长春新碱具有抗肿瘤作用。这些来自天然产物的活性成分,可直接作为药物使用,同时它们又是良好的先导化合物,可发展多种合成和半合成的药物。

2. 动物来源　目前,临床上常用的抗高血压药物血管紧张素转换酶抑制剂,如依那普利、赖诺普利等,最早是从巴西毒蛇的毒液中分离出来的九肽替普罗肽,但是不能口服,科学家根据其结构特点,设计并合成可以口服的卡托普利,进而不断开发新的药物。

3. 微生物来源　某些微生物的代谢产物含有活性成分,人类从细菌、真菌培养液中分离出很多抗生素,目前临床使用的如青霉素、四环素、环孢素等。从橘青霉菌的代谢物中发现的羟甲戊二酰辅酶 A 还原酶抑制剂美伐他汀为新型调血脂药的发现奠定了基础,洛伐他汀、普伐他汀相继问世。

4. 海洋生物来源　海洋生物作为新的先导化合物来源具有多样性、复杂性及特殊性。如从海葵中分离的海葵毒素具有强心作用;从海洋柳珊瑚中分离出的 Eleutherobin 具有抑制细胞微管蛋白聚合作用等。从海洋生物中已分离获得新化合物约 1 万多种,其中约 50% 的化合物具有抗病毒、抗菌和抗肿瘤等药理活性。

由于天然产物资源的限制,同时有效成分含量一般很低,且大多数结构复杂,如紫杉醇是从红豆杉树皮中分离出来的二萜类抗肿瘤药,含量低,且水溶性差,所以通常要对从天然产物中得到的化合物进行结构改变,保留必要的药效团,以便发展成为便于大规模合成的药物。

课堂讨论

请同学举例说明我们临床上使用的药物中,还有哪些是从天然产物中发现的药物。

（二）通过现有的药物发现

1. 药物的临床副作用　药物对机体的药理作用很多,除用于治疗作用以外的其他作用都称为副作用。在药物研究中,常可以从已知药物的副作用出发找到新药,或将副作用与已有的治疗作用分开而获得新药。

例如,吩噻嗪类抗精神失常药氯丙嗪及其类似物,是由结构类似的抗组胺药异丙嗪的镇静副作用发展而来的。又如,磺酰脲类降血糖药甲苯磺丁脲是根据磺胺类药物降血糖的副作用经结构改造而发现的。抗菌药氨磺丁脲具有降低血糖的副作用,但不能用作降血糖药,因为其抗菌作用会导致细菌的耐药性增强。将氨磺丁脲的氨基用甲基取代,得到的甲苯磺丁脲消除了抗菌作用,成为第一代磺酰脲类降血糖药。

2. 老药新用　如阿司匹林是使用了 100 多年的解热镇痛抗炎药,在临床应用过程中发现,长期服用阿司匹林的患者伤口不易愈合,易引起流血不止,经研究证实,阿司匹林有抑制血小板凝集的作用,现在小剂量的阿司匹林可用于治疗和预防脑血栓。

3. 模仿(me-too)结构改造　近年来得到了一些对疾病治疗有突破性作用的药物,这些药物由于在医疗效果方面的特色,在医药市场上也取得了较大的成功,这些药物通常被称为原型药物。随之出现了大量的"me-too"药物。"me-too"药物是指化学结构与已有药物非常相似,但生物活性稍有差别的药物。有时可能得到比原"突破性药物"活性更好或有药代动力学特色的药物。例如,兰索拉唑就是以奥美拉唑为先导化合物经结构改造得到的,其活性比奥美拉唑更强。

🔖 课堂讨论

请同学举例说明我们临床上使用的药物中,还有哪些是老药新用的药物。

(三)通过药物代谢产物发现

药物进入体内,药物分子经过代谢转化而生成的衍生物被称为代谢产物。大多数药物的代谢产物失活后主要是排出体外,但有些药物的代谢产物仍有活性,并且毒副作用减小,这样的代谢产物可成为先导化合物。

一个典型的从代谢产物中发现新药的例子是磺胺类药物的发现。百浪多息(prontosil)在人体中可以抑制葡萄球菌的感染,但在体外无抑菌活性。经深入研究发现,百浪多息在体内经酶催化转变成代谢产物磺胺,而推测磺胺是抗菌作用的有效成分。将磺酰胺的氨基上的一个氢为各种不同杂环所取代,得到抗菌活性不同、作用时间不同的磺胺类抗菌药,从此开启了合成药物化学发展的新时代。

🔖 课堂讨论

请同学举例说明我们临床上使用的药物中,还有哪些是属于从药物代谢产物中发现的药物。

(四)从药物合成的中间体中发现

一些药物的中间体,由于与目的化合物在结构上有相似性,可能具有类似的药理活性,经过筛选也可成为先导化合物。如早期在寻找抗结核药物时,科学家最初设计了硫代缩氨脲的衍生物合成路线。其中,对合成过程的中间体异烟肼进行药理实验,发现异烟肼的抗结核活性超过原先设计的目标化合物,故放弃目标物的研究,将异烟肼推上临床。

又如,以 D- 阿拉伯糖为起始原料,可以得到抗肿瘤药阿糖胞苷。后来科学家发现中间体的环胞苷不仅具有较强的抗肿瘤作用,而且副作用小,体内代谢速度比阿糖胞苷慢,作用时间长,现可用于治疗各种白血病。

(五)通过计算机辅助药物筛选发现

计算机辅助药物筛选是利用计算机的数据库进行搜索,发现可能成为先导化合物的方法。生物体内含有大量具有生理作用的生物大分子,这些生物大分子可与外源性化合物形成复合物,其中的受体蛋白质被分离、纯化并结晶出来,科学家获得受体大分子的三维结构与药物结合部位的信息后,采用计算机分子模拟技术,分析受体与药物结合部位的性质,如疏水场、静电场、氢键作用等位点的分布,计算出作用力的大小,分析药效团的模型,运用数据库搜寻与受体作用位点相匹配的分子,可发现更多新的先导化合物。目前这种方法已成为药物设计的常规方法。

计算机辅助药物筛选一般分为三步完成:第一步需要用二维或多维的描述符表述结构特征;第二步是在相关的数据库中进行高通量筛选,此过程一般需要一些"过滤软件"进行理性筛选,缩小搜寻的范围,得到较好的目标物,常用的软件包括类药筛选、药代动力学性质筛选、毒性筛选、结构新颖性筛选及与受体对接的研究筛选等;第三步是活性测定,将最终筛选的目标物进行药理活性的测定。

(六) 通过体内内源性活性物质研究发现

人体通过化学信使(神经递质或生理介质)调节机体的正常机能。体内存在复杂的信息交换系统,每一个信使都具有特殊功能,患病时,机体失去平衡,通过外源性药物的干预帮助机体恢复平衡,内源性的神经递质、受体或酶的底物就是初始的先导化合物,研究这个过程可发现新的先导化合物。

例如,在研究哺乳动物内分泌系统时,发现甾体激素为哺乳动物的内源性物质,从哺乳动物腺体中获得雌酮、雌二醇、睾酮及可的松等化合物的纯品结晶,之后阐明了其化学结构,从此开创了甾体化学和甾体药物化学的新领域;又如,以炎症介质 5- 羟色胺为先导化合物研发抗炎药吲哚美辛;再如,用合成法制取的肾上腺素原是由肾上腺髓质分泌的主要激素。

(七) 通过偶然事件意外发现

通过偶然事件而意外发现先导化合物,进一步发展成为一类新型药物,在药物化学发展历史中有很多例子,如青霉素的发现就是经典的例子。英国医师亚历山大·弗莱明(Alexander Fleming)在 1929 年偶然发现已接种金黄色葡萄球菌的培养皿被霉菌污染,污染物附近有明显的抑菌现象。他由此推测,可能是霉菌的代谢产物对金黄色葡萄球菌有抑制或杀灭作用,因此把这种霉菌放在培养液中培养,结果培养液有明显的抑制革兰氏阳性菌的作用,从此揭开了青霉素研究的序幕。

(八) 通过组合化学及高通量筛选发现

组合化学(combinational chemistry)是近十几年发展起来的新合成技术与方法。组合化学的化合物库的构建是将一些基本小分子,如氨基酸、核苷酸、单糖等通过化学或生物合成的手段装配成不同的组合,由此得到大量具有结构多样性的化合物分子,同时配合高通量筛选(high-throughput screening),寻找先导化合物。

抗肿瘤药索拉菲尼的发现是组合化学结合高通量筛选的经典案例。1995 年,拜耳公司(Bayer)与文石(Onyx)公司合作开发 Raf-1 激酶抑制剂。通过 200 000 个化合物的高通量筛选发现了一个弱活性化合物 3- 噻吩基脲;随即利用组合化学的平行合成技术构建了 1 000 个含双芳基脲的化合物库;最终通过系统的构效关系分析与总结,设计优化出目标结构索拉菲尼。

二、先导化合物的优化

药物化学的任务之一是开发活性高、选择性强、毒副作用小的新药。在发现先导化合物后,就要对先导化合物进行合理的结构修饰,主要包括化学结构改造和化学结构修饰,这种过程和方法称为先导化合物的优化。化学结构改造是利用各种化学原理改造药物的基本结构和基团,提高化合物的活性,增强疗效。化学结构修饰是保持药物的基本结构,仅对某些官能团进行化学结构改变,以改进药物的某些缺点。优化后的化合物具有更理想的理化性质,或者具有更良好的药物动力学性质,或者提高了生物利用度,或者选择性更强而毒副作用减弱。先导化合物的优化方法主要有以下几种。

(一) 生物电子等排

具有相同原子数和价电子的原子或分子,如 N_2 和 CO_2 有相同的电子数和排列方式,是电子等排体,具有相同性质。后来将电子等排体的理论广义化,提出氢化物取代规律,将具有相同价电子的原子或原子团,如 —CH_3、—OH 和 —NH_2,—CH_2— 和 —O— 认为互为电子等排体。其中,描述生物领域的电子等排体即为生物电子等排体,分子中没有相同的原子数、价电子数,只要有相似的理化性质,相互替代可产生相似的活性或拮抗的活性分子或基团都为生物电子等排体。生物电子等排体可分为经典和非经典两大类型(表 3-2)。

表 3-2　常用电子等排体

分类		替换基团
经典电子等排体	一价电子等排体	—F　—OH　—NH_2　—CH_3　—SH
	二价电子等排体	—O—　—S—　—CH_2—　—NH—
	三价电子等排体	—N=　—P=　—CH=　—As=
	环内等排体	—CH=CH—　=CH—　—S—　=N—　—O—　—CH_2—　—NH—
非经典电子等排体	羟基	OH,CH_2OH,NHCOR,NHSO$_2$R,NHCONH$_2$,NHCN
	羰基	CO,C=C(CN)$_2$
	羧基	COOH,SO$_2$NHR,SO$_3$H,CONHOH
	卤素	Cl,CF$_3$,CN,N(CN)$_2$,C(CN)$_3$
	吡啶	
	环–链交换	—(CH$_2$)$_3$—

生物电子等排体原理常用于对先导化合物优化时进行类似物的变换,是药物设计中优化先导化合物的经典方法,已有许多成功的例子。用生物电子等排体原理设计优化先导化合物,具有以下特点。

1. 用生物电子等排体替代时,可以得到相似或拮抗作用的药理活性。通过药物设计可以得到新的化学实体或类似物。

2. 用生物电子等排体替代后得到的化合物,毒性或副作用可能会比原药低,疗效更好。如雷尼替丁以呋喃环代替西咪替丁的咪唑环,前者的副作用小,疗效高。

3. 用生物电子等排体替代后得到的化合物,可能改变药代动力学性质,如头孢西丁的 —S— 用 —O— 代替后得到的拉氧头孢具有良好的药代动力学性质,增加了血药浓度,延长了作用时间。

🔊 课堂讨论

请同学对比一下,我们临床上使用的药物中还有哪些基团可以认为是电子等排体?

(二) 前药原理

前药是在体外无活性或活性较小,在体内经转化,变成活性物质而产生药理作用的化合物。前药原理是药物设计中最常用的对先导化合物优化的原理。一般来说,前药不改变原药的生物靶点,也不应增加或放大原药的治疗范围。前药有两大类:一类是载体前体药物,简称载体前药;另一类是生物前体药物。

载体前体药物是有活性的化合物与起运输作用的载体通过共价键结合,在体内经酶或其他生物转化卸掉载体,释放出活性药物而发挥药理作用。成酯是该类前药最为常见的修饰。已上市的前药中,大约 50% 是由酶的水解产生活性的,如双酯型前药舒他西林。

生物前体药物是本身无活性的药物,经过酶的代谢产生的代谢产物是具有预期活性的药物,即利用生物体内的代谢生成活性化合物。如多巴胺作为去甲肾上腺素及肾上腺素的生物前体,口服无效,通过静脉滴注适用于心肌梗死、创伤、心脏手术、肾衰竭等引起的休克综合征。

制成前药主要目的有:① 提高药物的组织选择性。抗肿瘤药物通常选择性较差,在杀死肿瘤细胞的同时对增生较快的正常组织也会产生抑制作用。由于肿瘤组织对氨基酸的需求量大,所以在氮芥类抗肿瘤药的结构中引入苯丙氨酸得到美法仑,该药能较好地进入肿瘤组织,提高了药物的选择性,降低了药物的不良反应。② 提高药物的稳定性。如维生素 A 和维生素 E 均易被氧化,制成醋酸酯前药后,稳定性增加。③ 延长药物作用时间。如氟奋乃静盐酸盐肌内注射给药只能维持药效 6~8 h,制成酯类前药氟奋乃静癸酸酯肌内注射给药后,缓慢吸收,并分解为氟奋乃静而发挥药效,作用时间延长,药效可保持 2~4 周。④ 改善药物的溶解度。如肾上腺皮质激素 21 位羟基酯化,制成乙酸酯形式的前药,可增加水溶性和稳定性。⑤ 改善药物的吸收。如氨苄西林口服生物利用度较低,将羧基制成新戊酰氧甲基酯前药匹氨西林(pivampicillin),脂溶性增加,几乎定量吸收。⑥ 消除药物的不良味觉。为避免氯霉素的苦味,合成了前药棕榈氯霉素,在体内经酯酶水解,产生有抗菌活性的氯霉素。⑦ 发挥药物的配伍作用。如将氨苄西林与舒巴坦通过亚甲基结合起来,成为双酯结构的舒他西林,经口服进入机体后,分解为氨苄西林和舒巴坦,产生配伍作用。

(三) 孪药

孪药是将两个相同或不同的先导化合物,经共价键连接,缀合成新分子,经体内代谢后,产生两种协同作用的药物,孪药也是特殊的前药。孪药的设计方法有两种:一种是将两个作用类型相同的药物拼合在一起,产生更强的作用,如贝诺酯由阿司匹林和对乙酰氨基酚拼合而成,具有协同作用,增强了药效,并减小了阿司匹林对胃的刺激性;另一种是将两个不同药理作用的药品拼合在一起,产生新的作用或联合作用,如泼尼莫司汀由苯丁酸氮芥和泼尼松龙拼合而成,降低了毒性。

(四) 软药

软药是容易代谢失活的药物,软药在完成治疗作用后,按预先设定的代谢途径和可以控制的速率分解、失活并迅速排出体外,从而避免药物的蓄积毒性。软药在体内外均具有活性,只是在体内到达靶点发挥作用之后很快代谢失活。

软药的主要设计思想是尽可能避免氧化/还原代谢,一般利用水解酶即得到可以预料的和可控的药物代谢方式。因为绝大多数氧化或还原反应由体内复杂酶系统介导,而这种代谢常常受到各种因素的影响,从而导致同一药物在体内的生物转化和药代动力学变化存在较大的个体差异,不易控制和预测。如阿曲库铵作为软药完全符合这种要求,阿曲库铵为非去极化肌肉松弛药,该类药物要求在手术后尽快代谢,避免蓄积毒性。

(五) 硬药

硬药是指有活性的药物在体内很难代谢和排出体外,直接从胆汁或肾排泄的药物,或经过多步氧化或其他反应而失活的药物。硬药可以解决药物因代谢产生毒性产物的问题,使用更安全。由于体内酶的功能很强,所以成功开发的硬药有限。一般设计疏水、亲水性极强的药物或功能基位阻较大的化合物不易代谢。如米索前列醇在前列地尔的结构中引入甲基后,不易受酶的影响而氧化,不易发生代谢失活。

(六) 定量构效关系方法

定量构效关系是 20 世纪中期开始,利用物理化学、有机化学及计算化学等方法发展起来的非常有效的先导化合物优化方法。随着计算机辅助分子模拟技术、计算机辅助药物设计的发展,得以迅速将药物的生物活性与化合物的结构特征建立数学模型,以函数关系表达。

$$A = f(x)$$

A 为药物的生物活性,x 为化合物的分子特征,如疏水参数、电性参数、立体参数等。汉施方程(Hansch equation)分五步:

1. 从先导化合物出发,设计并合成一批化合物。

2. 测定这些化合物的活性。

3. 确定并计算化合物取代基的各种理化参数或常数。

4. 用计算机程序计算汉施方程,求出一个或几个显著相关的方程。

5. 用所得到的方程定量设计第二批新化合物并预测活性。经过一次或多次循环,可以得到理想的药物。

利用定量构效关系的方法,结合计算机的强大计算功能,将量子化学、分子力学、药物化学、生物学科、计算机图形学等学科交叉融汇结合,在分子水平上,从药物分子的作用机制入手进行药物设计,可以减少盲目性,节省大量的人力和物力,该方法现已成为发现和优化先导化合物的基本手段。

拓展阅读

"蓝色小药丸"西地那非的发现

西地那非(sildenafil)的发现是一个意外且戏剧性的过程,最初研发目的是治疗心血管疾病,但最终意外地发现了其在男性勃起功能障碍(ED)治疗上的应用。

1991年,西地那非的临床试验在英国的莫里斯顿医院正式展开。然而,让研究人员始料未及的是,这款原本用于治疗心血管疾病的药物,在临床试验中并没有表现出预期的抗高血压效果。而一些男性受试者在服药后出现了生殖器勃起的现象,且勃起程度与服用剂量呈正相关。这一意外的发现让研究人员眼前一亮,他们决定以ED为新的适应证,重启西地那非的临床试验。在接下来的几年里,辉瑞公司进行了多次临床试验,西地那非在治疗ED方面的疗效得到了充分的验证。1998年,美国食品药品监督管理局(FDA)正式批准西地那非上市。

西地那非自上市以来取得了巨大的市场成功,它从一个原本用于治疗心血管疾病的药物,最终成为治疗ED的明星药物。这一发现不仅改变了数百万男性患者的生活,也推动了医学界对5型磷酸二酯酶抑制剂(PDE5抑制剂)类药物的深入研究和应用。西地那非还被发现具有治疗肺动脉高压等新的医学用途,进一步证明了其在医学领域的重要价值。

考证聚焦　〉〉〉〉

1. 药物的结构、理化性质与药物活性的关系。
2. 药物的酸碱性、解离度和 pK_a 对药效的影响。
3. 药物的立体结构对药物作用的影响。

课后练一练　〉〉〉〉

在线测试:

药物的构效关系和新药研发简介

一、名词解释

受体、构效关系、药效团、生物电子等排体、me-too药物、先导化合物

二、问答题

1. 先导化合物的发现方法有哪些?
2. 先导化合物优化的基本方法有哪些?
3. 什么是前药? 药物制成前药的目的有哪些?

三、实例分析

红霉素C-9位上的羰基和C-6位上的羟基在酸性条件下脱水环合,如何改造C-9位上的羰基和C-6位上的羟基使口服抗菌活性增强?

（李云飞　高成林）

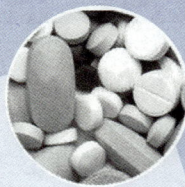

第四章
中枢神经系统药物

>>>> 学习目标

知识目标:掌握巴比妥类药物的理化通性,苯二氮䓬类药物的构效关系,吩噻嗪类药物的发展与构效关系,吗啡的结构特点与结构修饰,苯巴比妥、地西泮、苯妥英钠、盐酸氯丙嗪、盐酸吗啡、盐酸哌替啶、咖啡因的化学结构、理化性质和临床用途;熟悉中枢神经系统各类药物的分类、结构特征和作用特点;了解非典型抗精神病药和抗抑郁药的发展,镇痛药的构效关系,常见抗帕金森病药的作用特点。

能力目标:能够应用典型药物的理化性质解决药物在配伍、贮存保管、临床使用中的相关问题。

素养目标:通过对药品管理条例的学习,培养良好的职业道德和行为规范。

课前导读

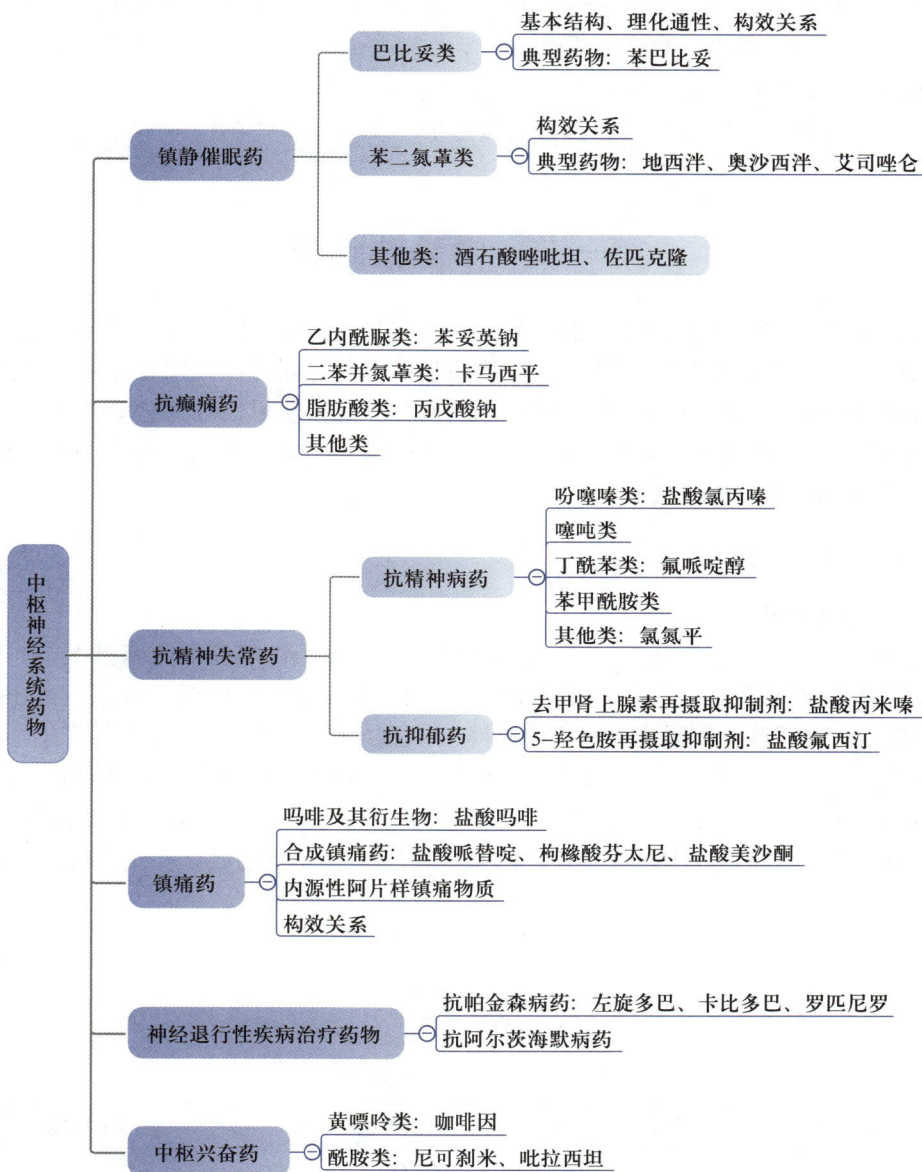

基础理论

　　中枢神经系统药物是作用于中枢神经系统，对中枢神经系统活动起到抑制或兴奋作用，用于治疗中枢神经系统疾病的药物。本章主要介绍镇静催眠药、抗癫痫药、抗精神失常药、镇痛药、神经退行性疾病治疗药物和中枢兴奋药。

🔖 **案例导入**

案例:一位因严重车祸受伤的患者,从发生车祸到现在,已使用吗啡镇痛达4个多月。现主治医师考虑到长期使用吗啡可能导致药物依赖性,想换用其他药物,可选药物有可待因、哌替啶、芬太尼和喷他佐辛。

讨论:1. 治疗目标是什么?

2. 假如你是一名药师,你推荐给患者采用什么药物?

第一节 镇静催眠药

能促进和维持近似生理睡眠的药物,称为催眠药。催眠药在小剂量时可使患者消除烦躁,恢复安静情绪,称为镇静药。镇静药和催眠药之间并没有明显界限,只是在剂量上有差异,统称为镇静催眠药。镇静催眠药作用广泛,还可以改善患者紧张、焦虑和恐惧等不良情绪,因此也被称为抗焦虑药。根据化学结构将该类药物分为巴比妥类、苯二氮䓬类和其他类镇静催眠药。

一、巴比妥类

(一) 基本结构

早在20世纪初,巴比妥(5,5-二乙基巴比妥酸)作为镇静催眠药就已上市。巴比妥类药物化学结构为丙二酰脲的衍生物,只有当5位次甲基上的两个氢原子被烃基取代,才显示药理活性。但因本类药物依赖性、耐受性较高以及超剂量服用易产生呼吸抑制导致死亡,在镇静催眠方面已逐渐被其他类型的药物所代替,更多作为癫痫治疗药物及麻醉前用药应用于临床。根据5位取代基不同,其作用有快慢、强弱、长短之分,一般按作用时间分为长时效、中时效、短时效和超短时效四类。常用巴比妥类药物见表4-1。

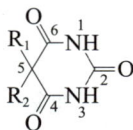

表 4-1 常用巴比妥类药物

类型	药物	化学结构	主要用途
长时效	苯巴比妥 (phenobarbital)		麻醉前给药、抗癫痫
中时效	异戊巴比妥 (amobarbital)		镇静催眠

续表

类型	药物	化学结构	主要用途
短时效	司可巴比妥（secobarbital）		催眠
超短时效	硫喷妥钠（thiopental sodium）		静脉麻醉

（二）理化通性

巴比妥类药物为丙二酰脲衍生物，因其结构中含有相同的 —CONHCONHCO— 片段，故具有相似的化学性质。

1. 弱酸性　丙二酰脲具有内酰胺－内酰亚胺互变异构，形成烯醇型，呈弱酸性，因而能溶于强碱如氢氧化钠和碳酸钠溶液中，生成水溶性钠盐，制成注射剂供临床使用。

但巴比妥类药物酸性较碳酸弱（$pK_a = 6.37$），其钠盐水溶液不稳定，容易吸收空气中的二氧化碳而析出巴比妥类沉淀。因此，本类药物的注射剂在制备时应尽量避免与二氧化碳接触，在使用过程中也禁止与酸性药物配伍合用。

2. 水解性　巴比妥类药物中的酰脲结构在溶液中易水解，水解程度及产物与水解条件相关，随温度和 pH 的升高，水解速度加快。由于巴比妥类药物的钠盐在水溶液中显碱性，室温放置即可水解，即使在固体状态下也可吸收空气中的水分水解成无效物质。因此，本类药物钠盐注射剂须制成粉针剂，临用时配制。

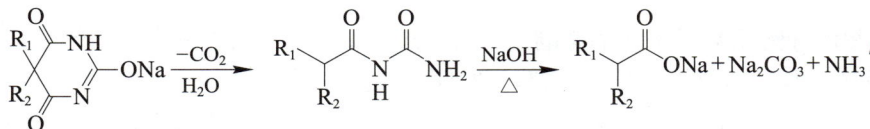

3. 与金属离子成盐反应　巴比妥类药物的丙二酰脲结构在碱性条件下可与多种金属离子发生反应，用于该类药物的鉴别，因此该类反应被称为丙二酰脲类药物的一般鉴别试验。

（1）与银盐反应　巴比妥类药物在碳酸钠溶液中滴加硝酸银试液，首先生成可溶性的一银盐，加入过量的硝酸银试液，可生成白色不溶性的二银盐沉淀。

（2）**与铜吡啶试液反应**　与铜吡啶试液反应显紫色或生成蓝紫色沉淀,含硫巴比妥则显绿色,可用于巴比妥类药物的鉴别以及含硫巴比妥与不含硫巴比妥的鉴别。

（三）构效关系

巴比妥类药物属于结构非特异性药物,镇静催眠和抗癫痫作用的强弱与起效的快慢,与其理化性质即解离常数 pK_a 和脂溶性大小有关,而作用时间则与其在体内的代谢过程有关。5 位碳上取代基和 1 位氮上的取代基决定巴比妥类药物的 pK_a 和脂溶性。

1. 解离常数 pK_a 对药效的影响　药物通常以分子形式透过细胞膜,以离子形式发挥作用,这就要求药物要有一定的解离度。在生理 pH(7.4)时,巴比妥类药物解离的程度不同,透过生物膜和通过血 – 脑屏障,进入脑内的药量也有差异,因此表现在镇静催眠效果上的强弱和快慢也就不同。由表 4-2 可见,巴比妥酸和 5- 苯基巴比妥酸因 5 位无取代基或为单取代,pK_a 较小,酸性较强,在体内 99% 以上为离子状态,故口服不易吸收,吸收后也不易透过血 – 脑屏障进入中枢,因而无镇静催眠活性。5 位碳原子上为双取代基的药物的 pK_a 较大,酸性减弱,在生理条件下不易解离,易吸收进入中枢发挥作用。

表 4-2　几种巴比妥类药物在生理 pH 时的解离状况

药物名称	巴比妥酸	5- 苯基巴比妥酸	苯巴比妥	异戊巴比妥	海索巴比妥
pK_a	4.12	3.75	7.40	7.9	8.40
未解离 /%	0.05	0.02	50.00	75.97	90.91

2. 脂水分配系数对药效的影响　药物必须有适当脂水分配系数,既能在体液中转运,又能穿透血 – 脑屏障,到达作用部位发挥药效。

当 5 位碳上双取代基的碳原子总数在 4~8,脂水分配系数适当,呈现良好的镇静催眠作用;多于 8 时,作用过强,甚至产生惊厥作用;2 位碳上的氧被电子等排体硫取代时,则脂溶性增加,易透过血 – 脑屏障进入中枢,也更易向周围组织扩散,使脑内浓度下降很快,因此起效快,持续时间也短,如硫喷妥钠(thiopental sodium)临床作为麻醉用药。

3. 体内代谢对药物作用时间的影响　巴比妥类药物在体内的代谢方式包括 2 位脱硫,5 位碳上取代基氧化,内酰胺水解开环,N– 脱烃基等,其中 5 位碳上取代基的氧化是主要代谢途径。5 位碳上取代基不同,代谢速度的快慢就不同,因此影响该类药物作用时间的长短。如 5 位碳上取代基为支链烷烃或不饱和烃时,易代谢氧化为醇或二醇,则作用时间短,如司可巴比妥(secobarbital)为短时效巴比妥类药物。当 5 位碳上取代基为芳烃时,在苯环对位被氧化为酚,继而与葡萄糖醛酸结合后排出体外。因苯环氧化代谢慢,不易被代谢而易被重吸收,则作用时间延长,如苯巴比妥(phenobarbital)为长时效巴比妥类药物。

(四) 典型药物

苯巴比妥(phenobarbital)

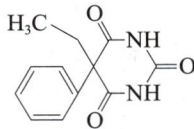

化学名为 5– 乙基 –5– 苯基 –2,4,6–(1H,3H,5H)– 嘧啶三酮,又名鲁米那。

本品为白色有光泽的结晶性粉末,无臭。

本品在乙醇、乙醚中溶解,在三氯甲烷中略溶,在水中极微溶解,在氢氧化钠或碳酸钠溶液中溶解。

本品为丙二酰脲衍生物,具有丙二酰脲类衍生物的理化通性。

本品 5 位碳上取代基有苯环,可与亚硝酸钠 – 硫酸试液作用,即显橙黄色,随即转为橙红色。与甲醛 – 硫酸试液作用,在接界面产生玫瑰红色。这两个反应可用于区别无苯环取代的巴比妥类药物。

本品具有镇静催眠和抗癫痫作用,因短期使用易出现后遗效应,长期使用可产生耐受性和依赖性,不良反应较多,现临床多用于治疗癫痫大发作和手术前镇静。

二、苯二氮䓬类

(一) 概述

苯二氮䓬类药物为 20 世纪 60 年代上市的一类镇静催眠药。最早上市的药物是氯氮䓬(chlordiazepoxide),用于治疗神经症,如失眠、紧张、焦虑等,由于副作用少,受到医药界的重视。在对氯氮䓬的结构改造中发现,氯氮䓬结构中的脒基和氮氧化结构不是活性的必需部分,经简化得到同类活性较强的地西泮(diazepam)。目前临床常用的本类药物有 40 多种,构效关系研究表明七元亚胺内酰胺环为活性必需结构。

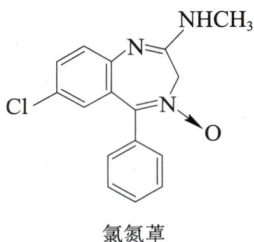

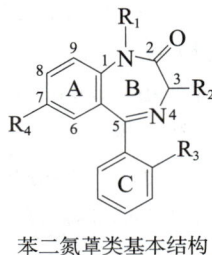

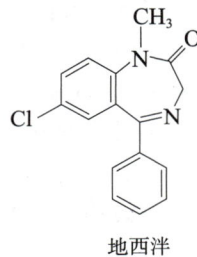

氯氮䓬　　　　　苯二氮䓬类基本结构　　　　　地西泮

在地西泮体内代谢研究中发现,若 B 环 3 位引入羟基,可保持镇静催眠活性,但分子极性增加,易与葡萄糖醛酸结合排出体外,不良反应减少,如奥沙西泮(oxazepam)、替马西泮(temazepam)。

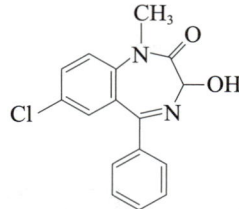

奥沙西泮   替马西泮

在地西泮结构改造中,发现 1,4- 苯二氮䓬环 A 环 7 位的取代基团对药理活性影响较大,若 7 位引入吸电子取代基团,药理活性明显增强,吸电子能力越强,作用越强,活性大小次序为 —NO$_2$ > —Br > —CF$_3$ > —Cl,如硝西泮(nitrazepam)、氯硝西泮(clonazepam)等。

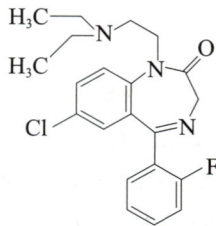

硝西泮   氯硝西泮

B 环 5 位上的苯环取代基团是产生活性的主要基团之一,无苯基取代的化合物没有镇静催眠活性。苯环 2′ 位引入吸电子基团如氟、氯,可增强活性,如氟西泮(flurazepam)、氟地西泮(fludiazepam)等。

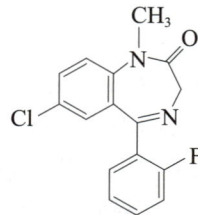

氟西泮   氟地西泮

在苯二氮䓬环的 1,2 位骈合三氮唑环,既能增加药物的脂溶性,使药物易透过血－脑屏障,又能增强该类药物代谢稳定性,提高与受体的亲和力,使药理活性明显提高,如艾司唑仑(estazolam)、阿普唑仑(alprazolam)和三唑仑(triazolam)等。其中,三唑仑长期服用易导致依赖性,还可出现狂躁、好斗等不良反应,现已被调整为一类精神药品管理。若在 1,2 位骈合咪唑环,仍保持镇静催眠活性,如咪达唑仑(midazolam),作用特点为起效快、易代谢灭活而持续时间短,制成注射剂可用于麻醉前给药和诱导麻醉等。

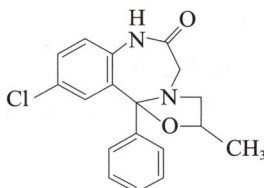

苯二氮䓬环的4,5位双键是产生活性的重要基团,双键饱和后活性下降。若4,5位骈合四氢噁唑环,服用后可在体内代谢重新生成4,5位双键,增加药物的稳定性,如奥沙唑仑(oxazolam)、卤噁唑仑(haloxazolam)、美沙唑仑(mexazolam)等前体药物。

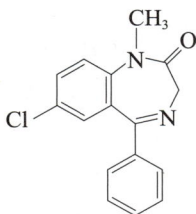

(二) 典型药物

地西泮(diazepam)

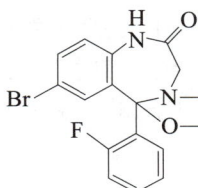

化学名为1-甲基-5-苯基-7-氯-1,3-二氢-2H-1,4-苯并二氮䓬-2-酮,又名安定。

本品为白色或类白色结晶性粉末;无臭,味微苦。

本品在丙酮、三氯甲烷中易溶,在乙醇中溶解,在水中几乎不溶。熔点为130~134 ℃。

本品二氮䓬环上的氮原子碱性较强,但苯基的取代导致其碱性下降,能溶于强酸,因此在制备注射剂时需加入辅料丙二醇、乙醇和苯甲醇等作增溶剂。

本品结构中的1,2位酰胺键和4,5位的亚胺键不稳定,在酸性或碱性溶液中,受热易水解开环,生成2-甲氨基-5-氯二苯甲酮和甘氨酸。1,2位和4,5位水解平行进行,但由于4,5位开环水解为可逆反应,口服本品后,在胃酸作用下,水解开环,当开环衍生物进入碱性肠道后又重新闭环成原药,因此4,5位开环不影响药物的生物利用度。

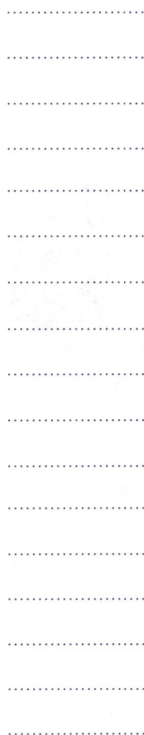

本品溶于硫酸，在 365 nm 紫外光下观察，显黄绿色荧光。

本品溶于稀盐酸，加碘化铋钾，产生橙红色沉淀，放置后颜色加深。

本品在肝的代谢途径为 N– 脱甲基，3 位羟基化，代谢产物为仍具活性的替马西泮和奥沙西泮，最终与葡萄糖醛酸结合排出体外。

本品用于治疗焦虑症、失眠、癫痫以及各种原因引起的惊厥。

奥沙西泮（oxazepam）

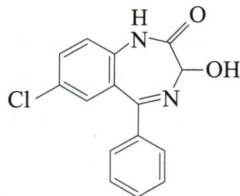

化学名为 5– 苯基 –3– 羟基 –7– 氯 –1,3– 二氢 –2H–1,4– 苯并二氮草 –2– 酮，又名去甲羟安定。

本品为白色或类白色结晶性粉末,几乎无臭。

本品在乙醇、丙酮或三氯甲烷中微溶,在乙醚中极微溶解,在水中几乎不溶。熔点为 198~202 ℃,熔融时同时分解。

本品 3 位为手性碳原子,右旋体活性比左旋体强,临床使用外消旋体。

本品与地西泮性质相似,1,2 位酰胺键和 4,5 位的亚胺键不稳定,在酸性或碱性溶液中受热易水解开环,生成 2- 苯甲酰基 -4- 氯苯胺、乙醛酸和氨。前者可发生重氮化 - 偶合反应,产生橙红色沉淀,放置后颜色渐变暗。1 位有取代基的苯二氮䓬类药物水解产物不含芳伯氨基,可利用此性质区别。

本品是地西泮的活性代谢产物,药理作用与地西泮相似但较弱,不良反应较少,尤其适宜老年人和肝肾功能不良者使用。

艾司唑仑(estazolam)

化学名为 6- 苯基 -8- 氯 -4H-[1,2,4]- 三氮唑[4,3-a][1,4]苯并二氮杂䓬,又名舒乐安定。

本品为白色或类白色结晶性粉末;无臭,味微苦。

本品在乙酸酐或三氯甲烷中易溶,在甲醇中溶解,在乙酸乙酯或乙醇中略溶,在水中几乎不溶,熔点为 229~232 ℃。

本品 1,2 位并入三氮唑环后,化学稳定性增强,不易开环水解。但在稀盐酸溶液中加热煮沸,可使三氮唑环开环水解,放冷后可发生重氮化 - 偶合反应。

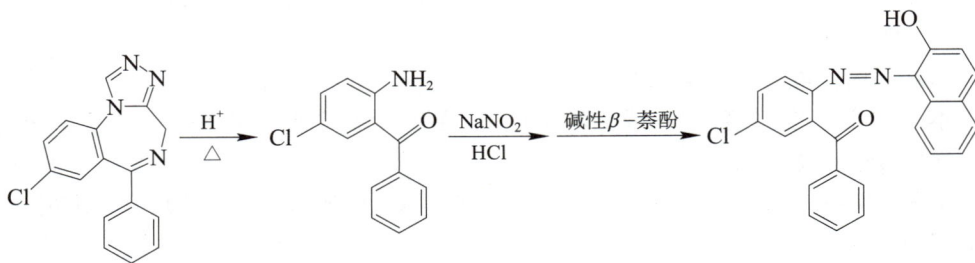

　　本品 5,6 位亚胺键的性质类似于地西泮,在室温酸性条件下,可发生水解开环,碱性条件下再闭合成原药,因此亚胺键的水解开环不影响药物的生物利用度。

　　本品加硫酸溶解后,在 365 nm 紫外光下观察,显天蓝色荧光。

　　本品的镇静催眠作用较硝西泮强 2.5～4 倍,吸收迅速,半衰期长,主要用于抗焦虑、失眠,也用于抗癫痫和抗惊厥。

🔘 课堂讨论

为什么苯巴比妥显弱酸性而地西泮则具弱碱性?

三、其他类

(一) 概述

　　苯二氮䓬类药物与苯二氮䓬受体结合存在选择性低,容易产生后遗效应,耐受性、依赖性、停药后出现反跳现象等缺点,镇静催眠药正逐步向高选择性、低毒性方向发展。20 世纪 90 年代科研人员研制出特异性和安全性更高的新一代非苯二氮䓬结构的杂环类镇静催眠药,该类药物是通过选择性作用于苯二氮䓬 ω_1 受体亚型(GABA$_A$ 受体的一部分),增加对 GABA 的传递,疗效优于或类似于苯二氮䓬类,因而选择性更高,不良反应小,无成瘾性,逐渐成为苯二氮䓬类的替代物。

(二) 典型药物

酒石酸唑吡坦(zolpidem tartrate)

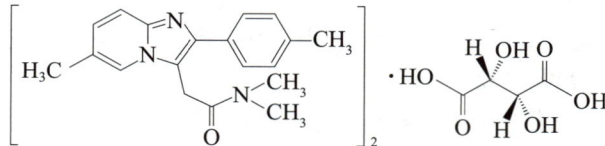

　　化学名为 $N,N,6-$ 三甲基 $-2-(4-$ 甲基苯基) 咪唑并 [1,2-a] 吡啶 $-3-$ 乙酰胺 $-$ L-(+)- 酒石酸盐。

　　本品为白色或类白色结晶性粉末,溶于水,无臭,略有引湿性。

　　本品在甲醇中略溶,在水或乙醇中微溶,在三氯甲烷或二氯甲烷中几乎不溶,在 0.1 mol/L 盐酸溶液中溶解。

　　本品为咪唑并吡啶结构,氮原子显碱性,常与酒石酸成盐。与丙二酸和乙酸酐在水浴上加热,显红棕色。

本品固体状态对光、热均较稳定。水溶液在 pH 4.0~6.0 中稳定。

本品可选择性地与苯二氮䓬 ω_1 受体亚型结合,与 ω_2、ω_3 受体亚型的亲和力很差,避免了苯二氮䓬类对于认知、运动和记忆等功能的损害,具有剂量小,作用时间短,副作用小的优点,并有较强的镇静催眠作用,用于各种失眠症的治疗。

佐匹克隆(zopiclone)

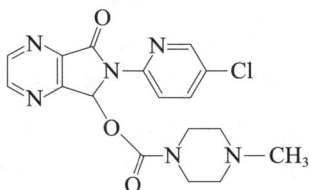

化学名为 6-(5-氯吡啶-2-基)-7-[(4-甲基哌嗪-1-基)甲酰氧基]-5,6-二氢吡咯并[3,4-*b*]吡嗪-5-酮。

本品为白色至淡黄色结晶性粉末,无臭、味苦。

本品在二甲亚砜和三氯甲烷中易溶,在冰醋酸中溶解,在甲醇、乙醇或丙酮中难溶,在水中几乎不溶,在稀盐酸中微溶。

本品为吡咯酮类衍生物,具有一个手性碳,右旋体艾司佐匹克隆活性高,使用剂量小,可减少不良反应,现已上市。

本品具有酯键,可显异羟肟酸铁鉴别反应,加盐酸羟胺试液和醇制氢氧化钾溶液,加热至沸,冷却后加入稀盐酸使成酸性后,滴加三氯化铁试液,溶液显紫红色。

本品的作用靶点与苯二氮䓬类药物不同,作用于 $GABA_A$ 受体-Cl^- 通道复合物的特殊位点,是第一个非苯二氮䓬类 $GABA_A$ 受体激动剂,起效迅速,可提高睡眠质量,用于各种原因引起的失眠症,尤其适用于不能耐受次晨残余作用的患者。代谢产物可从唾液中排泄,易产生苦味的不良反应。

岗位对接 >>>>

药品生产

某药厂从外厂买来合格原料生产苯巴比妥钠注射剂。你作为一名生产主管,负责生产苯巴比妥钠注射剂。

1. 试根据苯巴比妥钠的化学结构分析其化学稳定性。
2. 苯巴比妥钠注射剂在生产时需要注意哪些因素才能保证生产质量?

第二节　抗　癫　痫　药

癫痫是大脑局部病灶神经元兴奋性过高,反复发生阵发性放电而引起的脑功能失调,表现为突发性、暂时性和反复性发作等特点。按发作时的表现分为全身性发作、部分性发作和非典型发作三种类型。

抗癫痫药可通过防止或减弱中枢病灶神经元的过度放电,或提高正常脑组织的兴奋阈,减弱来自病灶的兴奋的扩散,防止癫痫发作。理想的抗癫痫药应对各类癫痫都有效,起效快,持续时间长,不复发,且在治疗剂量下不产生镇静或其他中枢神经系统的毒副作用,适合患者长期使用。

最早用于临床的抗癫痫药是溴化钾,但很快被苯巴比妥取代。因为苯巴比妥抗癫痫效果良好,所以对这类化合物进行了深入的研究。将苯巴比妥 2 位的酮基用亚甲基代替,得到氢化嘧啶二酮类的扑米酮(primidone);去掉 6 位的酮基,得到乙内酰脲类的苯妥英钠(phenytoin sodium),对癫痫大发作和精神运动性发作都有疗效;将 3,4 位酰胺基用亚甲基取代,得到丁二酰亚胺类的乙琥胺(ethosuximide),对小发作效果良好。随后二苯并氮䓬类和苯二氮䓬类药物陆续在临床应用,使癫痫的药物治疗有了很大的进展。

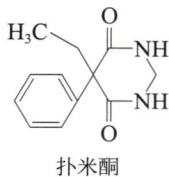

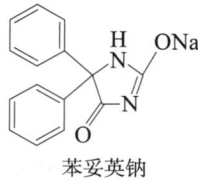

扑米酮   苯妥英钠   乙琥胺

目前临床上常用的抗癫痫药按结构类型可分为酰脲类(巴比妥类、乙内酰脲类)苯二氮䓬类、二苯并氮䓬类、脂肪酸类和其他类。巴比妥类和苯二氮䓬类在本章第一节中已述。

一、乙内酰脲类

苯妥英钠(phenytoin sodium)

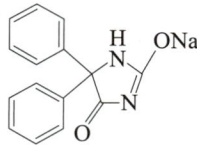

化学名为 5,5- 二苯基 -2,4- 咪唑烷二酮钠盐,又名大伦丁钠。

本品为白色粉末,无臭,微有引湿性。

本品在水中易溶,在水中溶解,在三氯甲烷或乙醚中几乎不溶。

苯妥英为巴比妥类似物,存在烯醇互变结构而具弱酸性(pK_a 8.3),溶于氢氧化钠溶液中生成本品。本品为强碱弱酸盐,在水溶液中呈碱性,露置于空气中可吸收二氧化碳析出苯妥英而呈现浑浊。

本品具酰脲结构,性质不稳定,尤其在碱性溶液中加热可水解开环,生成 α- 氨基二苯基乙酸和氨。故应密闭保存或临用时配制。

本品水溶液与氯化汞试液生成白色沉淀,该沉淀不溶于氨试液。与硫酸铜－吡啶试液生成蓝色络合物。

本品主要被肝微粒体酶代谢,其中一个苯环羟基化,主要代谢产物为 5-(4- 羟苯基)-5- 苯乙内酰脲,与葡萄糖醛酸结合排出体外。若短时内反复用药或用量过大,可使代谢酶饱和,产生"饱和代谢动力学"的特点,体内代谢显著减慢,易产生毒性反应。

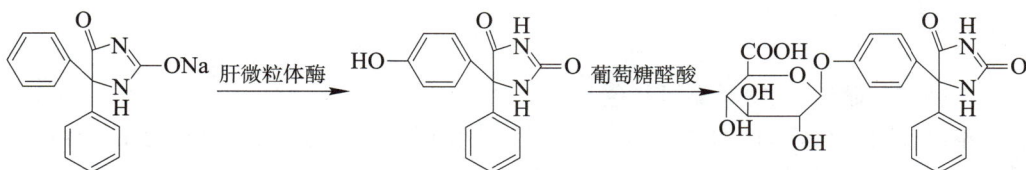

本品为治疗癫痫大发作和部分性发作的首选药,也用于控制癫痫的持续状态。此外,本品还能用于治疗三叉神经痛、强心苷引起的心律失常。

📎 课堂讨论

为什么苯巴比妥钠与汞盐反应生成的沉淀可以溶于氨试液,而苯妥英钠与汞盐反应生成的沉淀不能溶于氨试液?

二、二苯并氮䓬类

卡马西平是第一个上市的二苯并氮䓬类药物。最初用于治疗三叉神经痛,因化学结构与三环类的抗抑郁药有相似性,后来发现有很强的抗癫痫作用。

卡马西平(carbamazepine)

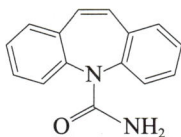

化学名为 5 H- 苯并 [b , f] 氮杂䓬 -5- 甲酰胺,又名酰胺咪嗪。

本品为白色或类白色结晶性粉末,几乎无臭。

本品在三氯甲烷中易溶,在乙醇中略溶,在水和乙醚中几乎不溶。熔点为 189 ～ 193 ℃。

本品由 2 个苯环与氮䓬环骈合相连而形成共轭体系,故其乙醇溶液在 238 nm、285 nm 处有最大吸收。

本品在干燥条件和室温下较稳定。片剂在潮湿环境下可生成二水合物,导致片剂表面硬化,溶解和吸收困难,药效下降。

本品长时间光照可变色,形成二聚体和 10,11- 环氧化物,故须密闭避光保存。

本品加入硝酸,加热后显橙红色。

本品在肝脏代谢,代谢产物 10,11- 环氧化物仍有活性,进一步代谢为无活性的二羟基物,与葡萄糖醛酸结合排出体外。本品为经典肝药酶诱导剂,合并用药应注意药物相互作用。

本品为广谱抗癫痫药物,为精神运动性发作首选药,对大发作和混合型癫痫也有效,还可用于治疗外周神经痛。

奥卡西平是卡马西平的 10- 酮基衍生物,又称氧代卡马西平,理化性质、药理作用与卡马西平相似,但易从肠道吸收,体内几乎全部代谢为 10- 羟基衍生物,也具有很强的抗癫痫作用。因不代谢生成 10,11- 环氧化物,对肝微粒体酶诱导作用弱,不良反应和耐受性较卡马西平低,用于治疗成年人和 5 岁以上儿童的原发性全面性强直 - 阵挛发作和部分性发作,伴有或不伴有继发性全面发作。

三、脂肪酸类

丙戊酸钠(sodium valproate)

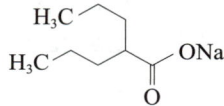

化学名为 2- 丙基戊酸钠。

本品为白色结晶性粉末或颗粒;具有强引湿性。

本品在水中极易溶解,在甲醇或乙醇中溶解,在丙酮中几乎不溶。

本品是通过抑制 GABA 转氨酶,增加脑内抑制性神经递质 GABA(γ- 氨基丁酸)的浓度来达到抗癫痫作用。

本品为广谱抗癫痫药,为全面发作首选药,多用于对其他抗癫痫药无效的各种癫痫,但需注意其肝毒性。

四、其他类

鉴于苯妥英钠、苯巴比妥等抗癫痫药长期使用过程中的副作用,近年来又研发出一些新型的抗癫痫药(表 4-3)。

表 4-3 新型抗癫痫药及作用特点

类型	药物	化学结构	作用特点及用途
GABA衍生物	加巴喷丁（gabapentin）	H_2N—…—OH	增加脑内 GABA 含量发挥药效,用于治疗全身强直-阵发性癫痫及癫痫小发作
氨基磺酸酯类	托吡酯（topiramate）		广谱抗癫痫药物,与其他抗癫痫药物(苯妥英钠除外)合用无影响
苯基三嗪类	拉莫三嗪（lamotrigine）		电压门控钠通道阻滞药,通过减少 Na^+ 内流增加神经元的稳定性,用于治疗部分性发作及全身强直-阵发性癫痫

岗位对接 〉〉〉〉

药品生产

某药厂生产苯妥英钠完成后,经检验后符合《中国药典》(2020 年版)规定。因 1 周后才能向买家发货,现需要贮存保管。

1. 试述苯妥英钠的化学稳定性。

2. 为避免苯妥英钠变质,保管时注意事项有哪些?

第三节 抗精神失常药

精神失常(psychiatric disorders)是由患者个体内的遗传(基因)系统存在异常引起的,认识、情感、意志、行为等精神活动持久自发性异常的一类疾病。抗精神失常药是用于治疗各种精神疾病的一类药物,根据药物的主要适应证,可分为抗精神病药、抗抑郁药、抗躁狂药和抗焦虑药。本节主要介绍抗精神病药和抗抑郁药。

一、抗精神病药

抗精神病药又称为强安定药、神经阻滞药,在不影响患者智力和意识的情况下,能有效控制患者兴奋、幻觉、妄想、敌对情绪、思维障碍和异常行为等精神症状。

(一)吩噻嗪类

1. **概述** 异丙嗪(promethazine)是临床应用最早的吩噻嗪类药物,用于治疗由组胺引起的过敏症并兼有较强的中枢镇静作用。在研究异丙嗪的构效关系时,发现 10 位侧链异丙基以直链丙基取代,抗组胺作用减弱,而产生抗精神病作用;2 位以氯取代时,则抗组胺作用消失,抗精神病作用增强,得到第一个抗精神病药氯丙嗪(chlorpromazine),为精神病的化学治疗开创了先河。氯丙嗪存在较强的锥体外系副作用,因此以其为先导化合物进行了大量结构改造,得到了一系列吩噻嗪类抗精神病药物,见表4-4。

吩噻嗪类药物的基本结构

表 4-4　吩噻嗪类药物结构及作用强度比较

药物名称	R_1	R_2	作用强度
氯丙嗪 (chlorpromazine)	—N(CH₃)₂	—Cl	1
乙酰丙嗪 (acepromazine)	—N(CH₃)₂	—COCH₃	<1
三氟丙嗪 (triflupromazine)	—N(CH₃)₂	—CF₃	4
三氟拉嗪 (trifluonerazine)	—N◯N—CH₃	—CF₃	13
奋乃静 (perphenazine)	—N◯N—CH₂CH₂OH	—Cl	10
氟奋乃静 (fluphenazine)	—N◯N—CH₂CH₂OH	—CF₃	50

从表4-4可看出,吩噻嗪环上2位氯原子是活性的必需基团,如失去氯原子,则无抗精神病作用;氯原子可用其他吸电子基团取代,活性强弱顺序为:—CF₃>—Cl>—COCH₃>—H>—OH。

10位氮原子的取代基对活性的影响大,通常为三个直链碳原子与碱性基团相连,碱性基团常为叔胺,如二甲氨基,碱性杂环哌嗪环比叔胺活性高。10位侧链含有羟基的药物与长链脂肪酸制成酯,如氟奋乃静制备成庚酸酯和癸酸酯,改变了药物的脂溶性,作用时间分别长达1周和3周,特别适用于依从性差以及需要长期治疗的患者。

2. 典型药物

盐酸氯丙嗪(chlorpromazine hydrochloride)

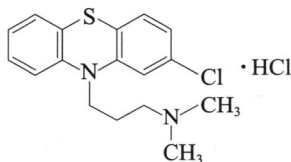

化学名为 N,N– 二甲基 –2– 氯 –10H– 吩噻嗪 –10– 丙胺盐酸盐,又名冬眠灵。

本品为白色或乳白色结晶性粉末,有微臭,有引湿性,遇光渐变色。

本品在水、乙醇或三氯甲烷中易溶,在乙醚或苯中不溶。熔点为 194～198 ℃。

本品 10 位侧链叔胺氮原子具弱碱性,常与盐酸成盐供注射用。注射剂 pH 为 3.0～5.0,遇碱可析出氯丙嗪沉淀,故本品不能与碱性药物配伍使用。

本品吩噻嗪环母核电子云密度高,易被氧化。在空气或日光中放置,逐渐变为红色,氧化产物非常复杂最少有 12 种以上。日光及重金属离子可加速氧化。为防止氧化变色,注射液在生产中需加入对氢醌、连二亚硫酸钠、亚硫酸氢钠或维生素 C 等抗氧剂。

本品水溶液遇氧化剂氧化变色。加硝酸显红色,渐变为淡黄色。加三氯化铁试液,显稳定的红色。

动画:
盐酸氯丙嗪的氧化变质反应

本品在使用过程中,部分患者用药后,在强烈日光照射下氯丙嗪分子中的 C—Cl 键遇光分解产生自由基,与体内蛋白质发生反应,引发皮肤过敏症状,如产生红疹、瘙痒等,称为光化毒反应。故在服药期间尽量减少户外活动,避免日光照射。

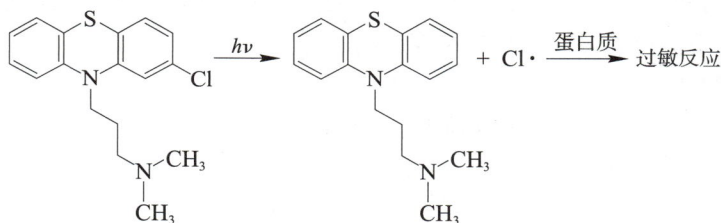

微课:
经典的抗精神病药——氯丙嗪

本品主要用于治疗精神分裂症、躁狂症,亦用于镇吐,强化麻醉及人工冬眠等。长期使用可引起锥体外系反应。

课堂讨论

为什么盐酸氯丙嗪注射剂需加抗氧剂? 在制备和贮存盐酸氯丙嗪注射剂时需采取哪些措施?

(二) 噻吨类(硫杂蒽类)

吩噻嗪环上 10 位 N 原子以电子等排体 —CH= 取代,通过双键与侧链相连,即为噻吨类。因吩噻嗪环与侧链以双键相连,故存在几何异构体。不同几何异构体的生物活性不同,顺式异构体(Z 型)的活性是反式异构体(E 型)的 5～7 倍,其原因可能是顺式异构体的侧链倾斜于含氯原子的苯环一侧,正好可与多巴胺的优势构象重叠,使之更有利于与多巴胺受体相互作用。本类药物镇静作用较强,尤其适用于伴有精神分裂的神经症患者,常用噻吨类药物及作用特点见表4–5。

表 4–5　常用噻吨类药物及作用特点

药物名称	R₁	R₂	作用特点
氯普噻吨 （chlorprothixene）	$—N(CH_3)_2$	—Cl	抗精神病作用比氯丙嗪弱,镇静作用较强,对精神分裂症和神经官能症疗效较好,毒性较低
珠氯噻醇 （zuclopenthixol）	$—N\!\!-\!\!N—CH_2CH_2OH$	—Cl	抗精神病作用与氯丙嗪相似,镇静作用强
氟哌噻吨 （flupentixol）	$—N\!\!-\!\!N—CH_2CH_2OH$	—CF₃	具有较强的抗精神病作用,活性强于珠氯噻醇,还具有抗焦虑和抗抑郁作用

（三）丁酰苯类

1. 概述　在研究哌替啶类镇痛药的构效关系时,发现用丁酰苯基取代哌啶环上的甲基,在保留镇痛作用的同时,抗精神病作用明显增强,最早应用于临床的是氟哌啶醇,现已广泛地用于治疗急慢性精神分裂症、躁狂症等。

2. 典型药物

氟哌啶醇（haloperidol）

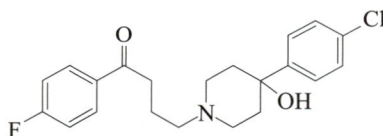

化学名为 1–(4–氟苯基)–4–[4–(4–氯苯基)–4–羟基 –1–哌啶基]–1–丁酮。

本品为白色或类白色结晶性粉末,无臭,无味。

本品在三氯甲烷中溶解,在乙醇中略溶,在乙醚中微溶,在水中几乎不溶,熔点为149～153 ℃。

本品在室温避光条件下稳定,可贮藏 5 年。但遇光照射,颜色加深。在 105 ℃干燥时,发生部分降解,生成脱水产物。

本品为含氟有机化合物,加强氧化剂三氧化铬的饱和硫酸溶液,微热,即产生氟化氢,腐蚀玻璃表面,造成硫酸溶液流动不滑畅而类似油垢,不能再均匀地涂于管壁。

本品药理作用与氯丙嗪类似,特点是作用持久而强,临床用于治疗精神分裂症、躁狂症。副作用以锥体外系反应最为常见。

(四) 苯甲酰胺类

本类药物是在局部麻醉药普鲁卡因的结构改造中得到的一类抗精神病药物,临床常用的药物有舒必利(sulpiride)。

舒必利

舒必利对急、慢性精神分裂症疗效好,也可治疗抑郁症,镇吐作用较氯丙嗪强100倍。几乎没有镇静催眠作用,也没有嗜睡、乏力等不良反应,因选择性地阻断中脑边缘系统的多巴胺受体,故锥体外系反应较少。

(五) 其他类

1. 概述 以吩噻嗪类、丁酰苯类为代表的抗精神病药作用机制为阻断中枢多巴胺受体,临床用来治疗或缓解躁狂、妄想等阳性症状效果较好,但对阴性症状一般疗效不佳,甚至还可加重病情,长期服药过程中常出现锥体外系反应,致使患者的依从性较差,目前多为精神病治疗的二线用药,临床称为典型抗精神病药。

人们在对吩噻嗪类药物结构改造过程中得到了二苯并二氮杂䓬类抗精神病药物氯氮平。该药可特异性作用于中脑皮质多巴胺受体,阻断多巴胺和D_1、D_2受体结合,并具有很好地拮抗5-HT$_2$受体的作用,因而较少产生锥体外系不良反应,且基本不发生迟发性运动障碍。这提示5-羟色胺受体也是治疗精神病的重要靶点。5-HT$_2$受体拮抗剂可使黑质-纹状体通路的多巴胺释放,恢复多巴胺的神经调节运动功能。因此,如某种药物既能拮抗DA$_2$受体,又能拮抗5-HT$_2$受体,则可通过多种受体系统的平衡作用,有助于保持抗精神病作用,同时降低EPS(锥体外系反应)等不良反应的发生率。因此,5-羟色胺系统和多巴胺系统一起成为开发有效、安全的新型抗精神病药的靶标。从此开创了抗精神病药物的新篇章,发展了一系列非典型的抗精神病药物。目前已上市的非典型抗精神病药物包括氯氮平(clozapine)、奥氮平(olanzapine)、喹硫平(quetiapine)和利培酮(risperidone)等,见表4-6。

表4-6 非典型抗精神病药物及作用特点

药物名称	化学结构	作用特点
奥氮平		氯氮平生物电子等排体,几乎没有锥体外系反应和粒细胞缺乏症等不良反应

续表

药物名称	化学结构	作用特点
利培酮		苯并异噁唑类衍生物,为高选择性 5-HT$_2$/DA$_2$ 受体平衡拮抗剂,适用于各类精神分裂症;代谢产物帕利哌酮也具有抗精神病作用
喹硫平		二苯并硫氮䓬类衍生物,作用机制和临床用途与利培酮类似,还可用于减轻与精神分裂症有关的情感症状如抑郁、焦虑及认知缺陷症状

2. 典型药物

氯氮平（clozapine）

化学名为 8-氯-11-(4-甲基-1-哌嗪基)-5H-二苯并[b,e][1,4]二氮杂䓬,又名氯扎平。

本品为淡黄色结晶性粉末;无臭,无味。

本品在三氯甲烷中易溶,在乙醇中溶解,在水中几乎不溶。熔点为 181~185 ℃。

本品在体内的代谢产物复杂,主要是 N-去甲基氯氮平,苯环氧化为酚的去甲氯氮平,N-氧化氯氮平和脱氯形成的硫醚代谢产物。其中硫醚代谢产物可引起粒细胞减少症,长期使用时需要监测白细胞数量。

本品对精神分裂症的各种症状都有较好的疗效,是广谱的抗精神病药,尤其适于难治疗的精神分裂症,因锥体外系不良反应低,患者依从性好,适合患者长期服用。严重不良反应是粒细胞减少症,长期用药会有成瘾性,临床应用需注意。

二、抗抑郁药

抑郁症是情感活动发生障碍的精神失常,表现为情感活动过分低落,有强烈的悲伤和失望情绪,寡言少语,常有很强自杀倾向,并有自主神经或躯体性伴随症状。抑郁症已成为世界第四大疾患,是一个全球性的严重社会问题。

情感性精神障碍的病因复杂尚未完全阐明,目前认为抑郁症是由中枢特定单胺类神经递质功能失调,引起去甲肾上腺素和 5-羟色胺的含量下降及其受体功能低下而产生的。

微课:

非经典抗精神病药——氯氮平

按照作用机制,抗抑郁药可分为去甲肾上腺素再摄取抑制剂和 5- 羟色胺再摄取抑制剂。

(一) 去甲肾上腺素再摄取抑制剂

1. **概述** 去甲肾上腺素再摄取抑制剂是在对吩噻嗪类抗精神病药结构改造中得到的。将吩噻嗪环结构中的 S 原子用电子等排体 —CH$_2$—CH$_2$— 取代后得到第一个治疗抑郁症的药物丙米嗪(imipramine)。通过对丙米嗪进行结构改造,得到其他去甲肾上腺素再摄取抑制剂如地昔帕明(desipramine)、氯米帕明(clomipramine)、阿米替林(amitriptyline)、多塞平(doxepin)和阿莫沙平(amoxapine)等。由于本类药物化学结构中均包含三环,故又称为三环类抗抑郁药。

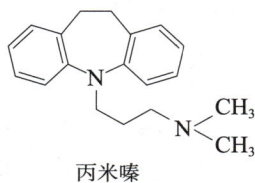

丙米嗪　　　　　　　　　地昔帕明　　　　　　　　　氯米帕明

阿米替林　　　　　　　　　多塞平　　　　　　　　　阿莫沙平

2. **典型药物**

盐酸丙米嗪(imipramine hydrochloride)

化学名为 N,N- 二甲基 -10,11- 二氢 -5H- 二苯并[b,f]氮杂䓬 -5- 丙胺盐酸盐。

本品在水、乙醇或三氯甲烷中易溶,在乙醚中几乎不溶。熔点为 170~175 ℃。

本品䓬环侧链叔胺氮原子显弱碱性,常与盐酸成盐。

本品固体及水溶液在通常情况下稳定。加硝酸显深蓝色,可用此法鉴别。

本品在肝脏代谢,大部分生成活性代谢物 N- 去甲基化的地昔帕明,少部分代谢为无活性的 2 或 10 位羟基化物。

本品因具有兴奋作用,适用于治疗迟钝型抑郁症,不宜用于激越型或焦虑性抑郁症。

三环类抗抑郁药还可作用于其他受体,如拮抗组胺受体导致镇静、嗜睡、增重等,拮抗胆碱受体产生阿托品样症状,拮抗 α$_1$ 受体引起直立性低血压和反射性心动过速等。

同时,某些三环类抗抑郁药可导致 QRS 或 QT 间期延长,过量使用有致死的危险性,因此限制了其在临床的应用。

(二) 5- 羟色胺再摄取抑制剂

1. 概述　5- 羟色胺再摄取抑制剂是目前最重要的一类抗抑郁药,通过抑制突触后膜对 5- 羟色胺的再摄取,提高突触间隙中 5- 羟色胺的浓度,从而改善患者的低落情绪。该类药物选择性强,不影响单胺氧化酶的活性,对去甲肾上腺素和多巴胺的再摄取无影响,患者依从性较好,自问世以来应用十分广泛。

目前,已上市的选择性 5- 羟色胺再摄取抑制剂有氟西汀(fluoxetine)、氟伏沙明(fluvoxamine)、帕罗西汀(fluoxetine)、西酞普兰(citalopram)、舍曲林(sertraline)。但这些药物化学结构差异较大,无共同结构,故尚未有该类药物构效关系的研究。

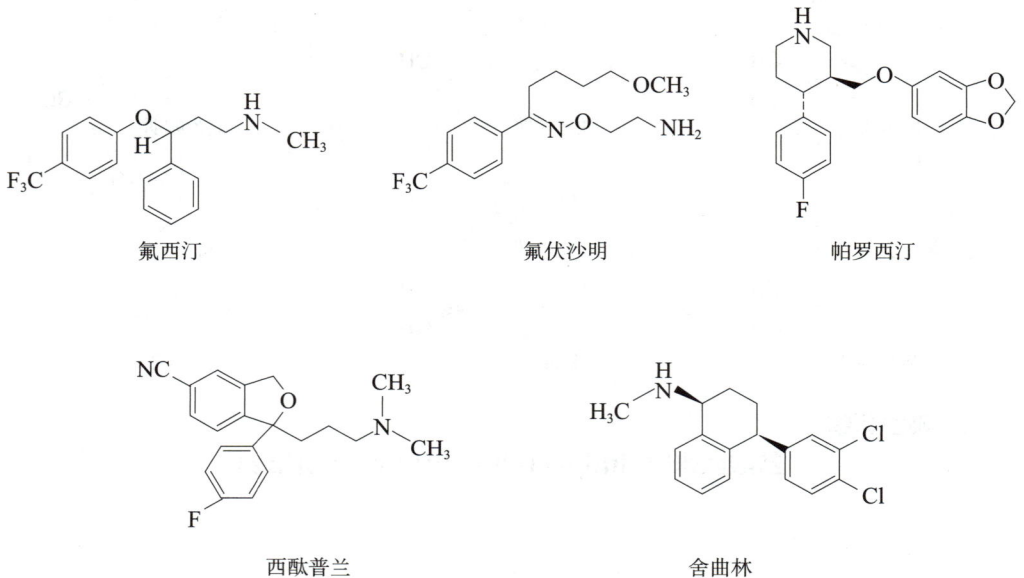

氟西汀　　　　　　　　　氟伏沙明　　　　　　　　　帕罗西汀

西酞普兰　　　　　　　　　　　　舍曲林

2. 典型药物

盐酸氟西汀(fluoxetine hydrochloride)

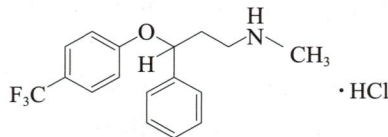

化学名为 N- 甲基 -3- 苯基 -3-(4- 三氟甲基苯氧基)丙胺盐酸盐。

本品为白色或类白色结晶性粉末,在水中微溶,在甲醇中易溶。

本品具有仲胺氮原子,显弱碱性,临床常与盐酸成盐。

本品有一个手性碳,S-(-)- 异构体活性较强,安全性更高,临床使用消旋体。通过拆分可降低毒性和不良反应,安全性更高。

本品口服吸收好,生物利用度达 100%,$t_{1/2}$ 达 70 h,为长效抗抑郁药。在肝脏代谢为 N- 去甲氟西汀,与氟西汀药效相同,且半衰期更长,会产生药物积蓄及排泄缓慢的现象,因此肝肾功能不全患者需要注意用药安全。

本品用于治疗各类抑郁症、强迫症、神经性贪食症等。与三环类抗抑郁药相比,疗效相同,但由于对 5- 羟色胺神经选择性高,几乎不影响胆碱、组胺和肾上腺素受体,阿托品样不良反应和心脏毒性较低。

微课:

抗抑郁药

岗位对接 》》》》

药品检验

某药厂对生产的盐酸氯丙嗪注射液做质量检验。其中检验项下需要做有关物质检查,操作如下:避光操作。精密量取本品适量,用流动相稀释制成每 1 ml 中含盐酸氯丙嗪 0.4 mg 的溶液,作为供试品溶液;精密量取适量,用流动相定量稀释制成每 1 ml 中含 2 µg 的溶液,作为对照溶液。照盐酸氯丙嗪有关物质项下的方法测定,供试品溶液的色谱图中如有杂质峰,大于对照溶液主峰面积(0.5%)且小于对照溶液主峰面积 10 倍(5%)的杂质峰不得多于一个。其他单个杂质峰面积均不得大于对照溶液主峰面积(0.5%)。

1. 试讨论盐酸氯丙嗪化学结构中的不稳定因素以及影响盐酸氯丙嗪稳定性的外因。

2. 盐酸氯丙嗪注射液在检验时的注意事项有哪些?

第四节　镇　痛　药

疼痛是一种不愉快的知觉和情绪,是临床上最常见的症状之一,它与实质和潜在的组织损伤有一定联系。现常用的镇痛药有两类,一类是作用于周围神经系统,抑制前列腺素合成的解热镇痛药(非甾体抗炎药),另一类是本节介绍的作用于中枢神经系统的镇痛药,连续、反复使用有麻醉作用和成瘾性,故又称为麻醉性镇痛药(narcotic analgesic),简称镇痛药(analgesic)。镇痛药作用机制有别于非甾体抗炎药,是通过作用于中枢神经系统的阿片受体,对人体痛觉中枢产生选择性抑制作用,从而减轻或消除疼痛的药物。常用治疗剂量下,不影响意识和其他感觉(如触觉、视觉、听觉等)。镇痛药由于可导致呼吸抑制,有成瘾性和易被滥用,其应用受到限制,被联合国国际麻醉药品管理局列为管制药品。镇痛药按结构和来源可分为吗啡及其衍生物、合成镇痛药和内源性多肽类物质三类,本节主要讨论前两类药物。

一、吗啡及其衍生物

(一) 概述

吗啡(morphine)是存在于阿片(opium)中的一种生物碱,很早就被用于镇痛。1804 年德国化学家 Serturner 首次从阿片中提取得到吗啡,并以希腊睡梦之神 Morpheus 命名;1927 年 Gulland 等阐明吗啡的基本化学结构;1952 年 Gates 等完成吗啡全合成;1968 年其绝对构型被进一步证实。20 世纪 70 年代后,其作用机制逐渐被阐明。由于吗啡全合成成本过高,现一般仍从植物中提取获得。

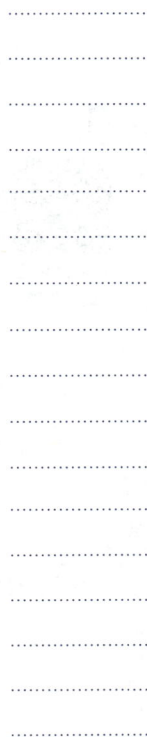

吗啡

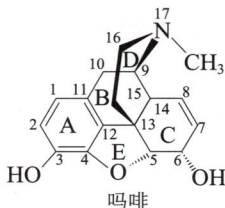

吗啡为五环稠合的结构，分子中含有部分氢化的菲环结构，依次编号为 A、B、C、D、E。环上有 5 个手性碳原子($5R$,$6S$,$9R$,$13S$,$14R$)，16 个光学异构体，天然提取的吗啡为左旋体；C-3 上有酚羟基，C-6 上连有醇羟基，C-7、C-8 上有双键，C-4、C-5 之间有氧桥，N-17 上有一个甲基。吗啡的镇痛作用与其分子立体结构有密切关系，当构型或取代基改变时将会导致镇痛活性和成瘾性改变，右旋吗啡无镇痛作用。

（二）吗啡的半合成衍生物

吗啡作为一种强效镇痛药，镇痛、镇咳、催眠等效果良好，但特别容易产生成瘾和抑制呼吸中枢等严重不良反应，因此人们一直在努力寻找结构简单、成瘾性小和不良反应少的镇痛药。通过进行大量的有关吗啡的结构修饰与改造工作，得到了吗啡的一些半合成衍生物。

将吗啡 3 位酚羟基烷基化（形成醚键），镇痛活性和成瘾性均下降。产生了可待因（codeine）、乙基吗啡等药物，其中可待因是重要的吗啡衍生物，临床上其磷酸盐作为中度疼痛镇痛药和中枢麻醉性镇咳药使用，有轻度成瘾性。

将吗啡 6 位醇羟基烷基化或 3 位、6 位两个羟基分别进行乙酰化，则镇痛活性和成瘾性均增加，产生异可待因、海洛因等产物，其中异可待因无药用价值，而海洛因成瘾性大，是早已被禁用的毒品。

将吗啡 6 位羟基氧化成酮，7、8 位双键还原，14 位引入羟基得羟吗啡酮，镇痛活性和成瘾性均增加；将羟吗啡酮的 3 位酚羟基甲基化后得羟考酮，镇痛活性下降。

将吗啡 17 位甲基变为烯丙基、N- 环丙甲基或 N- 环丁甲基时，镇痛活性和成瘾性均大幅降低，并产生拮抗作用。如吗啡 17 位改为 N- 烯丙基得烯丙吗啡（nalorphine）；将羟吗啡酮 17 位改为 N- 烯丙基或 N- 环丙甲基则得到药物纳洛酮或纳曲酮，它们的镇痛活性很弱，但有较强的拮抗作用，成为吗啡受体的拮抗剂，三者均为研究阿片受体的理想工具药，也是吗啡中毒的解毒剂。

微课：

吗啡及半合成衍生物

岗位对接 ▶▶▶▶

药学服务

纳洛酮（naloxone）化学结构与吗啡非常相似，主要区别为 6 位羟基变为酮基，叔氮上以烯丙基取代甲基。纳洛酮对四型阿片受体有拮抗作用。它本身并无明显药理效应及毒性，给正常人注射 12 mg 后，不产生任何症状；注射 24 mg 只产生轻微困倦。但对于吗啡中毒者，小剂量（0.4~0.8 mg）肌内或静脉注射就能迅速翻转吗啡的作用，1~2 min 即可消除呼吸抑制现象，增加呼吸频率。对吗啡成瘾者可迅速诱发戒断症状，表明纳洛酮在体内与吗啡竞争同一受体。临床主要用于吗啡类镇痛药急性中毒，解救呼吸抑制及其他中枢抑制症状,促使昏迷者迅速复苏。在镇痛药的理论研究中,纳洛酮也是重要的工具药。

(三) 典型药物

盐酸吗啡(morphini hydrochloride)

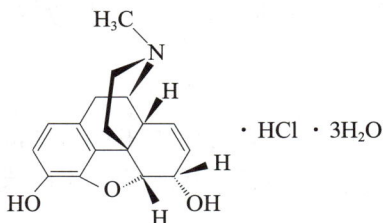

· HCl · 3H$_2$O

化学名为 17- 甲基 -3- 羟基 -4,5α- 环氧 -7,8- 二脱氢吗啡喃 -6α- 醇盐酸盐三水化合物。

本品为白色、有丝光的针状结晶或结晶性粉末;无臭,味苦。

在沸水中易溶,在水中能溶,在乙醇中略溶,在三氯甲烷或乙醚中几乎不溶。

吗啡具有酸碱两性,是因为结构中 3 位酚羟基显弱酸性,17 位叔氨基显弱碱性。17 位叔氮基团能与无机盐生成稳定的盐,临床常用其盐酸盐。

吗啡及其盐酸盐含有酚羟基,在阳光下照射易被氧化,可生成伪吗啡(又称双吗啡)、N- 氧化吗啡,其中伪吗啡毒性较大。故本品应避光,密闭保存。

本品在盐酸或磷酸等酸性溶液中加热,可发生脱水及分子重排反应生成阿扑吗啡,阿扑吗啡为多巴胺受体激动剂,可兴奋呕吐中枢,临床上用于催吐。

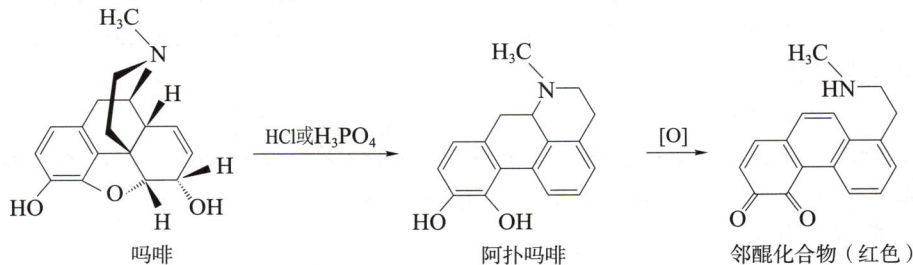

本品水溶液遇中性三氯化铁试液呈蓝色,与甲醛、硫酸试液反应呈蓝紫色(Marquis反应)。

🔘 课堂讨论

盐酸吗啡注射液在配制、调剂和贮存时应采取什么措施?

本品为阿片 μ 受体激动剂,具有镇痛、镇咳、镇静作用,但有便秘等不良反应。临床上主要用于抑制剧烈疼痛或麻醉前给药。连续使用有成瘾性,并对呼吸中枢产生抑制作用,应严格按照国家有关法令进行管理。本品口服易吸收,存在肝脏的首过效应,生物利用度低;皮下和肌内注射吸收迅速,临床上常采用皮下注射给药。

二、合成镇痛药

研究吗啡受体推动了镇痛药的研究,通过打开吗啡结构上的 E、C、B、D 环,得到吗啡烃类、苯吗喃类、苯基哌啶类、氨基酮类及其他类等不同结构的镇痛药。

(一) 吗啡烃类

将吗啡结构中的 E 环去除即得吗啡烃(又名吗啡喃)母核,其空间构型与吗啡相似,常用药物有布托啡诺(butorphanol)等。本品既是阿片 μ 受体拮抗剂,又是受体激动剂,有双重作用,称为部分激动剂或拮抗性镇痛药。主要用于中、重度疼痛镇痛和辅助麻醉。成瘾性小,但长期使用也产生依赖性。有首过效应,不能口服。

(二) 苯吗喃类

将吗啡烃母核再去除 C 环,并在断裂处残留小的烃基(甲基)得苯吗喃类衍生物,空间构型与吗啡相似;氮原子上甲基衍生物具有比吗啡更强的镇痛作用,大都具有拮抗性,属双重药理作用镇痛药。其典型药物喷他佐辛(pentazocine)是第一个用于临床的非成瘾性阿片类合成镇痛药,成瘾性很小。结构中存在可以与酸成盐的叔碳原子,临床常用其盐酸盐。本品的稀硫酸溶液遇三氯化铁显黄色,其盐酸溶液可使高锰酸钾褪色。

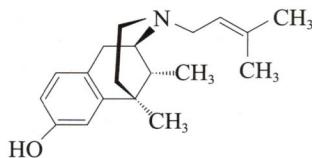

喷他佐辛

本品为阿片受体强激动剂,但对 μ 受体有微弱拮抗作用,也称部分激动剂。镇痛作用为吗啡的 1/3;几乎无成瘾性,不良反应少,但应防止滥用。本品口服有首过效应,生物利用度为 20%~50%。口服制剂一般用其盐酸盐,皮下、肌内注射或静脉滴注给药制剂常用其乳酸盐。

(三) 苯基哌啶类

1. **概述**   此类药物结构较吗啡简单,仅有吗啡分子的苯环和哌啶环(即 A 和 D 环)。常见典型药物有哌替啶(pethidine)和芬太尼(fentanyl)等。

2. **典型药物**

盐酸哌替啶(pethidine hydrochloride)

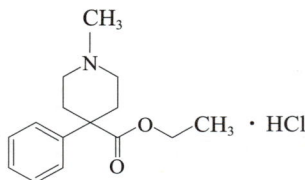

化学名为 1- 甲基 -4- 苯基 -4- 哌啶甲酸乙酯盐酸盐,又名度冷丁(dolantin)。

本品为白色结晶性粉末,无臭或几乎无臭。

本品在水或乙醇中易溶,在三氯甲烷中溶解,在乙醚中几乎不溶。易吸潮,遇光易变质,应密闭保存。

本品虽含酯键,但因邻位苯基和哌啶基的空间位阻影响,使其不易水解;在酸催化下易水解。水溶液在 pH 4 时最稳定,短时间煮沸不致分解。

本品水溶液加碳酸钠试剂,析出油滴状哌替啶,干燥后凝成黄色或淡黄色固体。

本品遇甲醛硫酸试液显橙红色;其乙醇溶液可与苦味酸试液反应生成哌替啶苦味酸盐黄色沉淀。

本品为阿片 μ 受体激动剂,镇痛活性为吗啡的 1/10,成瘾性较吗啡弱,不良反应较少。因其具有起效快,作用时间短等特点常用于创伤、术后及癌症晚期等各种剧痛的镇痛。本品在肝脏代谢,其代谢产物去甲哌替啶镇痛活性仅为哌替啶的 1/2,且有抗惊厥作用。

枸橼酸芬太尼(fentanyl citrate)

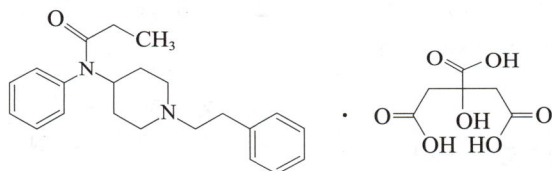

化学名为 N-［1-(2- 苯乙基)-4- 哌啶基］-N- 苯基 - 丙酰胺枸橼酸盐。

本品为白色结晶性粉末,味苦。

本品在热异丙醇中易溶,在甲醇中溶解,在水或三氯甲烷中略溶。

本品水溶液呈酸性反应,显枸橼酸盐的鉴别反应。水溶液中加入三硝基苯酚试液,可析出沉淀。

本品为强效阿片 μ 受体激动剂,镇痛作用为吗啡的 80 倍,具有作用迅速和持效时间短的特点。镇痛剂量对呼吸抑制作用轻,成瘾性较弱,常用于外科手术前后镇痛或辅助麻醉,也可用于癌症的镇痛。

(四) 氨基酮类

1. 概述 本类药物是在苯基哌啶类的基础上,将哌啶环(D 环)打开,由于羰基碳原子带部分正电荷,与氮原子上未共用电子对有亲和性,形成与吗啡的哌啶环相似的结构。临床使用的药物有美沙酮(methadone)等。

2. 典型药物

盐酸美沙酮(methadone hydrochloride)

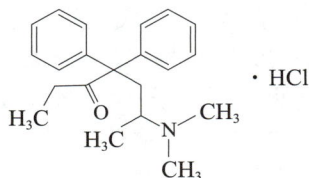

化学名为 4,4- 二苯基 -6-（二甲氨基）-3- 庚酮盐酸盐。

本品为无色结晶或白色结晶性粉末，无臭，味苦。

本品易溶于乙醇和三氯甲烷，不溶于乙醚和甘油。

本品 1% 的水溶液呈酸性，pH 为 4.5～6.5。

本品有一手性碳原子，具旋光性。左旋体的镇痛活性比右旋体强 20 倍，临床常用外消旋体。

本品水溶液见光分解，溶液显棕色，此时其水溶液 pH 也随之变化，旋光率降低。

本品游离碱的有机溶液在 30 ℃ 贮存时，可形成美沙酮的 N- 氧化物。

本品水溶液遇常见生物碱试剂，能生成沉淀，如与苦味酸产生沉淀；与甲基橙试液作用，生成黄色复盐（1：1）沉淀；加入过量氢氧化钠试液呈碱性，析出游离碱。

本品镇痛效果比吗啡、哌替啶强，有效剂量与中毒剂量接近，成瘾性小，并有显著镇咳作用，临床上常用于创伤、癌症剧痛和手术后镇痛，也可用于海洛因戒毒治疗（脱瘾疗法）。

（五）其他类

合成镇痛药除以上结构类型药物外，还有许多其他结构的镇痛药物，如曲马多（tramadol）、布桂嗪（bucinperazine）等。

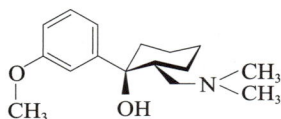

曲马多　　　　　　　　　　　　　　　　　　布桂嗪

三、内源性阿片样镇痛物质

哺乳动物体内天然生成的具有多肽结构的内源性镇痛物质，统称为内源性阿片肽（endogenous opioid peptides）。研究发现所有的内源性阿片肽的空间构型与吗啡相似，它们都有着关键性的 5 个共同的氨基酸序列，这一序列是阿片肽与阿片受体结合以及表现阿片药理活性所必需的，即酪氨酸 - 甘氨酸 - 甘氨酸 - 苯丙氨酸 - 甲硫氨酸（或亮氨酸），这一序列构成了脑啡肽的全部序列，以及其他一切阿片肽的 N 末端。内源性阿片肽包括最初发现的三个阿片肽（内啡肽、脑啡肽、强啡肽）家族和后来又分离出的许多新的阿片肽，其中含有的脑啡肽包括亮氨酸脑啡肽和甲硫氨酸脑啡肽为 5 肽，是 μ 受体的内源性配体；强啡肽为 17 肽，是 κ 受体的内源性配体；β- 内啡肽为 31 肽，与 μ、κ 受体有较强的结合力。

四、构效关系

20 世纪 50 年代，对吗啡和半合成、全合成镇痛药进行结构分析，归纳出镇痛药的共同结构特征：分子中有一个平坦芳环结构；有一个碱性中心和平坦结构在同一平面，并能在生理 pH 条件下大部分电离为阳离子；含有哌啶或类似哌啶空间结构，烃基部分在立体结构中，应突出平面的前方。依据镇痛药的"活性构象"描绘出的镇痛药受体作用图像，即为吗啡类药物的三点结合受体模型。

设想受体模型包含三个部分(图 4–1)。

1. 分子中具有一个平坦的芳环结构,它可以通过范德华力与受体平坦部位相结合。

2. 一个阴离子部位通过静电引力与药物中心阳离子相吸引。

3. 分子中呈椅式构象的哌啶环烃基部分突出于平面前方,与受体空穴部位相适应。

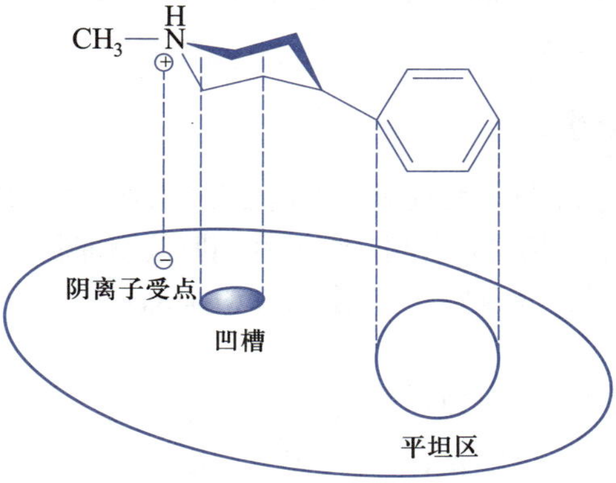

图 4–1　设想受体模型

吗啡及镇痛药与受体三点结合模型,可用来解释简化吗啡结构后发展的大多数镇痛药物的作用,但不能说明激动剂和拮抗剂本质上的区别,不能解释内源性镇痛物质的作用机制。如埃托啡与吗啡结构相似,但镇痛活性是吗啡的上万倍,为解释这些事实又提出了四点、五点结合模型。直到 20 世纪 70 年代,阿片受体和内源性镇痛物质在体内被发现,才明确了吗啡类镇痛药的作用机制。

拓展阅读

6月26日——国际禁毒日

国际禁毒日,全称是禁止药物滥用和非法贩运国际日,为每年的 6 月 26 日。1987 年 6 月 12 日至 26 日,联合国在维也纳召开了由 138 个国家的 3 000 多名代表参加的麻醉品滥用和非法贩运问题部长级会议,会议提出了"爱生命,不吸毒"的口号,与会代表一致同意将 6 月 26 日定为"国际禁毒日",旨在提醒各国政府和社会各界人士及广大人民群众,毒品对个人、家庭和社会的危害,以及禁毒的重要性,并呼吁各国政府和人民进一步采取积极行动,加强国际合作,共同应对毒品问题。

我国国际禁毒日的宣传主题在不同年份会有所变化,旨在反映当时社会对毒品问题的关注焦点和禁毒工作的重点。比如 2024 年宣传主题为"昂首奋进新征程·谱写无毒新篇章",同时以"防范青少年药物滥用"为重点。这一主题体现了我国在禁毒工作中不断奋进、追求无毒社会的决心,并特别强调了对青少年群体的关注和保护。

国际禁毒日是一个重要的全球性节日,它提醒我们毒品问题的严重性和紧迫性,呼吁我们共同努力,为创造一个无毒、健康、和谐的社会而努力奋斗。

第五节　神经退行性疾病治疗药物

神经退行性疾病（neurodegenerative disease）是以特异性神经元的大量丧失为主要特征的疾病。大脑和脊髓的细胞一般是不可再生的，随着时间的推移而恶化，导致功能障碍。神经退行性疾按表型分为帕金森病（Parkinson's disease，PD）、阿尔茨海默病（Alzheimer disease，AD）和亨廷顿病（Huntington disease，HD）等多种类型，本节着重介绍前两种类型疾病的治疗药物。

一、抗帕金森病药

帕金森病是神经系统常见的慢性进行性退变疾病，典型症状为肌强直、动作迟缓、共济失调等。常用药物主要包括：拟多巴胺类药、外周脱羧酶抑制剂、多巴胺受体激动剂等。

1. 拟多巴胺类药　代表药物为左旋多巴（levodopa）。

左旋多巴

本品在潮湿空气中很易氧化，色泽变深。

本品通过血 - 脑屏障进入脑组织，发挥作用。适用于原发性震颤麻痹症及非药源性震颤麻痹综合征。

2. 外周脱羧酶抑制剂　卡比多巴（carbidopa）具有较强的外周多巴脱羧酶抑制作用。不易透过血 - 脑屏障，与左旋多巴合用时，仅抑制外周多巴脱羧酶的活性，从而减少多巴胺在外周组织的生成，减轻其外周不良反应，进而使进入中枢的左旋多巴增多，提高脑内多巴胺的浓度，增强左旋多巴的疗效，是左旋多巴的重要辅助用药。

卡比多巴

3. 多巴胺受体激动剂　罗匹尼罗（ropinirole）是多巴胺受体激动剂，具有增强多巴胺的作用，可以矫正中枢神经传导素的不平衡，解除症状并维持患者的自主性与活动力。临床用于帕金森病进展期，可缓解运动波动障碍，也可用于帕金森病早期，可推迟使用左旋多巴的时间。

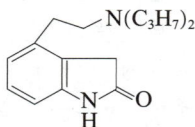

罗匹尼罗

二、抗阿尔茨海默病药

盐酸多奈哌齐(donepezil hydrochloride)属于六氧吡啶类氧化物,是第二代特异的可逆性中枢乙酰胆碱酯酶(AChE)抑制剂,对外周 AChE 作用很小。本品通过抑制 AChE 活性,使突触间隙乙酰胆碱(ACh)的分解减慢,从而提高 ACh 的含量,改善阿尔茨海默病患者的认知功能。其抑制 AChE 活性的强度是抑制丁酰胆碱酯酶的 570 倍,具有较高的选择性。临床上用于轻度或中度阿尔茨海默病痴呆症状的治疗。

盐酸多奈哌齐

拓展阅读

阿尔茨海默病

阿尔茨海默病(AD)是一种进行性发展的神经系统退行性疾病,也是老年期痴呆最常见的一种类型。该病起病隐匿,病程呈慢性进行性,患者及家人常说不清起病时间,多见于 70 岁以上老年人,少数患者在患躯体疾病或精神受到刺激后症状迅速明朗化。主要表现为渐进性记忆障碍、认知功能障碍、人格改变、行为改变及语言障碍等,严重影响社交、工作及生活功能。随着我国人口老龄化程度日益加深,AD 的发病率逐年上升,严重影响老年人的身心健康和生活质量,给患者造成痛苦的同时,也给家庭和社会带来沉重的负担,成为严重的社会问题。

第六节　中枢兴奋药

中枢兴奋药(central stimulants)是能够提高中枢神经系统功能活动的一类药物,它们对中枢神经系统的不同部位有一定选择性。本类药物按作用机制分为三类:兴奋大脑皮质的药物,如咖啡因;兴奋呼吸中枢的药物,如尼可刹米;促进大脑功能恢复的药物,如吡拉西坦、甲氯酚酯等。中枢兴奋药按化学结构和来源可分为黄嘌呤类、酰胺类和其他类。

一、黄嘌呤类

(一)概述

该类药物主要有咖啡因(caffeine)、可可碱(theobromine)、茶碱(theophylline)等,均为黄嘌呤的 N- 甲基衍生物,有相似的药理作用,均有兴奋中枢神经系统,松弛平滑肌、兴奋心脏以及利尿等作用。中枢兴奋作用强度顺序为:咖啡因 > 茶碱 > 可可碱;兴奋心脏、松弛平滑肌及利尿作用强度顺序为:茶碱 > 可可碱 > 咖啡因。

（二）典型药物

咖啡因（caffeine）

化学名为 1,3,7- 三甲基 -3,7- 二氢 -1H- 嘌呤 -2,6- 二酮一水合物。

本品的碱性极弱,与强酸如盐酸、氢溴酸不能形成稳定的盐,遇水极易水解。本品在水中的溶解度可因加入有机酸或其碱金属盐而增加,为增加溶解度制成注射剂。如临床常用的咖啡因复盐注射液——安钠咖,是咖啡因与苯甲酸钠所生成的复盐。

本品分子中具有酰脲结构,碱性条件下遇热易水解而失活。

本品与盐酸、氯酸钾在水浴上加热蒸干,所得残渣遇氨气生成紫色的四甲基紫脲酸铵,再加氢氧化钠,紫色即消失。此反应为紫脲酸铵反应,是黄嘌呤类生物碱的特征性鉴别反应。

本品的饱和水溶液遇碘试液不发生沉淀,加稀盐酸则产生红棕色沉淀,加过量氢氧化钠试液时,沉淀又复溶解。

本品可兴奋大脑皮质,临床用于中枢性呼吸衰竭、循环衰竭以及麻醉药、催眠药等中毒引起的中枢抑制。此外,还有较弱的兴奋心脏和利尿作用。

微课:
黄嘌呤类中枢兴奋药

二、酰胺类

（一）概述

苯环或杂环上有 N- 二乙酰胺的化合物常具有中枢兴奋作用,如尼可刹米。吡乙酰胺类是一类新型的促智药,为脑代谢激活剂,可用于脑功能的改善,如吡拉西坦等。

（二）典型药物

尼可刹米（nikethamide）

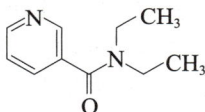

化学名为 N,N- 二乙基烟酰胺。

本品为无色或淡黄色澄明油状液体。分子中的酰胺结构虽可被水解,但在一般条件下稳定,其水溶液经高压消毒或存放一年,均无明显变化。与碱共热可水解,有二乙胺臭气;与钠石灰共热可脱羧,有吡啶臭。

本品与生物碱不同,即与碘、碘化汞钾或三硝基苯酚试液均不产生沉淀;而与碱性碘化汞钾作用生成沉淀。

本品可兴奋延髓呼吸中枢,用于中枢性呼吸及循环衰竭、麻醉药及其他中枢抑制药中毒的解救。安全范围大,不良反应较少,作用短暂。

吡拉西坦（piracetam）

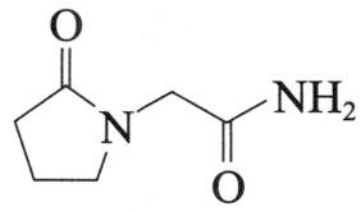

化学名为 2- 氧代 -1- 吡咯烷基乙酰胺，又名吡乙酰胺。

本品具有五元杂环内酰胺类结构，为 γ- 氨基丁酸（GABA）衍生物，可直接作用于大脑皮质，激活、保护和修复神经细胞。本品对中枢选择作用强，精神兴奋作用弱，无精神药物的不良反应，无成瘾性。本品口服吸收迅速，可透过血 - 脑屏障及胎盘。本品可用于改善脑功能。

三、其他类

盐酸甲氯芬酯（meclofenoxate hydrochloride）在弱酸条件下稳定，在 pH 升高时水解速度加快，pH 5 以上时易水解。

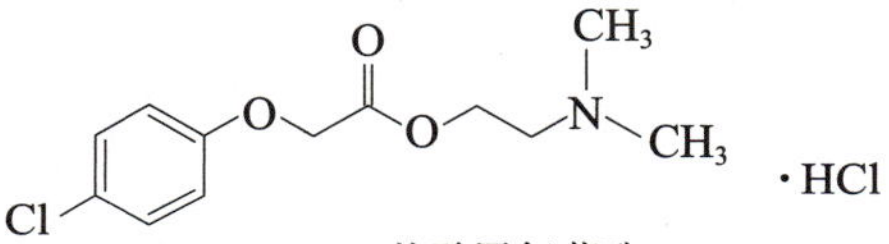

盐酸甲氯芬酯

本品能促进脑细胞的氧化还原代谢，增加对糖类的利用，对中枢抑制患者有兴奋作用。适用于治疗外伤性昏迷、酒精中毒、新生儿缺氧症、儿童遗尿症等。

考证聚焦 ▶▶▶▶

1. 苯二氮䓬类药物的结构特征、构效关系与应用。
2. 非苯二氮䓬类药物的结构特征与应用。
3. 吩噻嗪类及三环类药物的结构特征、构效关系与应用。
4. 抗抑郁药物的结构特征与应用。
5. 吗啡及其衍生物的结构特征与应用。
6. 哌啶类和氨基酮类等合成镇痛药物的结构特征与应用。

课后练一练 ▶▶▶▶

问答题

1. 简述巴比妥药物的基本结构和理化通性。
2. 合成类镇痛药按结构可以分成几类？每一类各举出 1~2 个典型药物。
3. 试述吗啡的结构特点和结构修饰。
4. 如何用化学方法区别吗啡和可待因？

在线测试：

中枢神经
系统药物

（任慧玲　鲁　疆）

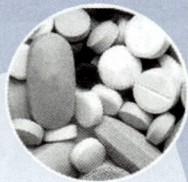

第五章
周围神经系统药物

>>>> **学习目标**

　　知识目标：掌握拟肾上腺素药的结构特征与应用，组胺 H_1 受体拮抗剂的结构特征与应用，典型药物硫酸阿托品、肾上腺素、盐酸麻黄碱、马来酸氯苯那敏、盐酸普鲁卡因、盐酸利多卡因的化学结构、理化性质、临床用途；熟悉胆碱能神经药物的分类和肾上腺素能神经药物的分类，肾上腺素受体激动剂的构效关系，组胺 H_1 受体拮抗剂的构效关系，局部麻醉药的构效关系，去甲肾上腺素、异丙肾上腺素、山莨菪碱、硝酸毛果芸香碱等常用药物的结构特点和用途；了解周围神经系统药物的发展、药理作用和代谢特点。

　　能力目标：能够认识典型药物的结构，根据结构特点分析理化性质；应用理化性质解决药物在合理用药、制剂、分析检验、贮存养护、使用等方面的问题。

　　素养目标：通过山莨菪碱的发现与合成故事，激发创新思维和科学精神；通过抗过敏药的临床用药案例，培养指导患者合理用药的职业素养。

课前导读

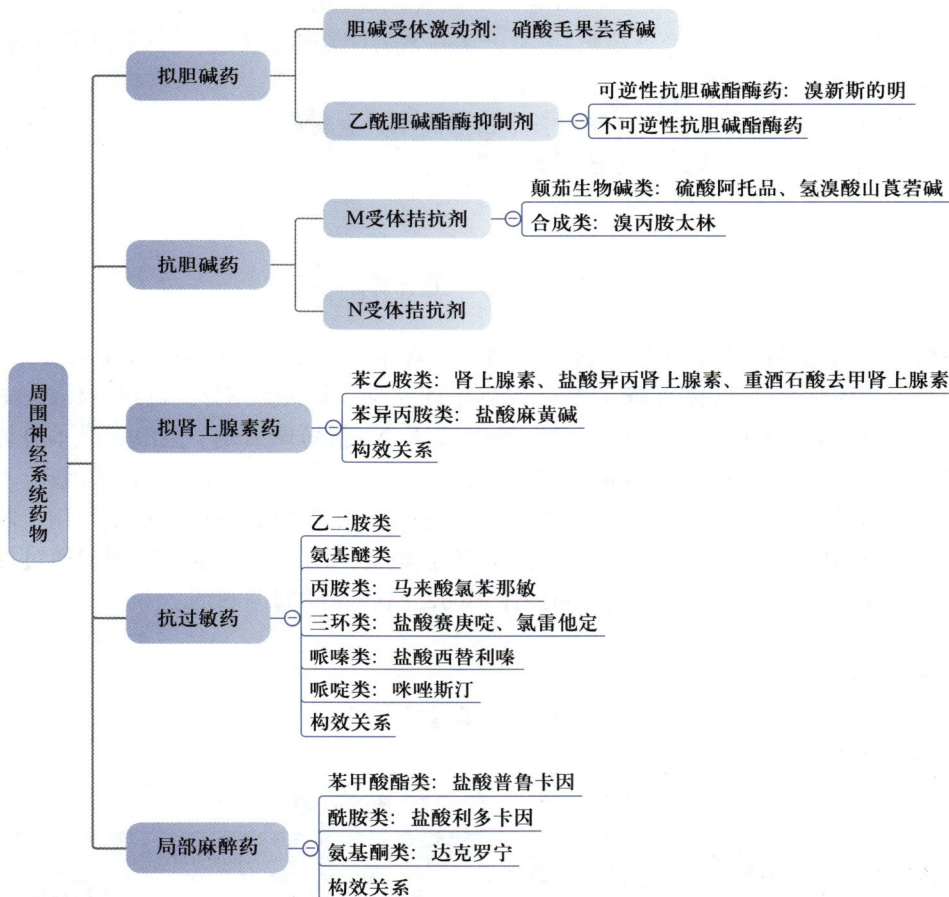

基础理论

周围神经系统包括传入神经和传出神经两大系统。传出神经根据释放的递质不同分为胆碱能神经和去甲肾上腺素能神经。目前临床使用的周围神经系统药物(peripheral nervous system drugs)大部分作用于传出神经系统,产生拟似或拮抗作用。按照药理作用的不同,传出神经系统药物分为影响胆碱能神经系统药物和影响肾上腺素能神经系统药物。

组胺是广泛地存在于人体组织细胞中的一种自身活性物质。组胺存在于周围组织,也存在于周围和中枢神经,本章主要讨论作用于周围组织和周围神经系统的组胺受体药物。抗组胺药(antihistamine drugs)主要分为 H_1 受体拮抗剂(H_1-receptor antagonists)和 H_2 受体拮抗剂(H_2-receptor antagonists),本章介绍临床常用的抗过敏药——H_1 受体拮抗剂。

局部麻醉药(local anesthetics)是一类重要的周围神经系统药物,能可逆性地阻断神经冲动的发生和传导,在意识清醒的条件下使局部痛觉消失,以便进行外科手术。

案例导入

案例:王某,男,龋齿导致牙痛,自我进行消炎处理,炎症得到缓解后,为避免牙痛复发,前往口腔科拔牙。结合检查结果,医师开具盐酸肾上腺素和盐酸利多卡因两种药物,开展拔牙手术。

讨论:1. 盐酸肾上腺素和盐酸利多卡因各属于什么药物?

　　　2. 拔牙时医师为什么要选择使用两种药物?

第一节　拟 胆 碱 药

机体中的胆碱能神经兴奋时,神经末梢会释放神经递质乙酰胆碱(acetylcholine,Ach),它与胆碱受体结合,使受体兴奋,产生一系列生理反应。胆碱受体分为毒蕈碱(muscarine)型受体(简称 M 受体)和烟碱(nicotine)型受体(简称 N 受体)两大类。乙酰胆碱本身可产生 M 样作用和 N 样作用。影响胆碱能神经系统的药物,可分为拟胆碱药和抗胆碱药。

拟胆碱药(cholinergic drugs)是一类与乙酰胆碱作用相似的药物。根据作用机制的不同,临床使用的拟胆碱药可分为直接作用于胆碱受体的胆碱受体激动剂和通过抑制内源性乙酰胆碱的水解反应而发挥间接作用的乙酰胆碱酯酶抑制剂。

知识链接

乙酰胆碱受体

具体内容见表 5-1。

表 5-1　乙酰胆碱受体分类、分布、效应及其临床应用

亚型		分布	受体激动效应	临床应用	
				激动剂	拮抗剂
M	M_1	大脑皮质、胃壁细胞	胃酸分泌、平滑肌收缩、神经兴奋	阿尔茨海默病	消化性溃疡
	M_2	心肌、平滑肌	抑制心脏	冠状动脉粥样硬化性心脏病、心动过速	心动过缓
	M_3	腺体、平滑肌	平滑肌松弛、腺体分泌	痉挛性血管病、腹胀气、尿潴留	慢性阻塞性呼吸道疾病、尿失禁等
N	N_1	神经节	促进交感神经递质的释放		降血压
	N_2	神经骨骼肌接头	使骨骼肌收缩		松弛骨骼肌

一、胆碱受体激动剂

(一)概述

胆碱受体激动剂分为 M 受体激动剂和 N 受体激动剂。乙酰胆碱因分子内有酯键而不

稳定,在体内极易水解,同时其作用对胆碱受体无选择性,所以无临床实用价值。胆碱受体激动药包括胆碱酯类和生物碱类。胆碱酯类 M 受体激动药主要是对乙酰胆碱的结构进行改造以增加其稳定性并提高其选择性,并能与胆碱受体结合产生类似生理效应的药物。

例如,对乙酰胆碱的乙酰基部分、季铵氮原子进行修饰,得到用于临床的胆碱受体激动剂,如卡巴胆碱(carbachol)、氯贝胆碱(bethanechol chloride)等。

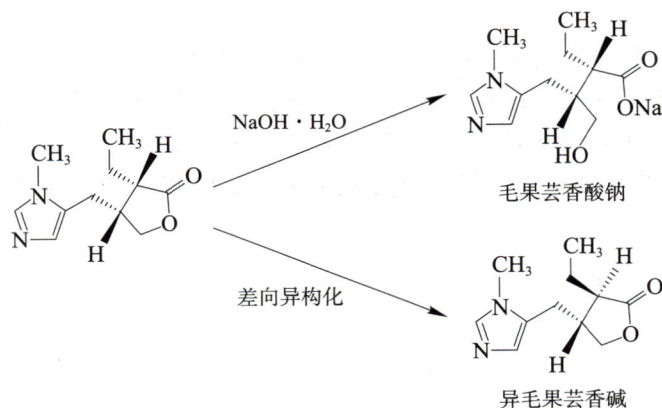

卡巴胆碱　　　　　　　　　　　　　　　氯贝胆碱

生物碱类 M 受体拮抗药主要是从芸香科植物毛果芸香叶子中提取出来的毛果芸香碱(pilocarpine),它的结构虽与乙酰胆碱有较大差别,但具有 M 受体激动作用。

微课:
毛果芸香碱
的结构和
性质

(二)典型药物

硝酸毛果芸香碱(pilocarpine nitrate)

化学名为 4-[(1-甲基-1H-咪唑-5-基)甲基]-3-乙基二氢-2(3H)-呋喃酮硝酸盐,又名匹鲁卡品。

本品为无色结晶或白色结晶性粉末;无臭;遇光易变质,避光密封保存。

本品易溶于水,微溶于乙醇,不溶于三氯甲烷或乙醚。熔点为 174~178 ℃,熔融时同时分解。比旋度 $[\alpha]_D^{20}$ 为 +80°~+83°。

本品为顺式结构,受热或碱性条件下 C-3 位可发生差向异构化,生成较稳定的异毛果芸香碱。后者的生理活性仅为毛果芸香碱的 1/20~1/6。

毛果芸香碱含有咪唑环,具有碱性,N_3 和 N_1 的 pK_a 值分别为 7.15 和 12.57。

本品分子中具有羧酸内酯环,在碱性条件下,易水解生成无活性毛果芸香酸钠而溶解,pH 为 4.0~5.5 时较稳定。

毛果芸香酸钠

异毛果芸香碱

本品具有硝酸盐的特征反应。

本品具有缩瞳,降低眼内压,促进汗腺和唾液腺分泌的作用。临床可用于治疗原发性青光眼。

二、乙酰胆碱酯酶抑制剂

乙酰胆碱酯酶抑制剂又称为抗胆碱酯酶药。主要作用是抑制乙酰胆碱酯酶(acetylcholinesterase,AChE)的活性,使神经末梢释放的乙酰胆碱不会被 AChE 水解。抗胆碱酯酶药按其与胆碱酯酶结合的强度不同,可分为可逆性抗胆碱酯酶药和不可逆性抗胆碱酯酶药。

1. **可逆性抗胆碱酯酶药**　此类药物能与乙酰胆碱竞争性地结合胆碱酯酶,使胆碱酯酶暂时失活,但其结合的强度不强,经过一段时间后,胆碱酯酶可恢复活性。

毒扁豆碱(physostigmine)是从毒扁豆中提取的一种生物碱,但因毒性大不再用于眼病治疗。

毒扁豆碱　　　　　　　　　　　溴吡斯的明

典型药物

溴新斯的明(neostigmine bromide)

化学名为溴化 $-N,N,N-$ 三甲基 $-3-$ [(二甲氨基)甲酰氧基]苯铵。

本品为白色结晶性粉末;无臭,味苦。

本品极易溶于水,易溶于乙醇或三氯甲烷,几乎不溶于乙醚。熔点为 $171 \sim 176 \ ℃$,熔融时同时分解。

本品为季铵碱,碱性较强,与一元酸可形成稳定的盐。

本品具有氨基甲酸酯结构,与氢氧化钠水溶液共热,可使酯键水解生成间二甲氨基苯酚钠和二甲氨基甲酸钠。前者与重氮苯磺酸试液发生偶合反应,生成红色偶氮化合物,后者可进一步水解为具有氨臭味的二甲胺,可使湿润的红色石蕊试纸变蓝。

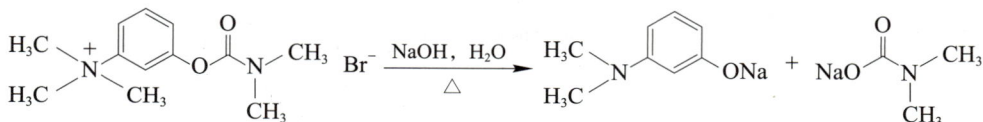

本品为溴化物,与硝酸银试液反应,可生成淡黄色凝乳状沉淀,此沉淀微溶于氨试液,而不溶于硝酸。

本品具有兴奋平滑肌、骨骼肌的作用。不易透过血－脑屏障,临床上溴新斯的明可口服,甲硫酸新斯的明用于注射,治疗重症肌无力、术后腹胀气及尿潴留等。大剂量时可引起恶心、呕吐、腹泻、流泪、流涎等,可用阿托品对抗。

2. 不可逆性抗胆碱酯酶药　通过共价键与胆碱酯酶进行结合,其结合较牢固,生成的复合物难水解,导致体内生成的乙酰胆碱无法代谢而堆积,引发中毒症状,临床上无使用价值。主要作为农药使用,如有机磷酸酯类农药敌敌畏、倍硫磷等。

胆碱酯酶复活剂能水解磷酸酯键,使中毒的胆碱酯酶恢复活性,可用于有机磷农药中毒的解救。如碘解磷定(pralidoxime iodide)等。

碘解磷定

微课:

碘解磷定

碘解磷定又名解磷毒、派姆(PAM),为有机磷农药解毒剂,能与有机磷酸酯类作用,生成无毒的化合物排出体外。但仅对形成不久的磷酰化胆碱酯酶能复活,对老化的胆碱酯酶复活效果较差。为克服碘解磷定水溶性差,需静脉注射的缺点,用 Cl^- 代替 I^- 制得氯解磷定,易溶于水,可肌内注射给药,毒性较低。它们均难通过血－脑屏障,因而对中枢神经系统的解毒效果差。

📖 拓展阅读

乙酰胆碱与阿尔茨海默病

随着老龄化的程度不断加深,阿尔茨海默病的患病率也呈上升趋势。阿尔茨海默病与多种中枢神经递质如乙酰胆碱(ACh)、5-羟色胺、多巴胺等的异常有关,其中胆碱能神经系统功能缺陷尤为突出。研究发现患者胆碱乙酰化酶活性降低,ACh 合成减少,因此目前阿尔茨海默病的治疗中应用最多的是胆碱能药物,包括以下三类。① ACh 前体及促释放剂:乙酰左旋肉毒碱,可使脑内 ACh 水平升高,用于阿尔茨海默病的治疗。② 乙酰胆碱酯酶抑制剂:利凡斯的明、多奈哌齐和加兰他敏是广泛应用于阿尔茨海默病的 AChE 抑制剂。③ 作用于胆碱受体的药物:米拉美林和占诺美林是目前最常用的 M_1 受体激动剂,对阿尔茨海默病患者的认知功能和动作行为有明显的改善。

除了药物治疗以外,阿尔茨海默病更应重视早期预防,在发病初期对患者进行干预是治疗阿尔茨海默病方案中最有效的措施,比如在饮食方面要少糖、少盐、少油,多吃水果和蔬菜;要戒烟戒酒、勤用脑、多沟通、多动手指;要适度运动。同时,老年人最需要的是关爱与陪伴。家人要耐心听取老年人的诉说,给予理解和宽容。不必替老年人包办所有生活琐事,以锻炼和维持其自理能力。平时可根据老年人的爱好,鼓励其多活动,但活动量不宜过大,外出活动时要有人看护。

第二节　抗胆碱药

抗胆碱药(anticholinergic drugs)是指能抑制乙酰胆碱的生物合成或释放,或者直接与胆碱受体竞争性结合,阻止乙酰胆碱同受体的结合而产生抗胆碱作用的药物,又称为胆碱受体拮抗剂。按其对胆碱受体选择性的不同,抗胆碱药可分为M受体拮抗剂和N受体拮抗剂。

一、M 受体拮抗剂

M受体拮抗剂能可逆性地阻断M受体,具有松弛内脏平滑肌,解除痉挛,抑制腺体分泌,扩大瞳孔,加快心率等作用。临床主要用于胃肠道痉挛,如胃痛、肠绞痛和肾绞痛等。

按来源可分为颠茄生物碱类M受体拮抗剂和合成类M受体拮抗剂。

1. **颠茄生物碱类**　颠茄生物碱是一类从茄科植物颠茄、曼陀罗、莨菪等植物中提取的生物碱,在临床上常用的有阿托品(atropine)、山莨菪碱(anisodamine)、东莨菪碱(scopolamine)和樟柳碱(anisodine)等。其药物分子结构中 6、7 位之间的氧桥和 6 位或莨菪酸 α 位羟基是否存在,会影响药物的中枢作用。氧桥的存在可增加分子亲脂性,增强中枢作用,而羟基的存在则相反,使中枢作用减弱,常用的几种药物中枢作用强弱顺序分别为:东莨菪碱 > 阿托品 > 樟柳碱 > 山莨菪碱。

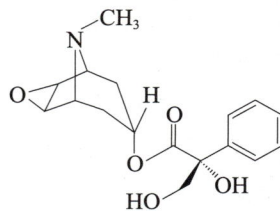

阿托品

山莨菪碱

东莨菪碱

樟柳碱

典型药物

硫酸阿托品(atropine sulfate)

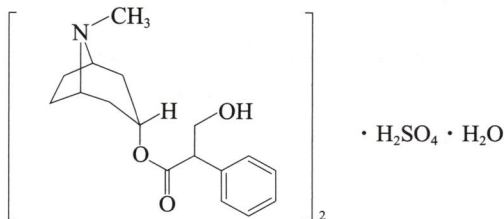

$\cdot H_2SO_4 \cdot H_2O$

化学名为(±)-α-(羟甲基)苯乙酸-8-甲基-8-氮杂双环[3.2.1]-3-辛酯硫酸盐一水合物。

本品为无色结晶或白色结晶性粉末;无臭,味苦。

本品极易溶于水,易溶于乙醇。熔点为190～194℃,熔融时同时分解。

本品是生物碱左旋莨菪碱的外消旋体,目前采用人工合成制备。

阿托品碱性较强,pK_b 4.35,在水溶液中能使酚酞呈红色,因而可与硫酸形成稳定的中性盐,其水溶液呈中性。本品遇碱性药物引起分解。

本品结构中含有酯键,在弱酸性、近中性条件下较稳定,pH 为 3.5～4.0 时最稳定,在碱性溶液中易水解,生成莨菪醇和消旋莨菪酸(亦称托品酸)。因此,在制备注射液时,应注意调整溶液的 pH,可加入适量氯化钠作稳定剂,采用中性硬质玻璃安瓿,注意灭菌温度。

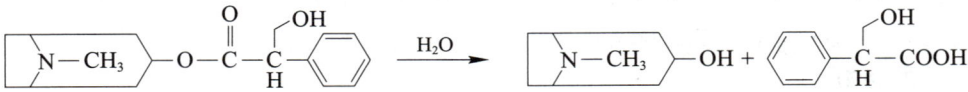

阿托品与发烟硝酸共热,生成的莨菪酸发生硝基化反应,生成三硝基衍生物;再加入氢氧化钾的醇溶液和一小粒固体氢氧化钾,分子内双键重排,初显紫堇色,继变为暗红色,最后颜色消失。此反应称为维他立(Vitali)反应,是莨菪酸的专属反应。东莨菪碱、山莨菪碱等颠茄生物碱由于结构中均含有莨菪酸,亦可发生此反应。

本品游离体因碱性较强,与氯化汞作用,可析出黄色氧化汞沉淀,加热后转变成白色,该法可用以区别碱性弱的东莨菪碱。

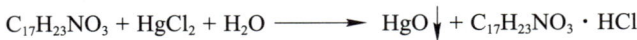

$$C_{17}H_{23}NO_3 + HgCl_2 + H_2O \longrightarrow HgO\downarrow + C_{17}H_{23}NO_3 \cdot HCl$$

阿托品亦能与多数生物碱显色剂及沉淀试剂反应。

本品的水溶液显硫酸盐的鉴别反应。

本品具有外周及中枢 M 胆碱受体拮抗作用,临床常用于胃肠痉挛引起的绞痛,眼科诊疗,抗心律失常,抗休克,也可用于有机磷中毒的解救和手术前麻醉给药等。

氢溴酸山莨菪碱(anisodamine hydrobromide)

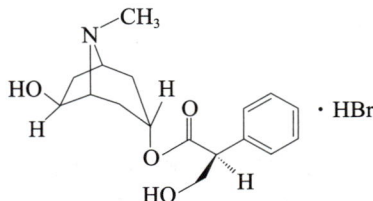

本品是从唐古特山莨菪根中分离出的一种莨菪烷类的生物碱。天然品为左旋体，称为654-1；合成品为外消旋体，称为654-2。作用与阿托品相似，临床用于抢救感染中毒性休克，治疗血栓及各种神经痛等。

2. **合成类**　颠茄生物碱类抗胆碱药的不良反应较多，目前主要是通过对阿托品进行结构改造，寻找选择性高、作用强、毒性低的合成类抗胆碱药。根据这一设计思想合成了多种叔胺类和季铵类抗胆碱药。叔胺类 M 受体拮抗剂的解痉作用较明显，同时也具有抑制胃酸分泌作用。常见的药物如贝那替嗪（benactyzine）、苯海索（benzhexol）、丙环定（procyclidine）、哌仑西平（pirenzepine）等。苯海索、丙环定属于双环苯丙醇胺类，没有酯键结构，疏水性大，易透过血 – 脑屏障，抑制中枢内乙酰胆碱的作用，临床用于治疗帕金森病。哌仑西平为含内酰胺的三环化合物，对胃及十二指肠溃疡疗效显著。季铵类药物不易通过血 – 脑屏障，中枢不良反应较少，该类药物对胃肠道平滑肌有较强的解痉作用，还具有不同程度的神经节阻断作用，临床主要用于胃及十二指肠溃疡、胃炎等，如溴丙胺太林（propantheline bromide）等。

典型药物

溴丙胺太林（propantheline bromide）

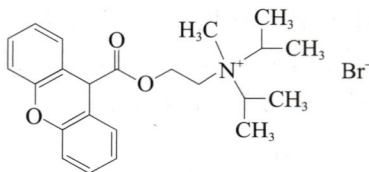

化学名为溴化 *N*– 甲基 –*N*–（1– 甲基乙基）–*N*–［ 2–（9*H*– 呫吨 –9– 甲酰氧基）乙基 ］–2– 丙铵，又名普鲁本辛。

本品为白色或类白色结晶性粉末；无臭，味极苦；微有引湿性。

本品易溶于水、乙醇或三氯甲烷，不溶于乙醚。熔点为 157～164 ℃，熔融时同时分解。

本品分子中含有酯键，与氢氧化钠试液煮沸则水解生成呫吨酸钠，用稀盐酸中和，析出呫吨酸固体，经稀乙醇重结晶，熔点为 213～219 ℃。呫吨酸遇硫酸呈亮黄色或橙黄色，并微显绿色荧光。

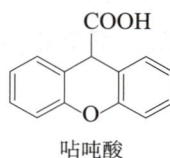

呫吨酸钠   呫吨酸

本品为季铵类抗胆碱药，有较强的外周抗胆碱作用，主要用于胃肠道痉挛、胃及十二指肠溃疡、胃炎、胰腺炎等疾病的治疗。

二、N 受体拮抗剂

N 受体拮抗剂可分为 N_1 受体拮抗剂和 N_2 受体拮抗剂。N_1 受体拮抗剂又称为神经节阻断剂,早期用于治疗重症高血压。但因作用广泛,不良反应多,现已少用。N_2 受体拮抗剂又称为神经肌肉阻断剂,N_2 受体存在于骨骼肌细胞上,N_2 受体拮抗剂可使骨骼肌松弛,临床作为肌松药,用于辅助麻醉。该类药物按照作用机制可分为非去极化型和去极化型两大类。非去极化型药物按来源又可分为生物碱类和合成类。主要药物有氯化筒箭毒碱(tubocurarine chloride)、泮库溴铵(pancuronium bromide)等。氯化筒箭毒碱,是从南美洲防己科植物中提取出的最早应用于临床的肌松药,广泛地用于骨骼肌松弛及辅助麻醉。泮库溴铵为甾类合成肌松药。去极化型肌松药是通过对氯化筒箭毒碱的构效关系的研究而设计的一系列结构较简单的双季铵化合物,称为烃铵盐类,如氯化琥珀胆碱(suxamethonium chloride)。

拓展阅读

山莨菪碱和樟柳碱

青藏高原地区民间有使用唐古特山莨菪治疗各种疼痛的经验,但如用量过大,便会出现阿托品样中毒的副作用。20 世纪 60 年代初,中国医学科学院药物研究所从该植物地上部分分离出新的托品类生物碱——山莨菪碱。山莨菪碱有明显的抗胆碱作用,并有扩张微动脉、改善血液循环的作用,用于散瞳、慢性气管炎的平喘等;也能解除有机磷中毒,其毒性比硫酸阿托品小。随后在当时困难条件下,科学家们成功地合成了消旋山莨菪碱,即 654-2,使其成为治疗微循环障碍的新药,挽救了无数感染性休克的患者。该药 1981 年获国家发明二等奖(含天然山莨菪碱)。20 世纪 70 年代中期,科研人员又成功研制新药——樟柳碱氢溴酸盐,该药 1983 年获国家发明三等奖。两个药物的发现和合成推动了我国医药事业的发展,同时科学家们求真务实、勇于创新、敬业奉献的精神永远值得我们学习。

第三节 拟肾上腺素药

肾上腺素能神经系统药物作用于人体内的肾上腺素受体而产生生理效应,主要包括拟肾上腺素药和肾上腺素受体拮抗剂。肾上腺素受体可分为 α 和 β 两大类,肾上腺素受体在体内各组织分布广泛,对心血管、呼吸及内分泌系统等具有广泛的生理功能和调节作用。

拟肾上腺素药(adrenergic drugs)又称肾上腺素受体激动剂,是一类直接与肾上腺素受体结合或促进肾上腺素能神经末梢释放递质,增加受体周围去甲肾上腺素的浓度,产生与交感神经兴奋时相似作用的药物。

由于其化学结构上均为胺类,肾上腺素受体激动剂按照化学结构可分为苯乙胺类和苯异丙胺类。

✒ **知识链接**

肾上腺素受体

具体内容见表5-2。

表5-2　肾上腺素受体的分布、生理效应和临床应用

受体亚型		主要分布	受体激动效应	临床应用	
				激动剂	拮抗剂
α	α₁	血管平滑肌、扩瞳肌、毛发运动平滑肌、心肌效应细胞	收缩平滑肌,增强心肌收缩力,升压,缩瞳,毛发竖立	升压,抗休克	降压
	α₂	突触前膜和后膜、血小板、血管平滑肌、脂肪细胞	抑制去甲肾上腺素释放,降压,血小板凝聚,抑制脂肪分解	降压	升压
β	β₁	心脏、肝脏、脑干	增强心肌收缩力,升压	强心,抗休克	抗心绞痛、抗心律失常、抗高血压
	β₂	子宫肌、气管、胃肠道、血管壁、骨骼肌、肝脏	舒张支气管、子宫和血管平滑肌,加强糖原分解	平喘,改善微循环	—
	β₃	脂肪组织	分解脂肪,增加氧耗	肥胖症和糖尿病	—

一、苯乙胺类

(一) 概述

苯乙胺类肾上腺素受体激动剂的基本结构是β-苯乙胺,多数药物在侧链上含有一个手性碳原子,部分药物具有儿茶酚结构(邻苯二酚结构),故又称为儿茶酚胺类药物。本类药物主要有肾上腺素、异丙肾上腺素、去甲肾上腺素、克仑特罗、沙丁胺醇等。

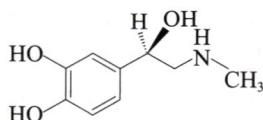

肾上腺素　　　　　　　　　去甲肾上腺素　　　　　　　　　异丙肾上腺素

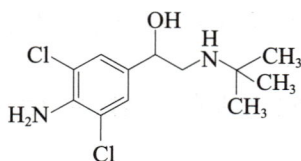

克仑特罗

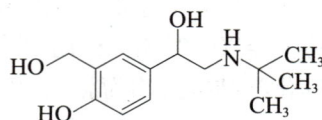

沙丁胺醇

（二）典型药物

肾上腺素（adrenaline）

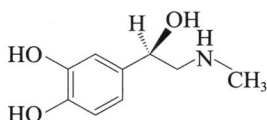

微课：

肾上腺素的
结构和性质

化学名为（R）-4-[2-（甲氨基）-1-羟基乙基]-1,2-苯二酚,又名副肾碱。

本品为白色或类白色结晶性粉末;无臭,味苦。

本品极微溶于水,不溶于乙醇、乙醚、三氯甲烷、脂肪油或挥发油,易溶于无机酸或氢氧化钠溶液,不溶于氨溶液或碳酸氢钠溶液。熔点为 $206 \sim 212$ ℃,熔融时同时分解。比旋度 $[\alpha]_D^{20}$ 为 $-50° \sim -53.5°$ [2% 的盐酸溶液（9 → 200）]。

本品合成以儿茶酚为原料,在氧氯化磷作用下用氯乙酸进行氯乙酰化反应,生成 α-氯-3,4-二羟基苯乙酮,再经胺化,氢化还原,最后用酒石酸拆分得本品。

本品呈酸碱两性。结构中的酚羟基显弱酸性,可与氢氧化钠成盐而溶解,但不溶于碳酸钠及氨溶液;侧链的脂肪族仲胺结构显弱碱性,可与强酸成盐而溶于水,临床上使用其盐酸盐。

本品水溶液加热或室温放置可发生消旋化,使部分左旋体转变为右旋体,使药物活性降低。消旋化的速度与溶液 pH 有关,在 pH<4 时消旋化速度较快。

本品含有邻苯二酚结构,具有较强的还原性。在酸性介质中相对较稳定,在中性或碱性溶液中不稳定,容易被氧化变质。某些弱氧化剂（二氧化锰、氯化汞、过氧化氢、碘等）或空气中的氧,均能使其氧化,生成肾上腺素红呈红色,并可进一步聚合生成棕色多聚物。

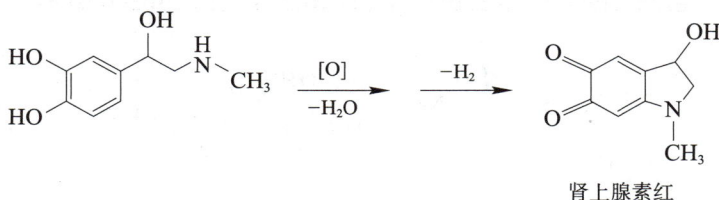

肾上腺素红

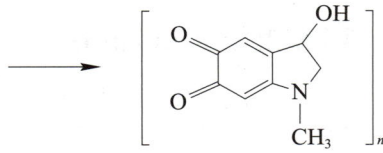

多聚物

为了延缓本品氧化变质，《中国药典》(2020 年版) 规定本品注射液 pH 为 2.5～5.0；加金属离子络合剂乙二胺四乙酸二钠(EDTA–2Na)；加抗氧剂焦亚硫酸钠；注射用水经惰性气体、二氧化碳或氮气饱和，安瓿内同时充入上述气体；100 ℃流通蒸汽灭菌 15 min；并且遮光，减压严封，置阴凉处存放。

本品的稀盐酸溶液加过氧化氢试液，煮沸，即显血红色；遇三氯化铁试液即显翠绿色，加氨试液，即变紫色，最后变为紫红色。

本品对 α 和 β 受体都有较强的激动作用。在体内易受酶的作用而失去活性，也容易被消化道破坏，故口服无效，临床上以盐的形式供注射使用。

本品主要用于心搏骤停的急救，过敏性休克，支气管哮喘，局部鼻黏膜充血和齿龈出血等。

盐酸异丙肾上腺素(isoprenaline hydrochloride)

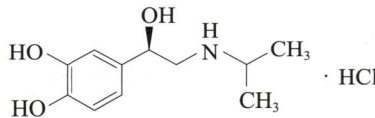

化学名为 4–[(异丙氨基 –1– 羟基)乙基]–1,2– 苯二酚盐酸盐。

本品为白色或类白色结晶性粉末；无臭。

本品在水中易溶，在乙醇中略溶，在三氯甲烷或乙醚中不溶。本品熔点为 165.5~170 ℃，熔融时同时分解。

本品因含有邻苯二酚结构，遇光和空气渐变色，在碱性溶液中更易变色。

本品水溶液加三氯化铁试液显深绿色；加新制的碳酸氢钠溶液，即变蓝色，然后变成红色。

本品水溶液加盐酸和碘试液，放置 5 min，加硫代硫酸钠溶液，即显淡红色。

本品为 β 受体激动剂，有舒张支气管的作用。临床用于支气管哮喘、过敏性哮喘、慢性肺气肿、低血压及中毒性休克等。

重酒石酸去甲肾上腺素(noradrenaline bitartrate)

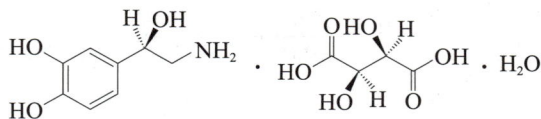

化学名为 (R)–4–(2– 氨基 –1– 羟基乙基)–1,2– 苯二酚重酒石酸盐一水合物。

本品为白色或几乎白色的结晶性粉末;无臭,味苦。

本品易溶于水,微溶于乙醇,不溶于三氯甲烷或乙醚。熔点为 100~106 ℃,熔融时同时分解,并显浑浊。比旋度 $[\alpha]_D^{20}$ 为 −10.0° ~ −12.0°。

本品含有邻苯二酚结构,具有较强的还原性,遇光和空气易变质。故注射液加抗氧剂焦亚硫酸钠,并避光保存,避免与空气接触。

本品的水溶液加三氯化铁试液即显翠绿色;再缓缓加碳酸氢钠试液,即显蓝色,最后变成红色。

本品兴奋 α 受体,具有很强的血管收缩作用。静脉滴注用于治疗各种休克,口服用于治疗消化道出血。

🖳 课堂讨论

肾上腺素、去甲肾上腺素和异丙肾上腺素,这三种药物中谁的作用时间更长? 为什么?

二、苯异丙胺类

(一) 概述

苯异丙胺类肾上腺素受体激动剂的基本结构为 β− 苯异丙胺,苯环上无取代基或有一个酚羟基,在丙胺侧链上有两个手性碳原子,存在四个光学异构体。苯异丙胺类药物主要有麻黄碱、甲氧明、间羟胺等。

(二) 典型药物

盐酸麻黄碱(ephedrine hydrochloride)

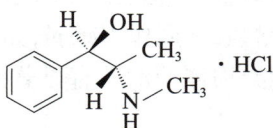

化学名为 (1R,2S)−2− 甲氨基 − 苯丙烷 −1− 醇盐酸盐,又名麻黄素。

麻黄碱分子中有两个手性碳原子,故有四个光学异构体,其中仅 (1R,2S)−(−)− 麻黄碱活性最强, (1S,2S)−(+)− 伪麻黄碱的作用比麻黄碱弱,有间接的拟肾上腺素作用,中枢不良反应小,常用于复方感冒药中,用于减轻鼻黏膜充血。

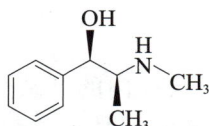
(−)−麻黄碱
(1R, 2S)

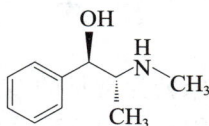
(−)−伪麻黄碱
(1R, 2R)

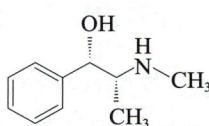
(+)−麻黄碱
(1S, 2R)

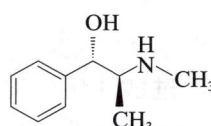
(+)−伪麻黄碱
(1S, 2S)

本品为白色针状结晶或结晶性粉末;无臭,味苦。

本品易溶于水,溶于乙醇,不溶于乙醚、三氯甲烷。熔点为 217~220 ℃。比旋度

$[\alpha]_D^{20}$ 为 $-33° \sim -35.5°$。

本品较稳定，遇光、空气、热不易被破坏。

本品的水溶液与碱性硫酸铜试液作用，仲胺基与铜离子形成蓝紫色配合物；加乙醚振摇后，放置，乙醚层即显紫红色，水层变成蓝色。

本品具有 α– 氨基 –β– 羟基结构，可被高锰酸钾、铁氰化钾等氧化生成苯甲醛和甲胺，后者可使红色的石蕊试纸变蓝。

本品的水溶液显氯化物的鉴别反应。

本品的作用与肾上腺素相似，对 α 和 β 受体都有激动作用，与肾上腺素比较，性质较稳定，口服有效，作用缓慢而温和，持续时间较长。主要用于治疗支气管哮喘、过敏性反应、鼻黏膜肿胀及低血压等。

三、构效关系

常用拟肾上腺素药的基本结构如下。

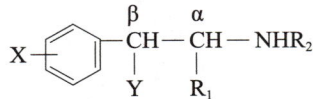

$$X-\underset{Y}{\overset{\beta}{CH}}-\underset{R_1}{\overset{\alpha}{CH}}-NHR_2$$

1. 苯环与侧链氨基之间隔两个碳原子时作用最强，碳链延长或缩短，作用强度下降。

2. R_1 为甲基时，则为苯异丙胺类如麻黄碱等。甲基的空间位阻使该类药物不易受酶的破坏而使其稳定性增加，时效延长，但强度减弱，毒性增加。

3. X 多为一个或两个酚羟基，羟基的存在可使作用增强，但羟基易受体内酶的影响而使作用时间缩短，口服后迅速代谢失活，因此不能口服。如果去掉 X，稳定性增加，作用时间延长，药物的中枢作用增强，外周作用减弱，如麻黄碱。

4. Y 多为仲醇基，不同光学异构体的活性有显著差异。通常左旋体（绝对构型为 R– 构型）活性远大于右旋体。

5. R_2 的大小可显著影响 α 和 β 受体效应。随着烃基的增大，α 受体效应逐渐减弱，β 受体效应逐渐增强。如无烃基取代的去甲肾上腺素，主要表现为 α 受体效应；N– 甲基取代的肾上腺素，同时兼有 α 和 β 受体效应；N– 异丙基取代的异丙肾上腺素，则主要表现为 β 受体效应，N– 叔丁基取代的克仑特罗，表现为 β_2 受体效应。

第四节　抗过敏药

过敏性疾病又称变态反应性疾病，是临床较为常见的多发病，与体内的过敏介质——组胺、白三烯、缓激肽等有直接关系。因此，抗过敏药分为组胺 H_1 受体拮抗剂、过敏介质释放抑制剂、白三烯受体拮抗剂、缓激肽受体拮抗剂。本节重点介绍组胺 H_1 受体拮抗剂。

🎯 知识链接

组胺与组胺受体

组胺是广泛地存在于人体组织细胞中的一种自身活性物质,在细胞之间传递信息,参与一系列复杂的生理过程。当机体受到某种刺激,释放出组胺,与组胺受体作用产生病理生理效应。目前发现的组胺受体有四个亚型:H_1、H_2、H_3 和 H_4 受体。H_1 受体分布于支气管和胃肠道平滑肌以及其他组织或器官中。组胺作用于 H_1 受体,引起肠道、子宫、支气管等器官的平滑肌收缩,严重时导致支气管平滑肌痉挛而呼吸困难。另外,还可引起毛细血管舒张,导致血管通透性增加,产生水肿和痒感,参与变态反应的发生,出现过敏反应的症状。H_2 受体主要分布于胃、十二指肠壁细胞膜,组胺作用于 H_2 受体,引起胃酸分泌增加,导致消化性溃疡。H_3 受体主要分布于中枢神经系统,与心功能调节,胃酸分泌,过敏反应,睡眠和觉醒,认知和记忆,惊厥抽搐等相关。H_4 受体首先在小肠内被发现,与调节免疫功能有关,目前正处于研究阶段。

H_1 受体拮抗剂竞争性阻断组胺 H_1 受体,具有抗变态反应的药理活性,临床上主要用于抗过敏,抗帕金森病,防治呕吐和眩晕,镇咳等。H_1 受体拮抗剂包括经典的 H_1 受体拮抗剂(第一代抗组胺药)和非镇静性 H_1 受体拮抗剂(第二代抗组胺药),经典的 H_1 受体拮抗剂由于脂溶性较高,易于通过血 – 脑屏障进入中枢神经产生中枢抑制和镇静的不良反应。H_1 受体拮抗剂按化学结构分类可分为乙二胺类、氨基醚类、丙胺类、三环类、哌嗪类、哌啶类等。除乙二胺类外,其他五种结构类型均开发出了非镇静性 H_1 受体拮抗剂。

📱微课:

组胺 H_1 受体拮抗剂

一、H_1 受体拮抗剂的类型及代表药物

(一)乙二胺类

芬苯扎胺(phenbenzamine)是 1942 年发现的第一个用于临床的乙二胺类抗组胺药,活性高,毒性低。随后运用生物电子等排原理,用吡啶取代苯环得到活性更大、不良反应较小的曲吡那敏(tripelennamine),至今仍是临床常用的抗组胺药之一。将乙二胺的两个氮原子分别构成杂环,仍为有效的抗组胺药,如安他唑啉(antazoline),安他唑啉还具有抗心律失常的作用。

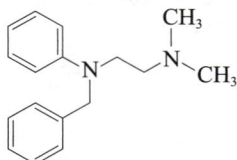

芬苯扎胺

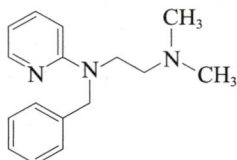

曲吡那敏

安他唑啉

(二)氨基醚类

将乙二胺类药物结构中的 N 原子置换成 —CHO 得到氨基醚类药物,最早用于临床的是苯海拉明(diphenhydramine),具有嗜睡和中枢抑制不良反应,因此除用作抗过敏药外,也用于抗晕动病。

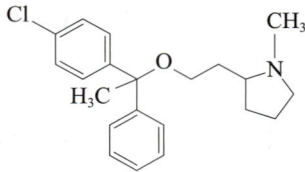

苯海拉明

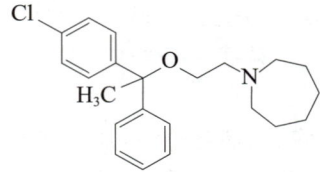

茶苯海明

对苯海拉明进一步结构改造,得到一系列作用更强的氨基醚类抗组胺药,如氯马斯汀(clemastine)是氨基醚类第一个非镇静性 H_1 受体拮抗剂,作用强,中枢不良反应轻,属于非镇静性抗组胺药,临床用其富马酸盐治疗过敏性鼻炎、荨麻疹及湿疹等过敏性皮肤病,也可用于支气管哮喘的治疗。司他斯汀(setastine)是氯马斯汀的衍生物,作用特点和用途与氯马斯汀相似,属于非镇静性 H_1 受体拮抗剂。

<table>
<tr><td>
氯马斯汀
</td><td>
司他斯汀
</td></tr>
</table>

🔷 知识链接

茶 苯 海 明

苯海拉明(diphenhydramine)是临床常用的氨基醚类抗组胺药物,因结构中含有较大的脂溶性基团,易透过血-脑屏障产生中枢抑制作用,用药后易产生困倦。为了克服这一缺点,将其与中枢兴奋药8-氯茶碱结合成盐,即为茶苯海明(dimenhydrinate),又名乘晕宁,临床用于防治晕车、晕船等引起的眩晕、恶心、呕吐。

(三) 丙胺类

1. **概述** 将乙二胺类结构中的 —N— 用 —CH— 替代,或将氨基醚类结构中的 —O— 用 —CH— 替代,得到一系列丙胺类抗组胺药。该类药物抗组胺作用较强而持久,且中枢镇静作用相对较弱,如氯苯那敏(chlorphenamine)。在对该类药物的结构改造中,发现在丙胺链中引入不饱和双键,同样具有很好的抗组胺活性,如曲普利啶(triprolidine)。在曲普利啶的吡啶环上增加一个亲水基团,得到阿伐斯汀(acrivastine),阿伐斯汀为两性化合物,不易通过血-脑屏障,对中枢作用较弱,属于非镇静性 H_1 受体拮抗剂。

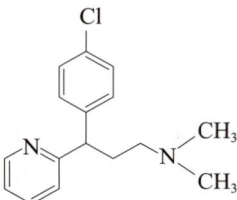

氯苯那敏

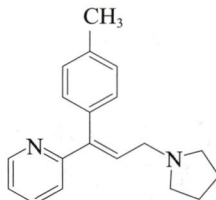

曲普利啶

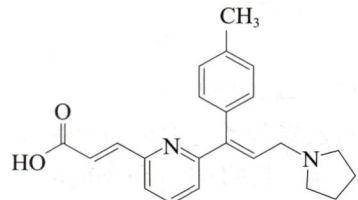

阿伐斯汀

2. 典型药物

马来酸氯苯那敏（chlorphenamine maleate）

化学名为 2-[对 – 氯 –α–[2–（二甲氨基）乙基]苯基]吡啶马来酸盐，又名扑尔敏。

本品为白色结晶性粉末；无臭，味苦。

本品在水、乙醇、三氯甲烷中易溶，在乙醚中微溶。熔点为 131.5～135 ℃。本品有升华性，升华物具有特殊晶型，可区别于其他抗组胺药。

本品分子结构中含有一个手性碳原子，存在光学异构体，其 S– 构型右旋体的活性强于 R– 构型左旋体，药用为其外消旋体。

本品分子中的马来酸是较强的酸，故其水溶液呈酸性，其1% 水溶液的pH 4.0～5.0。马来酸结构中含有不饱和双键，能够使酸性高锰酸钾试液红色消失。

本品分子中含有叔胺结构，显叔胺的特征性反应，与枸橼酸醋酐试液在水浴上加热，呈红紫色；与三硝基苯酚（苦味酸）试液生成黄色沉淀。

本品抗组胺作用强，用量少，不良反应较小，适用于小儿，为常用抗过敏药物，是复方感冒药的主要成分之一。临床主要用于治疗过敏性鼻炎、皮肤黏膜的过敏及药物或食物引起的过敏性疾病等，不良反应有嗜睡、口渴、多尿等。

(四) 三环类

1. 概述　将乙二胺类、氨基醚类和丙胺类组胺 H_1 受体拮抗剂的两个芳（杂）环通过一个或两个原子相连，即得到三环类 H_1 受体抗剂。如异丙嗪（promethazine）、赛庚啶（cyproheptadine）、酮替芬（ketotifen）、氯雷他定（loratadine）等。酮替芬具有 H_1 受体拮抗作用，也可抑制过敏介质释放，多用于哮喘的预防和治疗。氯雷他定对外周 H_1 受体有很高的亲和力，不易通过血 – 脑屏障进入中枢，对中枢的作用很低，为三环类非镇静性 H_1 受体拮抗剂。

异丙嗪　　　　　酮替芬

2. 典型药物

盐酸赛庚啶（cyproheptadine hydrochloride）

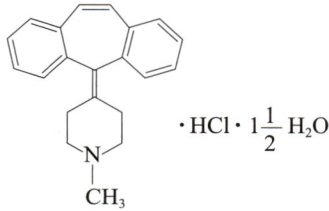

$$\cdot HCl \cdot 1\frac{1}{2}H_2O$$

化学名为 1- 甲基 -4-(5H- 二苯并 [a,d] 环庚三烯 -5- 亚基) 哌啶盐酸盐倍半水合物。

本品为白色至微黄色的结晶性粉末；几乎无臭，味微苦。本品易溶于甲醇，溶于三氯甲烷，略溶于乙醇，微溶于水，几乎不溶于乙醚。水溶液呈酸性。

由于本品含 1.5 分子结晶水，在溶解过程中溶液有乳化现象（若以干燥品溶解，溶液即澄明）。

本品含叔胺结构，能与生物碱显色试剂反应，与甲醛 – 硫酸试液作用，显灰绿色。

本品具有较强的 H_1 受体拮抗作用，并具有轻、中度的抗 5- 羟色胺及抗胆碱作用。临床应用于荨麻疹、湿疹、皮肤瘙痒症及其他变态性疾病。由于本品还可抑制下丘脑饱觉中枢，故具有增进食欲的作用。

氯雷他定（loratadine）

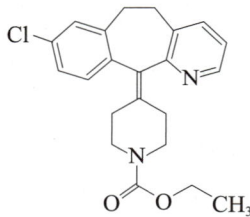

化学名为 4-(8- 氯 -5,6- 二氢 -11H- 苯并 [5,6]- 环庚并 [1,2-b] 吡啶 -11- 亚基)-1- 哌啶羧酸乙酯。

本品为白色或微黄色结晶性粉末，无臭；在甲醇、乙醇、丙酮中易溶；在 0.1 mol/L 盐酸溶液中略溶；在水中几乎不溶。

本品口服吸收良好，起效迅速，吸收后在肝脏迅速而广泛地代谢，代谢产物主要为去氧羧基氯雷他定（地氯雷他定，desloratadine），仍具有 H_1 受体拮抗的作用，作为药物 2001 年上市。

本品对周围神经 H_1 受体有高度的选择性，作用强，作用时间长，没有抗胆碱能活性和中枢抑制作用，为三环类非镇静性 H_1 受体拮抗剂。临床用于治疗过敏性鼻炎、急性或慢性荨麻疹、过敏性结膜炎、花粉症及其他过敏性皮肤病。

（五）哌嗪类

1. **概述**　将乙二胺类化合物中两个开链的 N 原子环合成哌嗪环，同样具有很好的拮抗 H_1 受体的作用，而且作用时间较长。如西替利嗪（cetirizine）、氯环利嗪

（chloreyelizine）、布克利嗪（buclizine）等。其中西替利嗪由于分子中存在亲水性基团羧甲氧烷基，不易透过血－脑屏障，中枢作用少，属于非镇静性 H_1 受体拮抗剂。

2. **典型药物**

盐酸西替利嗪（cetirizine hydrochloride）

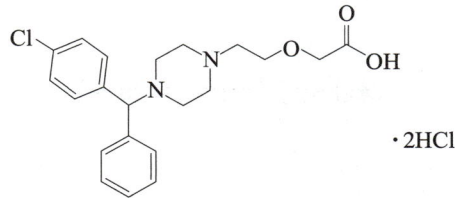

·2HCl

化学名为（±）–2–[2–[4–[(4– 氯苯基) 苯甲基]–1– 哌嗪基] 乙氧基] 乙酸二盐酸盐。

本品为白色或类白色结晶粉末。

本品易溶于水，几乎不溶于丙酮、三氯甲烷。

本品为哌嗪类非镇静性 H_1 受体拮抗剂，临床用于季节性或常年性过敏性鼻炎、由过敏原引起的荨麻疹及皮肤瘙痒。

（六）哌啶类

1. **概述**　哌啶类 H_1 受体拮抗剂是目前非镇静性 H_1 受体拮抗剂的主要类型。第一个上市的哌啶类 H_1 受体拮抗剂特非那定（terfenadine）是在研究丁酰苯类抗精神病药物时发现的，其抗组胺作用强，选择性高，无中枢抑制作用，临床用于治疗常年性鼻炎、季节性鼻炎和过敏性皮肤病，效果良好，但此药可导致各种心律失常，FDA 批准于 1998年撤销。后又发现阿司咪唑（astemizole），其选择性好，作用持续时间长，不具有中枢镇静作用，可口服和注射给药，曾是此类中广泛使用的抗过敏药，但也因心脏毒性于 1999年由 FDA 决定撤销。

特非那定　　　　　　　　　　　　　　阿司咪唑

目前，在临床应用的哌啶类非镇静性抗组胺药有左卡巴斯汀（levocabastine）和咪唑斯汀（mizolastine）等，左卡巴斯汀具有很强的受体拮抗作用，起效快，专一性高，作用持续时间长，局部用药治疗过敏性鼻炎和结膜炎。咪唑斯汀于 1998 年在欧洲上市，对 H_1 受体有高度特异性和选择性，具有起效快、强效和长效特点，不具有中枢镇静作用，不良反应极少，临床用于治疗过敏性鼻炎和慢性特发性荨麻疹。

左卡巴斯汀

2. 典型药物

咪唑斯汀（mizolastine）

化学名为 2-[[[1-(4- 氟苄基)-1H- 苯并咪唑 -2- 基]-4- 哌啶基] 甲基氨基]-4(3H)- 嘧啶酮。

本品为白色晶体，可溶于甲醇。

本品对 H_1 受体有高度特异性和选择性，具有起效快、强效和长效特点，不具有中枢镇静作用，不良反应极少，临床用于治疗过敏性鼻炎和慢性特发性荨麻疹。

二、H_1 受体拮抗剂的构效关系

H_1 受体拮抗剂属竞争性拮抗剂，其基本结构可用如下通式表示。

$$\begin{array}{c} Ar_1 \\ Ar_2 \end{array} X-(CH_2)_n-N \begin{array}{c} R_1 \\ R_2 \end{array}$$

1. Ar_1 为苯环、杂环或取代杂环，Ar_2 为另一个芳环或芳甲基，Ar_1 和 Ar_2 可桥连成三环化合物。Ar_1 和 Ar_2 的亲脂性及它们的空间排列与活性有关，只有当两个芳（杂）环 Ar_1 和 Ar_2 不共平面时，药物才具有较大的抗组胺活性，否则活性很低。

2. X 分别为 N（乙二胺类）、CHO（氨基醚类）或 CH（丙胺类）等，$n = 2 \sim 3$，通常为 $n = 2$。即芳环与叔氮原子距离为 0.5 ~ 0.6 nm，呈现较好的活性。

3. NR_1R_2 一般是叔胺，也可以是环系的一部分，常见的是二甲氨基、四氢吡咯基、哌啶基和哌嗪基。

第五节   局部麻醉药

局部麻醉药（简称局麻药）是指在局部使用时能够可逆性阻断周围神经冲动从局部向大脑传递的药物。使用局麻药时痛觉最先消失，然后依次为温觉、触觉和深部感觉，最后才是运动功能。局麻药有普遍而重要的临床应用：可直接使用局麻药溶液或混悬液在鼻、口腔、喉、气管、支气管、食管、生殖泌尿道的黏膜进行表面麻醉；或将局麻药注入皮下组织进行局部浸润麻醉；注入手术部位周围进行区域阻滞；或注入臂丛或颈丛等

进行神经干或丛阻滞;或将局麻药注入腰椎蛛网膜下腔而达到下半身某部位的麻醉;或将局麻药注入脊神经根的硬脊膜外间隙而产生相应节段面的阻滞。由于中枢神经系统和心肌细胞对局麻药特别敏感,因此局部麻醉使用中出现的毒副反应主要表现为中枢神经系统和心血管系统作用以及过敏反应。

一、局麻药的发展

微课:

局麻药物
发展简史

最早应用的局麻药是从南美洲古柯树叶中提取得到的可卡因(cocaine),于 1884 年正式应用于临床。在使用过程中发现可卡因选择性差、毒性大、有成瘾性及水溶液不稳定等缺点,因此对其结构进行改造,以寻找更好的局部麻醉药。

对可卡因的结构进行分析和简化,发现去除 N- 甲基、甲氧羰基以及打开四氢吡咯环后,仍保留局部麻醉作用。由此证明苯甲酸酯部分是可卡因的局部麻醉作用的必要结构,基于此,1890 年合成了局麻药苯佐卡因(benzocaine),局部麻醉作用强,但其溶解度小,不能制成注射剂。若制成盐酸盐则酸性太强,也不宜注射应用。为了克服这些缺点,结构中引入二乙氨基,于 1904 年开发出了普鲁卡因(procaine),其作用优良,无可卡因的不良反应,并且其盐酸盐水溶性较大,可制成注射剂,至今仍为临床广泛使用的局部麻醉药。

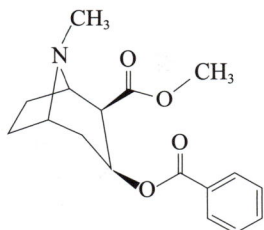

可卡因   苯佐卡因   普鲁卡因

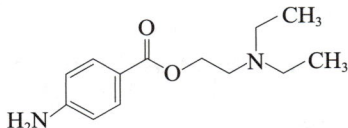

普鲁卡因的发现,使人们认识到苯甲酸酯的重要性,也认识到简化天然产物的结构是寻找新药的一条途径。在对苯甲酸酯结构的研究中,促进了其他类局部麻醉药的发展。

二、局麻药的分类

局部麻醉药按化学结构类型可分为苯甲酸酯类、酰胺类、氨基酮类、氨基醚类等。

🔖 知识链接

可卡因的滥用及危害

可卡因的由来和发展已有 100 多年的历史。大约在 1880 年,在美国和欧洲,可卡因被推荐作为一种全身强壮剂和医治花粉症的药物,亦曾被用来作为治疗吗啡毒瘾的药物,但不久发现其医疗作用(主要是中枢兴奋作用)比原来的毒瘾还可怕而停止使用。尽管如此,除某些公开上市药品中含有可卡因以外,糖、酒、饮料及滋补品类中亦有提纯的可卡因,在市场上有大量在售,从而使可卡因的滥用更加无度。直到 1914 年,可卡因才与吗啡、海洛因一起受到管制。

(一) 苯甲酸酯类

1. 概述 从普鲁卡因的发现和应用到现在已有 100 多年历史,由于该药物没有像可卡因那样严重的局部和全身毒性,至今一直是临床应用的经典局部麻醉药物。普鲁卡因易水解失效,麻醉持续时间短,为了克服其缺点,提高酯基的稳定性,以普鲁卡因作为先导物,对苯环、氨基侧链、羧酸酯进行变化,得到一系列芳酸酯类局麻药。这些药物具有共同的基本结构,即构成酯的两部分分别是苯甲酸和氨基醇。如氯普鲁卡因(chloroprocaine),局麻作用比普鲁卡因强两倍,毒性小,穿透力强,作用迅速而持久,临床上用于浸润麻醉、硬膜外麻醉和阻滞麻醉。苯环上氨基引入取代烷基,可以增强局部麻醉作用,如丁卡因(tetracaine)局麻作用比普鲁卡因强 5 ~ 10 倍,穿透力强,但毒性大。由于其使用剂量很小,故呈现出毒性作用比普鲁卡因低,且弥补了普鲁卡因不能用于表面麻醉的不足。布他卡因(butacaine)局麻作用是普鲁卡因的 3 倍,用于浸润麻醉和表面麻醉。硫卡因(thiocaine)局麻作用比普鲁卡因强,起效时间缩短,毒性也较大,用于浸润麻醉和表面麻醉。

氯普鲁卡因   丁卡因

布他卡因   硫卡因

2. 典型药物

盐酸普鲁卡因(procaine hydrochloride)

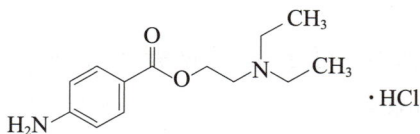

化学名为 4- 氨基苯甲酸 -2-(二乙氨基)乙酯盐酸盐,又名盐酸奴佛卡因。

本品为白色结晶或结晶性粉末;无臭,味微苦。

本品易溶于水,略溶于乙醇,微溶于三氯甲烷。其水溶液呈酸性,2% 水溶液的 pH 为 5.0 ~ 6.5。熔点为 154 ~ 157 ℃。

本品在干燥时较稳定,但分子结构中含有酯键,容易发生水解反应。其水溶液加氢氧化钠溶液加热后发生水解,继续加热,产生二乙氨基乙醇(蒸气能使湿润的红色石蕊试纸变为蓝色)和对氨基苯甲酸钠。酸、碱和体内酯酶均可促使其水解,《中国药典》(2020 年版)规定本品注射液须检查水解产物对氨基苯甲酸(PABA)的含量,PABA 酸性

微课:
盐酸普鲁卡因

动画:
盐酸普鲁卡因鉴别方法一

较大,有刺激性,在一定条件下还会进一步脱羧形成有毒的苯胺。检查方法是高效液相色谱法。

本品结构中芳香伯胺的结构,具有还原性,容易被氧化变色,在碱性溶液中较易氧化,当 pH > 6.5 时,温度升高,加热时间延长则加速氧化。紫外线、空气、重金属离子均可加速本品的氧化变色。本品应避光、密封贮存。pH、温度对水解和氧化的影响较大。

本品显芳香伯胺类的鉴别反应,能发生重氮化 – 偶合反应,即在稀盐酸中与亚硝酸钠生成重氮盐,加碱性 β– 萘酚试液,生成橙红色的偶氮化合物沉淀。

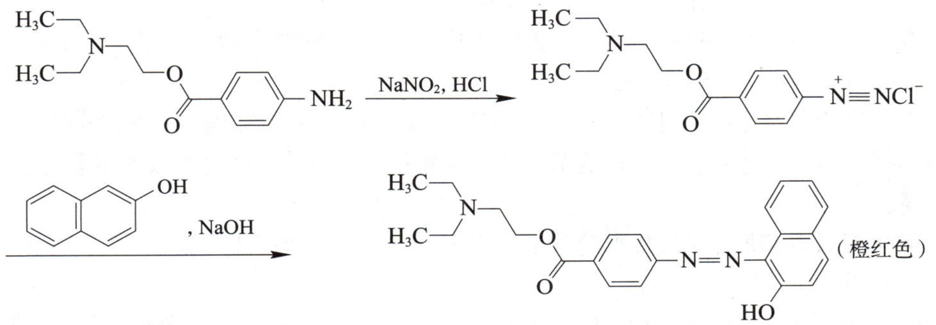

动画:

盐酸普鲁
卡因鉴别
方法二

本品具叔胺结构,其水溶液能与一些生物碱沉淀试剂如氯化金试液、碘试液、碘化汞钾试液或三硝基苯酚(苦味酸)试液等反应生成沉淀。

本品在体内的代谢过程主要为血浆假性胆碱酯酶催化水解生成 PABA 和二乙胺基乙醇,前者是普鲁卡因引起过敏反应的主要原因。

本品为常用的局麻药,作用较强,毒性低,且无成瘾性,偶见过敏反应。本品穿透力弱,不能用于表面麻醉。临床上用于浸润局麻、传导麻醉和局部封闭疗法。

🔖 课堂讨论

分析普鲁卡因的结构,思考如何用化学方法鉴别普鲁卡因?

(二) 酰胺类

1. **概述**　普鲁卡因的酯基不稳定,易水解失效,因此作用时间较短。1946 年,人们用较不易水解的酰胺基取代酯基,发现了酰胺类局麻药利多卡因(lidocaine),由于其邻位两甲基的存在增加了酰胺键的空间位阻而不易水解,因此作用较普鲁卡因强而持久。对利多卡因结构改造,得到作用时间更长的布比卡因(bupivacaine)等。

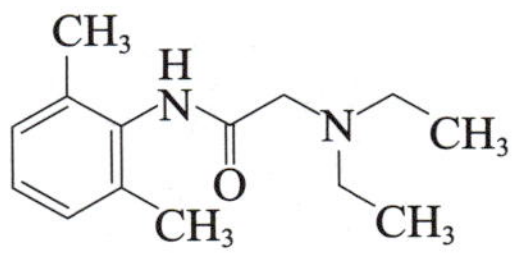

利多卡因 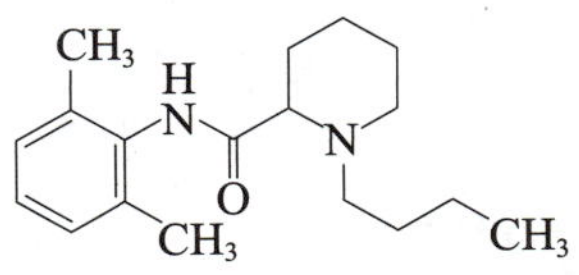　　　　　　　　　布比卡因

2. 典型药物

盐酸利多卡因（lidocaine hydrochloride）

利多卡因

（结构式）·HCl·H₂O

化学名为 N-（2,6- 二甲苯基）-2-（二乙胺基）乙酰胺盐酸盐一水合物，又名盐酸赛罗卡因。

本品为白色结晶性粉末；无臭，味微苦。

本品在水或乙醇中易溶，在三氯甲烷中溶解，在乙醚中不溶。本品的 0.5% 水溶液 pH 4.0～5.5。熔点为 75～79 ℃。

本品在空气中稳定，对酸、碱均较稳定，不易水解。本品结构中的酰胺键比酯键稳定，同时酰胺键邻位两个甲基的存在，导致空间位阻增加，从而使酰胺键的稳定性进一步提高。

本品因具有叔胺结构，其水溶液加三硝基苯酚试液，即产生复盐沉淀，熔点为 228～232 ℃，熔融时同时分解。

本品酰胺键上的氮能与金属离子反应生成有色配合物，如与硫酸铜试液和碳酸钠试液反应显蓝紫色，加三氯甲烷振摇后放置，三氯甲烷层即显黄色。其乙醇溶液与氯化亚钴试液反应生成蓝绿色沉淀。

本品的麻醉作用比普鲁卡因强 2 倍以上，起效快，穿透力强，维持时间长，刺激性小，用于各种麻醉，也可用于治疗心律失常，是治疗室性心律失常和强心苷中毒引起的心律失常的首选药物。

课堂讨论

分析利多卡因的结构，思考为什么利多卡因的作用要比普鲁卡因强而持久？

（三）氨基酮类及其他类

氨基酮类是用电子等排原理，将 —CH₂— 代替酯键中的 —O—，从而使作用时间延长。此类药物中的达克罗宁（dyclonine）对黏膜穿透力强，作用迅速，具有很强的表面麻醉作用。对皮肤有镇痛、止痒及杀菌作用，可用于火伤、擦伤、痒疹、虫咬伤、溃疡、压力性损伤以及喉镜、气管镜、膀胱镜检查前的准备。

氨基醚类是用醚键代替前两类局麻药中的酯键或酰胺键，其稳定性增加，麻醉作用强而持久。如普莫卡因（pramocaine），用于表面麻醉。

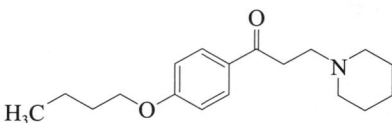

达克罗宁

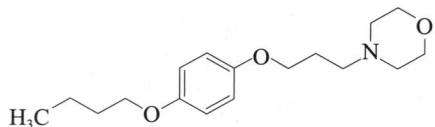

普莫卡因

三、局麻药的构效关系

局部麻醉药的化学结构类型较多,根据临床应用的局麻药的结构特点,可以概括出局麻药的基本骨架结构为:

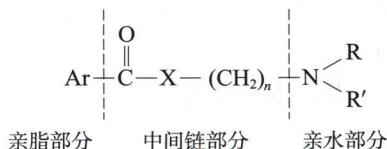

$$Ar \vdash \overset{\overset{O}{\parallel}}{C} - X - (CH_2)_n \vdash N \overset{R}{\underset{R'}{}}$$

亲脂部分　　　　中间链部分　　　　亲水部分

该骨架由三部分组成:亲脂部分、中间链部分和亲水部分。局麻药必须有一定的脂溶性才能穿透神经细胞膜到达作用部位,然而脂溶性又不能太高,否则将易透过血管壁,被血流带走,使局部浓度很快降低而达不到应有效果,因此良好的局麻药的化学结构中要求亲脂部分与亲水部分必须保持适当的平衡,即有合适的脂水分配系数。

1. **亲脂部分**　Ar 是局麻作用的必需结构,可为芳环或芳杂环,以苯环最常见且作用较强。苯环的邻、对位由烷氧基或氨基取代,作用增强。

2. **中间链部分**　中间链部分与局麻药的作用时间及强度有关。若以 O、S、NH、CH_2 分别代入 X,则根据水解的难易程度,其麻醉维持时间:—$COCH_2$— > —CONH— > —COS— > —COO—;麻醉作用强度:—COS— > —COO— > —$COCH_2$— > —CONH—。n 以 2~3 为好,碳链增长,效用延长,但毒性增加。

3. **亲水部分**　亲水部分通常为叔胺或仲胺,以叔胺最常见,可以是二乙氨基、哌啶基等。

岗位对接　▶▶▶▶

药品使用

王某,32 岁,是一位长途车司机,一天中午因为吃海鲜,出现皮肤瘙痒等过敏症状,来药店买药。为了不影响他的工作,作为药师的你,结合实际情况对患者进行有效的抗过敏治疗。

1. 试述作为药师,你推荐什么类型的抗过敏药物? 为什么?
2. 具体的药物有哪些? 结构特点是什么?

考证聚焦　▶▶▶▶

1. 拟肾上腺素药物的结构特征、构效关系与应用。
2. 组胺 H_1 受体拮抗剂的结构特征、构效关系与应用。

课后练一练 》》》》

问答题

1. 比较肾上腺素和麻黄碱的结构、性质和作用特点。

2. 简述拟肾上腺素药的构效关系。

3. 按照化学结构，H_1 受体拮抗剂有哪些类型？列举代表药物，并说出哪些药物属于非镇静性 H_1 受体拮抗剂。

4. 简述局麻药的构效关系。

（张艳军）

第六章
循环系统药物

>>>>> 学习目标

知识目标:掌握循环系统药物的分类及其作用机制,包括调血脂药、抗心绞痛药、抗心律失常药、抗高血压药和抗心力衰竭药;理解血管紧张素转换酶抑制剂和血管紧张素Ⅱ受体拮抗剂的构效关系;学习并记忆常用循环系统药物的结构特点及理化性质。

能力目标:能够分析和应用循环系统药物的分类知识,对不同类别的药物进行合理选择和使用;培养对药物构效关系进行分析的能力,根据药物特性预测其可能的应用和副作用;提升解决实际问题的能力,如针对特定病症选择合适的药物治疗方案。

素养目标:培养对医药学知识持续学习和更新的意识,以适应医药领域的快速发展;强化职业道德和责任感,确保在药物使用过程中遵循安全和有效的治疗原则;发展批判性思维,能够对药物的作用机制、治疗效果和安全性进行独立思考和评估。

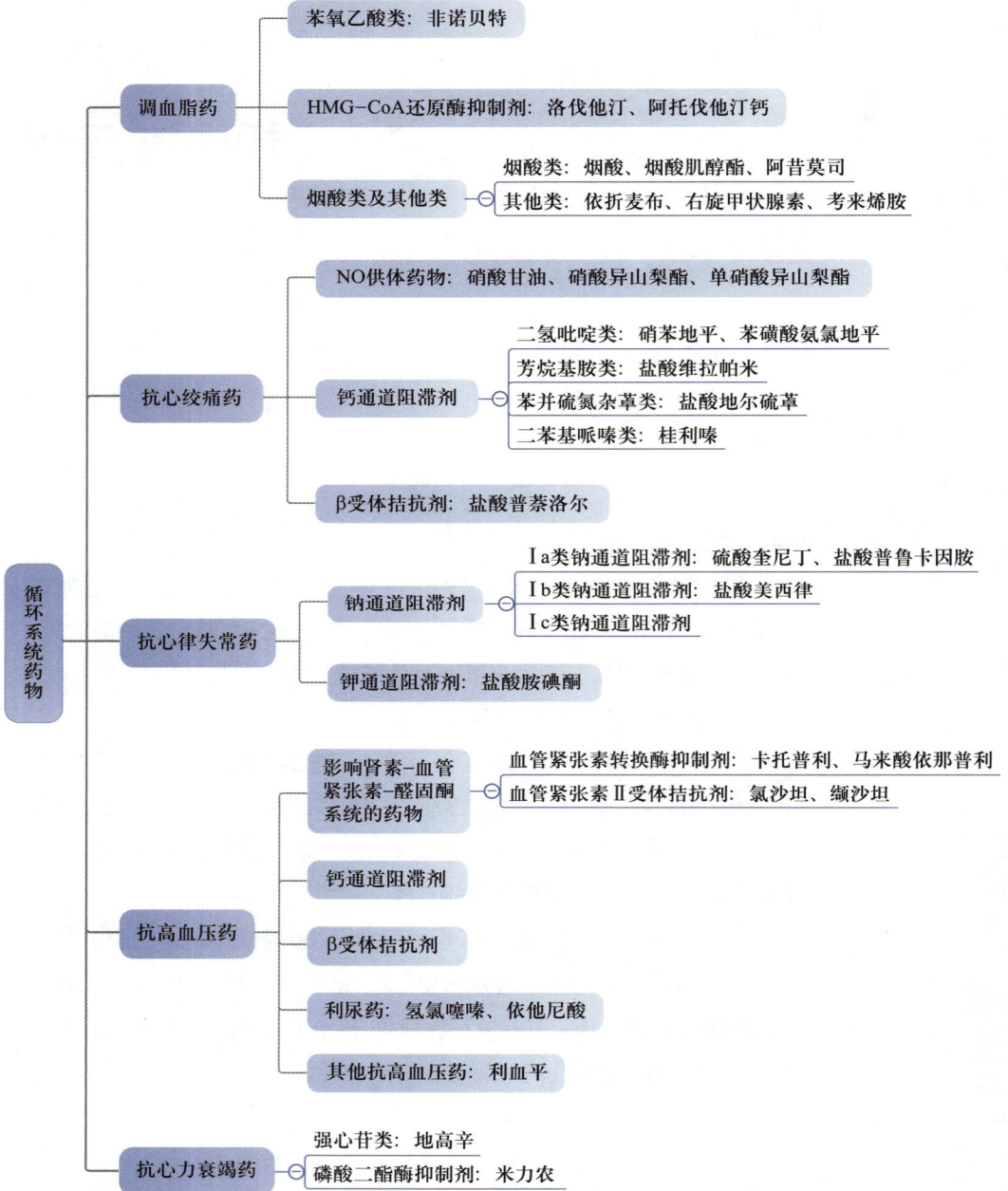

课前导读

调血脂药
- 苯氧乙酸类：非诺贝特
- HMG-CoA还原酶抑制剂：洛伐他汀、阿托伐他汀钙
- 烟酸类及其他类
  - 烟酸类：烟酸、烟酸肌醇酯、阿昔莫司
  - 其他类：依折麦布、右旋甲状腺素、考来烯胺

抗心绞痛药
- NO供体药物：硝酸甘油、硝酸异山梨酯、单硝酸异山梨酯
- 钙通道阻滞剂
  - 二氢吡啶类：硝苯地平、苯磺酸氨氯地平
  - 芳烷基胺类：盐酸维拉帕米
  - 苯并硫氮杂䓬类：盐酸地尔硫䓬
  - 二苯基哌嗪类：桂利嗪
- β受体拮抗剂：盐酸普萘洛尔

抗心律失常药
- 钠通道阻滞剂
  - Ⅰa类钠通道阻滞剂：硫酸奎尼丁、盐酸普鲁卡因胺
  - Ⅰb类钠通道阻滞剂：盐酸美西律
  - Ⅰc类钠通道阻滞剂
- 钾通道阻滞剂：盐酸胺碘酮

抗高血压药
- 影响肾素-血管紧张素-醛固酮系统的药物
  - 血管紧张素转换酶抑制剂：卡托普利、马来酸依那普利
  - 血管紧张素Ⅱ受体拮抗剂：氯沙坦、缬沙坦
- 钙通道阻滞剂
- β受体拮抗剂
- 利尿药：氢氯噻嗪、依他尼酸
- 其他抗高血压药：利血平

抗心力衰竭药
- 强心苷类：地高辛
- 磷酸二酯酶抑制剂：米力农

（循环系统药物）

基础理论

　　循环系统疾病又被称为心脑血管疾病，是严重威胁人类健康的常见病，也是常见的老年慢性病，具有高患病率、高致残率和高死亡率的特点。全世界每年因该类疾病致死

人数高达 2 000 万人,居各种死因之首。循环系统药物主要作用于心脑血管,根据药物的临床用途,可分为调血脂药、抗心绞痛药、抗心律失常药、抗高血压药和抗心力衰竭药五类。

🔖 案例导入

案例:患者李先生因高血压长期服用抗高血压药。最近,他听说一种新上市的抗高血压药效果更好,便自行更换了药物。不久后,李先生出现了头晕、乏力等症状。医师认为,这可能是药物之间存在相互作用所致。这个案例凸显了合理用药的重要性,以及患者对医师指导的依赖性。

讨论:1. 为什么患者不应自行更换药物?
　　　2. 临床上常用的抗高血压药有哪些?

第一节　调血脂药

血浆中所含脂类统称为血脂,包括胆固醇、胆固醇酯、甘油三酯(三酰甘油)、磷脂以及它们与载脂蛋白形成的各种可溶性的脂蛋白(lipoproteins)。调血脂药是用于调节血液中脂质水平的药物,主要用于降低不良脂蛋白(如低密度脂蛋白胆固醇,LDL-C)和甘油三酯(TG),以及提高有利脂蛋白(如高密度脂蛋白胆固醇,HDL-C)的水平,从而阻止脂质浸润血管壁,稳定动脉壁原有斑块,防止血栓形成。根据作用机制不同,调血脂药(antilipemic agents)可分为苯氧乙酸类、羟甲基戊二酰辅酶 A(HMG-CoA)还原酶抑制剂、烟酸类及其他类。

🔖 知识链接

动脉粥样硬化

高脂血症和动脉粥样硬化关系密切。血脂长期升高后,血脂及其分解代谢产物逐渐沉积在血管壁上,同时伴有纤维组织增生,使血管弹性降低、管腔变窄,导致血管阻塞,即发生动脉粥样硬化,最终使心肌或脑组织等重要器官供血不足或出血,引起冠心病、心肌梗死、脑卒中等疾病。调整血脂含量,纠正脂代谢紊乱,是预防和消除动脉粥样硬化,改善冠心病、高血压及相关疾病的症状,降低脑血管意外事件的关键,因此,调血脂药也可被看作心血管疾病的预防药物。

一、苯氧乙酸类

(一)概述

胆固醇在体内的生物合成是以乙酸为起始原料,由此合成大量的乙酸衍生物以寻找阻断胆固醇合成的降胆固醇药物,结果发现苯氧乙酸衍生物具有一定的降胆固醇作用和较好的降低甘油三酯的作用。代表药物有氯贝丁酯(clofibrate)、非诺贝特(fenofibrate)、吉非罗齐(gemfibrozil)和利贝特(lifibrate)等。

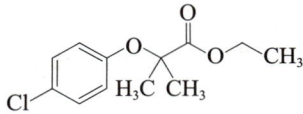

氯贝丁酯

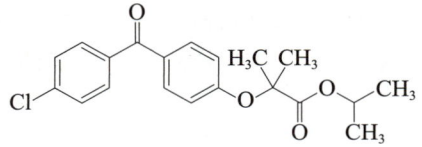

非诺贝特

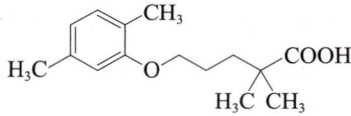

吉非罗齐

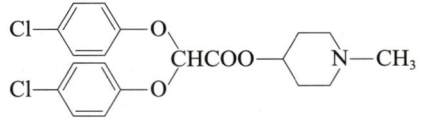

利贝特

（二）典型药物

非诺贝特（fenofibrate）

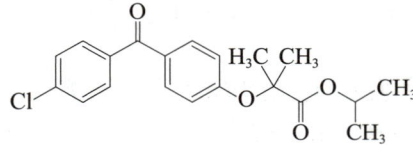

化学名为 2- 甲基 -2-[4-(4- 氯苯甲酰基) 苯氧基]丙酸异丙酯，又名苯酰降脂丙酯、普鲁脂芬。

本品为白色或类白色结晶性粉末；无臭，无味。

本品极易溶于三氯甲烷，易溶于丙酮或乙醚，略溶于乙醇，几乎不溶于水。熔点为 78～82 ℃。

本品分子结构中虽含酯键，但相对比较稳定。

本品经氧瓶燃烧破坏后，溶液显氯化物鉴别反应。

本品结构中苯氧基丙酸是活性必需基团，酯化物是前药，必须代谢活化后才起效。本品进入体内后，其酯键被组织及血浆酯酶水解，形成游离羧酸非诺贝酸为其活性形式。

本品药效较强，具有显著降低胆固醇及甘油三酯的作用，不良反应较少。主要用于高胆固醇血症、高甘油三酯血症及混合性高脂血症，耐受性好。

二、HMG-CoA 还原酶抑制剂

（一）概述

HMG-CoA 还原酶抑制剂又称他汀类药物，是一类新型抗高血脂药物。由于 HMG-CoA 还原酶是胆固醇生物合成的限速酶，所以酶抑制剂能显著地降低血中胆固醇的水平。常用的药物有洛伐他汀（lovastatin）、辛伐他汀（simvastatin）、普伐他汀（provastatin）和氟伐他汀（fluvastatin）、阿托伐他汀（atorvastatin）等。其中洛伐他汀和辛伐他汀是前体药物，分子中具有六元内酯环，在体内须水解转化为 β- 羟基酸（衍生物）才能显效。

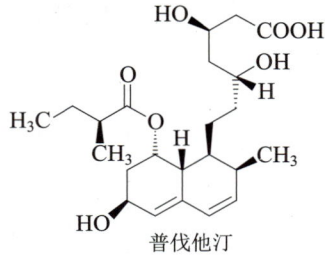

辛伐他汀

普伐他汀

氟伐他汀

阿托伐他汀

（二）典型药物

洛伐他汀（lovastatin）

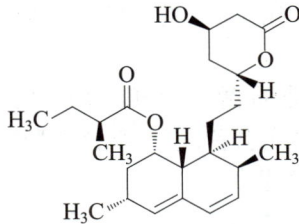

化学名为（*S*）-2- 甲基丁酸（4*R*,6*R*）-6-［2-［（1*S*,2*S*,6*R*,8*S*,8*αR*）-1,2,6,7,8,8*α*-六氢 -8- 羟基 -2,6- 二甲基 -1- 萘基］乙基］四氢 -4- 羟基 -2*H*- 吡喃 -2- 酮 -8- 酯。

本品为白色结晶性粉末。

本品溶于三氯甲烷、丙酮、乙腈、乙醇、甲醇中,不溶于水,熔点为 174.5 ℃,比旋光度（$[\alpha]_D^{20}$）为 +325°~+340°（5 mg/ml,乙腈）。

本品在水溶液中内酯环水解生成羟基酸衍生物。

本品放置过程中发生氧化反应,生成二酮吡喃衍生物和二羟基酸等氧化产物。

本品是一种无活性前药,需在体内将内酯环水解成开链的 *β*- 羟基酸衍生物才能显效。

本品用于治疗高胆固醇血症,尤其是伴有 LDL 增高者（Ⅱ型）,也可用于治疗混合性高脂血症、肾病或糖尿病伴有高胆固醇血症。

阿托伐他汀钙（atorvastatin calcium）

化学名为 $(3R,5R)$-7-[2-(4- 氟苯基)-3- 苯基 -4-(苯基氨甲酰基)-5- 异丙基吡咯 -1- 基]-3,5- 二羟基庚酸钙化合物。

本品为白色或类白色结晶性粉末；无臭，味苦。本品在甲醇中易溶，在乙醇、丙酮中微溶，在三氯甲烷、乙醚中几乎不溶。熔点为 176～178 ℃。比旋度（$[\alpha]_D^{20}$）为 -7.0°～ -9.0°（10 mg/ml，DMSO）。

本品口服吸收迅速，1～2 h 血药浓度达峰值，绝对生物利用度为 12%，且其无定形固体粉末溶出度和口服生物利用度均优于晶形固体。本品在体内经 CYP3A4 代谢为邻羟基、对羟基衍生物，这些代谢物的活性与阿托伐他汀相当。与其他他汀类药物代谢途径有所不同，阿托伐他汀钙在体内先转化为无活性的内酯形式，内酯形式与 CYP3A4 的亲和力更高，更易被代谢成两个内酯形式的羟基衍生物，然后内酯环再水解开环成相应的直链羟基衍生物。

本品能有效降低血浆中总胆固醇、低密度脂蛋白胆固醇、载脂蛋白 B 和甘油三酯水平，可用于原发性高胆固醇血症患者，包括杂合子型家族性高胆固醇血症、非家族性高胆固醇血症及混合性高脂血症患者。

知识链接

他汀类药物与横纹肌溶解

他汀类药物的常见不良反应与用药剂量密切相关，主要应该警惕肌病和肝脏不良反应等。其中他汀类药物相关性肌病临床表现包括肌痛、肌炎和横纹肌溶解。出现肌炎及严重横纹肌溶解的病例是比较罕见的，且多发生在合并多种疾病或联合使用多种药物的患者。横纹肌溶解常表现为磷酸激酶(CK)显著升高(高于正常值上限 10 倍以上)，可能伴有血肌酐升高，且常伴有肌球蛋白尿和肌球蛋白血症，并可引起急性肾衰竭。

三、烟酸类及其他类

烟酸类调血脂药主要包括烟酸及其衍生物，是最早用于降低心血管疾病总病死率的调脂药物之一，主要包括烟酸、烟酸肌醇酯和阿昔莫司等。本类药物主要通过抑制环磷酸腺苷(cAMP)的生成，导致激素敏感脂酶活性下降，使脂肪组织中甘油三酯的水解减少,肝脏合成甘油三酯所需的原料自由脂肪酸(FFA)不足,进而使甘油三酯合成减少,导致血浆中甘油三酯、VLDL 及 LDL 浓度降低。

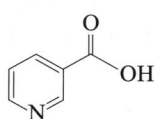
烟酸

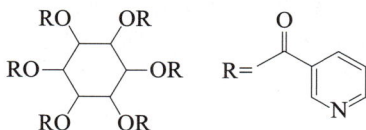
烟酸肌醇酯   阿昔莫司

烟酸类药物口服吸收良好,生物利用度可达 95%,30~60 min 达峰值,血浆蛋白结合率低,吸收后迅速分布到肝、肾和脂肪组织,代谢物及原形经肾排出。临床主要用于治疗混合性高脂血症、高甘油三酯血症等。

其他类调血脂药包括依折麦布、右旋甲状腺素、考来烯胺等。

依折麦布(ezetimibe)为 β- 内酰胺类化合物,2002 年首先在德国上市,为第一个胆固醇吸收抑制剂,能抑制小肠刷状缘对胆固醇的吸收,剂量小,每日仅 10 mg,可单用或与他汀类药物合用,用于杂合子型家族性高胆固醇血症。

右旋甲状腺素具有促进胆固醇分解代谢的作用。右旋甲状腺素(dextrothyroxine)因激素样作用很小,可作为降血脂药使用,但右旋体的含量必须达到 98% 以上,否则对有心脏病的患者会增大不良反应,现已少用。

胆固醇在肝内可代谢为胆酸,胆酸经肠道排出增多可促使胆固醇继续转化为胆酸,从而使血中胆固醇含量降低。考来烯胺(cholestyramine)为强碱性阴离子交换树脂,在肠道内通过离子交换作用,与胆酸结合而排出,使胆酸排出量比正常高 3~15 倍。这类药物不溶于水,不被吸收,不良反应小,缺点是剂量大,可出现恶心、腹胀等症状。

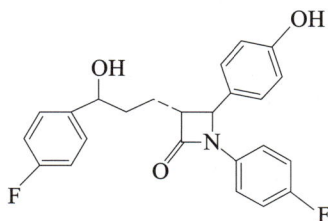
依折麦布

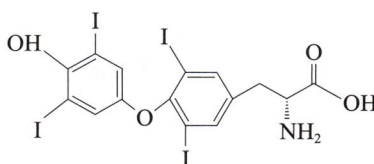
右旋甲状腺素

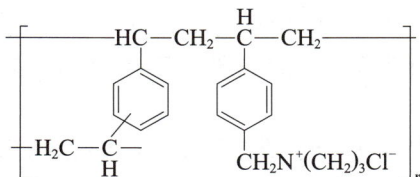
考来烯胺

第二节 抗心绞痛药

心绞痛是冠状动脉供血不足,心肌急剧暂时缺血缺氧所引起的以发作性胸痛或胸部不适为主要表现的临床综合征,是冠状动脉粥样硬化性心脏病(冠心病)的重要临床症状之一。抗心绞痛药(antianginal drugs)旨在减轻心脏工作负荷以降低心肌耗氧量,或扩张冠状动脉促进侧支循环以增加心肌供氧量,从而达到缓解和治疗心绞痛的目的。按化学结构和作用机制不同,抗心绞痛药可分为 NO 供体药物(硝酸酯及亚硝酸酯类)、钙通道阻滞剂和 β 受体拮抗剂等。

一、NO 供体药物

(一) 概述

NO 供体药物即硝酸酯及亚硝酸酯类抗心绞痛药。本类药物在体内释放外源性 NO 分子,通过激活体内鸟苷酸环化酶,使血管平滑肌松弛而缓解心绞痛症状,是临床上治疗心绞痛的主要药物。代表药物有硝酸甘油(nitroglycerin)、丁四硝酯(erythrityl teranitrate)、硝酸异山梨酯(isosorbide dinitrate)、单硝酸异山梨酯(isosorbide mononitrate)等。

硝酸甘油   丁四硝酯

硝酸异山梨酯   单硝酸异山梨酯

(二) 典型药物

硝酸甘油(nitroglycerin)

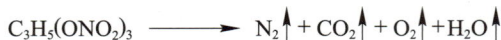

化学名为 1,2,3- 丙三醇三硝酸酯。

本品为浅黄色无臭带甜味的油状液体,沸点为 145 ℃,低温条件下可凝固成两种固体形式,一种为稳定的双棱形晶体,熔点为 13.2 ℃,另一种为不稳定的三斜晶形,熔点为 2.2 ℃,这种易变晶形可转变为稳定晶形。溶于乙醇,混溶于丙酮、乙醇、冰醋酸等有机溶剂,略溶于水。

本品有挥发性,也能吸收水分子成塑胶状,在遇热或撞击下易爆炸,产生大量氮和二氧化碳等气体,故一般配制成 10% 乙醇溶液,以便运输和贮存。

$$C_3H_5(ONO_2)_3 \longrightarrow N_2\uparrow + CO_2\uparrow + O_2\uparrow + H_2O\uparrow$$

本品在碱性条件下迅速水解。如与氢氧化钾试液反应生成甘油,再与硫酸氢钾作用,产生有刺激特臭的丙烯醛。在中性和弱酸性条件下相对稳定。

$$C_3H_5(ONO_2)_3 \xrightarrow[\Delta]{NaOH} C_3H_5(OH)_3 \xrightarrow[\Delta]{KHSO_4} H_2C=CHCHO\uparrow$$

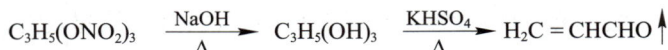

本品能松弛血管平滑肌,扩张静脉与冠状动脉,具有吸收快、起效快的特点,主要用于治疗和缓解心绞痛。

知识链接

诺贝尔与硝酸甘油

1864 年,阿尔佛雷德·贝恩哈德·诺贝尔(Alfred Bernhard Nobel)在瑞典第一次获得了硝酸甘油的引爆装置——雷管的专利权,完成了他的第一项重大发明。1868 年2 月,瑞典科学会授予诺贝尔父子金质奖章,奖励父子俩在用硝酸甘油制造炸药过程中的重大贡献。晚年的诺贝尔身患心脏病和风湿病。好像命运故意跟这位大发明家开玩笑一样,他经常服用的扩张血管的药物,就是与他一生事业休戚相关的硝酸甘油。他制造硝酸甘油,是为了炸开矿山和铁路的脉络。他服用硝酸甘油,则是为了"炸"通他阻塞的血管。

硝酸异山梨酯(isosorbide dinitrate)

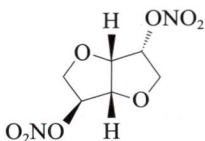

化学名 1,4 :3,6- 二脱水 -D- 山梨醇二硝酸酯,又名消心痛。

本品为白色结晶性粉末;无臭。

本品易溶于丙酮或三氯甲烷,略溶于乙醇,微溶于水。熔点为 68~72 ℃。比旋度($[\alpha]_D^{20}$)为 +135° ~ +140°(10 mg/ml,无水乙醇)。

本品为硝酸酯类化合物,在室温和干燥状态下比较稳定,但在强热或撞击下也会发生爆炸。故本品在生产、贮存和运输过程中应防撞击、防高温。

本品在酸、碱溶液中,硝酸酯容易水解,生成脱水山梨醇及亚硝酸。

本品经硫酸水解后,生成亚硝酸,可与新制儿茶酚溶液作用生成对 – 亚硝基儿茶酚,加硫酸后,即显暗绿色。

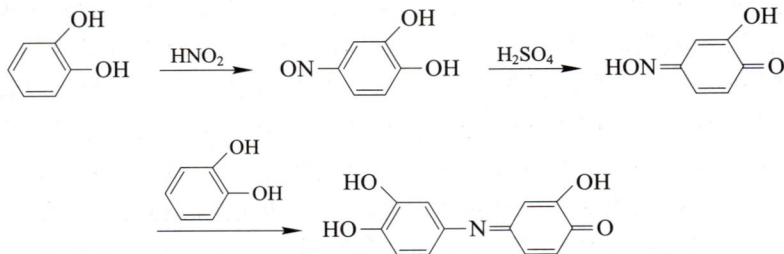

本品还显硝酸的棕色环反应,即将本品加少许水和硫酸混匀后,可水解生成硝酸,放冷,沿管壁缓缓加入硫酸亚铁试液,在两液层接界面显棕色环。

动画:
硝酸异山梨酯的鉴别方法

本品主要用于缓解和预防心绞痛,作用与硝酸甘油相似,但起效慢,作用持久,为长效抗心绞痛药。

单硝酸异山梨酯(isosorbide mononitrate)

化学名为 1,4∶3,6- 二脱水 -D- 山梨醇 -5- 单硝酸酯。

本品为白色针状结晶或结晶性粉末;无臭。易溶于乙醇和丙酮,溶于三氯甲烷和水,几乎不溶于己烷。比旋度为 +170°~+176°(10 mg/ml,无水乙醇)。

本品受热或受到撞击易发生爆炸。

本品为硝酸异山梨酯的活性代谢产物,具有明显的扩血管作用。口服吸收、分布迅速,不受肝脏代谢效应的影响,生物利用度为 95%~100%。以药物原形进入体循环,主要以异山梨醇及本品的葡萄糖醛酸结合物的形式自尿液排出,$t_{1/2}$ 为 5 h 左右。

本品作用及作用机制与硝酸甘油类似,主要用于冠心病的治疗和预防心绞痛发作,效果优于硝酸异山梨酯。

课堂讨论

硝酸异山梨酯和单硝酸异山梨酯结构和疗效上的差异是什么?

二、钙通道阻滞剂

钙通道阻滞剂能阻滞钙离子经细胞膜上的钙离子通道进入细胞内,减少细胞内钙离子浓度,使心肌和心血管平滑肌细胞内缺乏足够的钙离子,从而抑制心肌和血管的收缩,使心率减慢,耗氧量降低,同时血管松弛,外周血管阻力降低,减轻心脏负荷。钙通道阻滞剂按化学结构可分为二氢吡啶类、芳烷基胺类、苯并硫氮杂䓬类和二苯基哌嗪类。

(一)二氢吡啶类

1. 概述　二氢吡啶类药物是临床应用最广泛、作用最强的一类钙通道阻滞剂,目前上市的药物超过 30 种。其中硝苯地平为第一代药物的代表,具有较强的血管扩张作用,主要用于心绞痛、高血压的治疗。第二代药物尼卡地平扩张血管的作用较硝苯地平强,对脑血管和脑组织具有选择作用,用于轻、中度高血压,心绞痛及脑血管疾病的治疗。尼群地平选择性地作用于外周血管,降压作用较硝苯地平持久,主要用于高血压和冠心病的治疗。尼莫地平选择性地扩张脑血管,增加脑血流量,是脑血管扩张药,用于防治偏头痛。第三代药物非洛地平对原发性高血压和充血性心力衰竭有效,也可用于心绞痛的治疗。氨氯地平主要扩张冠状动脉和外周血管,作用缓慢而持久,血浆半衰期为 35~45 h,日服一次即可,主要用于治疗轻、中度原发性高血压,也可用于治疗稳定型心绞痛。

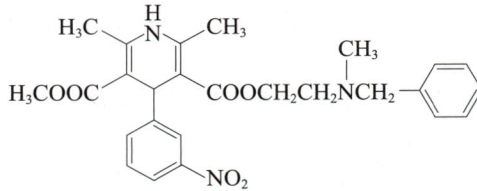

硝苯地平　　　　　　　　　　　　　　尼卡地平

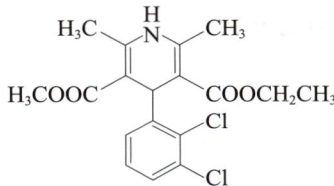

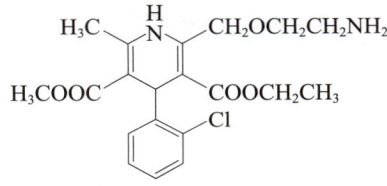

尼群地平　　　　　　　　　　　　　　尼莫地平

非洛地平　　　　　　　　　　　　　　氨氯地平

二氢吡啶类钙通道阻滞剂的构效关系如下。

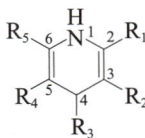

（1）1,4–二氢吡啶环为活性必需结构且氮原子上不能有取代基,若带有取代基或将二氢吡啶环氧化为吡啶或还原为六氢吡啶,则活性消失。

（2）二氢吡啶环的2,6位最适宜的取代基为低级烃,多数为甲基,但氨氯地平例外。二氢吡啶环的3,5位的羧基酯为活性必需基团,若为乙酰基或氰基则活性降低,若为硝基则可激活钙通道。两个酯基不同时,活性更优。

（3）C–4为苯基或取代苯基时,活性最强,若以杂环、环烷基或烷基取代,则活性下降。苯环上的取代基以吸电子基活性最佳。C–4位取代基与活性的关系为:H<烷基<环烷基<苯基<取代苯基。

（4）具有手性中心的药物,一般 S 型对映体具有较强的活性。

2. **典型药物**

微课:

抗心绞痛药——钙通道阻滞剂

硝苯地平（nifedipine）

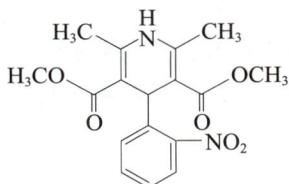

化学名为 2,6- 二甲基 -4-(2- 硝基苯基)-1,4 二氢 -3,5- 吡啶二甲酸二甲酯,又名心痛定。

本品为黄色结晶性粉末;无臭、无味。易溶于丙酮或三氯甲烷,略溶于甲醇、乙醇,几乎不溶于水。熔点为 172~174 ℃。

本品见光极不稳定,遇光可发生分子光学歧化反应,生成硝基苯吡啶衍生物和亚硝基苯吡啶衍生物。其中亚硝基苯吡啶衍生物对人体危害极大,故本品在生产、贮存及使用中均应注意避光。

本品的丙酮溶液,加 2% 氢氧化钠液振摇后,溶液显橙红色。

本品为钙通道阻滞药。主要用于预防和治疗心绞痛,也可用于治疗各型高血压。

课堂讨论

硝苯地平见光稳定吗?为什么?应该如何贮存?

苯磺酸氨氯地平(amlodipine benzenesulphonate)

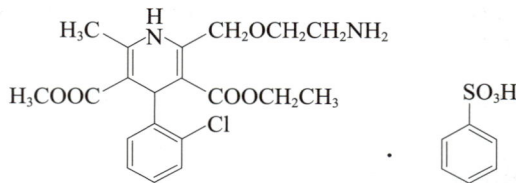

化学名为(±)-2- [(2- 氨基乙氧基)甲基]-4-(2- 氯苯基)-6- 甲基 -1,4- 二氢吡啶 -3,5- 二羧酸 -3- 乙酯 -5- 甲酯苯磺酸盐。

本品为白色或类白色结晶性粉末;无臭,味苦。

本品易溶于甲醇,极微溶于水及异丙醇,不溶于乙醇。熔点为 178~179 ℃。

由于二氢吡啶环 3、5 位取代基不同,使 C-4 具有手性,降压作用左旋体是右旋体的 1 000 倍,右旋体不但几乎无降压作用,反而是引起不良反应的主要原因。因此,苯磺酸左旋氨氯地平较苯磺酸氨氯地平疗效更高,安全性更好。苯磺酸左旋氨氯地平的口服生物利用度为 64%~80%,且不受进食等因素影响,血浆半衰期长达 49.6 h。

本品在肝脏代谢,主要代谢反应为二氢吡啶环脱氢及其进一步脱氨或酯键水解等,代谢产物均无活性。

本品主要用于治疗高血压,单用或与其他抗高血压药合用均可。本品还可用于治疗稳定型心绞痛。

(二)芳烷基胺类

1. **概述**   芳烷基胺类药物主要包括维拉帕米、加洛帕米等。本类药物分子结构中都有手性中心,代表药维拉帕米有明显的立体选择性,其 S- 构型是室上性心动过速的首选药,而 R- 构型则用于治疗心绞痛。加洛帕米对心肌和平滑肌的作用强于维拉帕米,临床应用的是其 S- 构型。

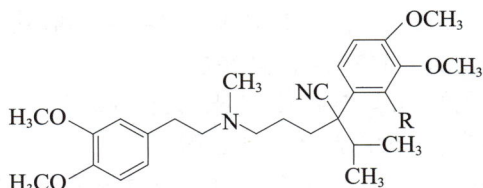

R= —H　　　维拉帕米
R= —OCH₃　加洛帕米

2. 典型药物

盐酸维拉帕米（verapamil hydrochloride）

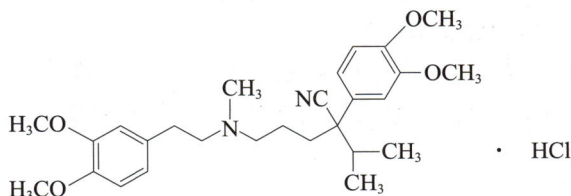

化学名为（±）-α-[3-[[2-（3,4- 二甲氧苯基）乙基]甲氨基]丙基]-3,4- 二甲氧基 -α- 异丙基苯乙腈盐酸盐，又名戊脉安。

本品为白色粉末；无臭。

本品易溶于甲醇、乙醇或三氯甲烷，溶于水中。熔点为 141~145 ℃。

本品的水溶液，加硫氰酸铬铵，即生成淡红色的沉淀。

本品的水溶液显氯化物的鉴别反应。

本品口服吸收完全，但存在首过效应，生物利用度为 10%~35%，大部分经肝脏代谢，代谢产物脱甲基维拉帕米活性仅为原药的 20%，$t_{1/2}$ 为 6~8 h。

本品临床主要用于治疗阵发性室上性心动过速、心绞痛，也可用于轻、中度高血压的治疗。

（三）苯并硫氮杂䓬类

1. **概述**　20 世纪 70 年代初，在研究抗抑郁、安定和冠状动脉扩张的苯并硫氮杂䓬类衍生物时，发现了一类具有高选择性的钙通道阻滞剂，其代表药为地尔硫䓬，主要作用于心肌和血管平滑肌，临床上用于治疗冠心病中的各种心绞痛，也可用于高血压的治疗。

2. 典型药物

盐酸地尔硫䓬（diltiazem hydrochloride）

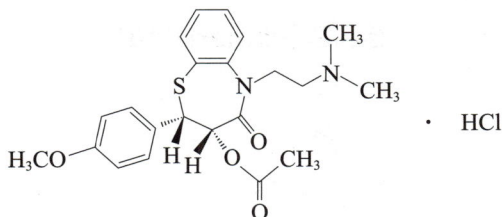

化学名为顺 –(+)–5–[(2– 二甲氨基)乙基]–2–(4– 甲氧基苯基)–3– 乙酰氧基 –2，3– 二氢 –1,5– 苯并硫氮杂䓬 –4(5H)– 酮盐酸盐。

本品为白色或类白色的结晶或结晶性粉末；无臭，味苦。

本品易溶于水、甲醇或三氯甲烷，不溶于乙醚。

本品分子结构中有 2 个手性碳原子，有 4 个立体异构体，其中 (2S,3S)– 构型异构体对冠状动脉的扩张作用较强，故临床仅用 (2S,3S)– 构型异构体。

本品加盐酸溶解后，加硫氰酸铵试液、2.8% 硝酸钴溶液与三氯甲烷充分振摇，静置，三氯甲烷层显蓝色。

本品的水溶液显氯化物的鉴别反应。

本品口服吸收快而完全，有首过效应，生物利用度仅为 20%～40%，几乎全部 (95%) 在肝脏中氧化失活，经肾脏排泄，$t_{1/2}$ 为 4～5 h。

本品主要用于心绞痛的防治，尤其是变异型心绞痛、冠状动脉痉挛所致的心绞痛，以及室上性心律失常的预防。对原发性高血压有中等程度的疗效，作用缓和、平稳，适合于老年高血压患者。

（四）二苯基哌嗪类

1. 概述   二苯基哌嗪类药物是对血管平滑肌钙通道有选择性抑制作用的钙通道阻滞剂，包括桂利嗪、氟桂利嗪、利多氟嗪等，临床主要用于脑细胞和脑血管疾病，对缺血性脑缺氧引起的脑损伤和代谢异常、脑水肿等有效。

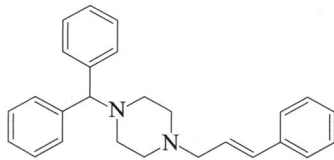

桂利嗪

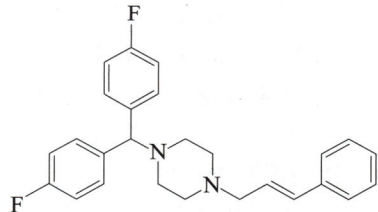

氟桂利嗪

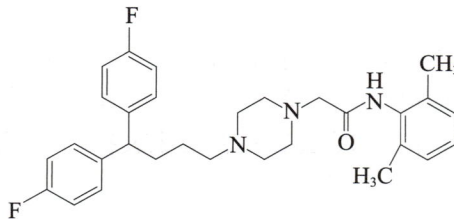

利多氟嗪

2. 典型药物

桂利嗪（cinnarizine）

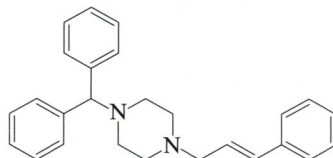

化学名为 1- 二苯甲基 -4-(3- 苯基 -2- 丙烯基)哌嗪,又名脑益嗪。

本品为白色或类白色结晶或结晶性粉末;无臭,无味。

本品易溶于三氯甲烷,溶于沸乙醇,几乎不溶于水中。熔点为 117~121 ℃。

本品加乙醇加热溶解后,加入氢氧化钾试液,摇匀,加高锰酸钾试液 2~3 滴,紫色即消失。

本品加 2% 甲醛的硫酸溶液数滴,即显红色。

本品可直接作用于血管平滑肌,使血管扩张,迅速改善循环。临床常用于治疗脑血管障碍、脑栓塞、脑动脉硬化、脑外伤后遗症等。

三、β 受体拮抗剂

(一) 概述

β 受体兴奋时,可引起心率和心肌收缩力增加,支气管扩张,血管舒张,内脏平滑肌松弛等,无疑会增大心肌耗氧量,加重心脏负荷,从而会诱发或加重心绞痛。而 β 受体拮抗剂能选择性地与 β 受体结合,拮抗神经递质和儿茶酚胺对 β 受体的激动,减慢心率,减弱心肌收缩力,并降低外周血管阻力,从而减少心肌耗氧量,缓解心绞痛。常用药物有阿替洛尔(atenolol)、普萘洛尔(propranolol)等。

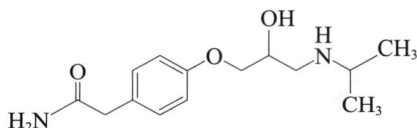

阿替洛尔

(二) 典型药物

盐酸普萘洛尔(propranolol hydrochloride)

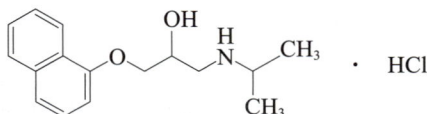

化学名为 1- 异丙氨基 -3-(1- 萘氧基)-2- 丙醇盐酸盐,又名心得安。

本品为白色或类白色的结晶性粉末;无臭,味微甜后苦。

本品溶于水,微溶于三氯甲烷。熔点为 162~165 ℃。

本品侧链含一个手性碳原子,S- 构型左旋体活性强,R- 构型右旋体的活性仅为左旋体的 1/100~1/50,为避免分离光学异构体或进行不对称合成,药用品为其外消旋体。

本品在碱性条件下较稳定,在稀酸中易分解,遇光易变质。

本品溶液与硅钨酸试液作用生成淡红色沉淀。

本品水溶液显氯化物的一般鉴别反应。

本品主要用于心绞痛、窦性心动过速、心房扑动及颤动等室上性心动过速,也可用于期前收缩和高血压的治疗等。

第三节   抗心律失常药

抗心律失常药(antiarrhythmic drugs)主要通过影响心肌细胞 Na^+、Ca^{2+} 或 K^+ 等离子转运,纠正电生理异常而发挥作用。通常分为钠通道阻滞剂、钾通道阻滞剂(延长动作电位时程药)、β 受体拮抗剂(见本章第二节)和钙通道阻滞剂(见本章第二节)四类。

一、钠通道阻滞剂

钠通道阻滞剂是一类能抑制 Na^+ 内流,从而抑制心肌细胞动作电位振幅及超射幅度,减慢传导,延长有效不应期的药物,因而具有良好的抗心律失常作用。根据作用差异,钠通道阻滞剂又分为 Ia、Ib 和 Ic 三种类型。

(一) Ia 类钠通道阻滞剂

1. **概述**   本类药物阻滞 Na^+ 通道,主要影响传导速率,包括奎尼丁、普鲁卡因胺等。普鲁卡因胺是局麻药普鲁卡因结构改造的衍生物,抗心律失常作用与奎尼丁相似,但更为安全,可口服或注射给药。

2. **典型药物**

硫酸奎尼丁(quinidine sulfate)

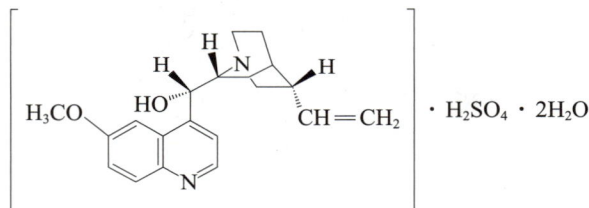

化学名为(9S)-6′- 甲氧基 – 脱氧辛可宁 -9- 醇硫酸盐二水合物。

奎尼丁是从金鸡纳树皮中提取的生物碱,常用其硫酸盐,具有右旋光性,与抗疟药(–)– 奎宁是非对映异构体。

本品为白色细针状结晶;无臭,味极苦。

本品易溶于沸水,溶于三氯甲烷或乙醇,微溶于水,几乎不溶于乙醚。比旋度为 +275° ~ +290°。

本品遇光渐变色。

本品加水溶解后,加稀硫酸即显蓝色荧光,加盐酸后荧光即消失。

本品加溴试液和氨试液即显翠绿色。

本品为广谱抗心律失常药,主要用于心房颤动、心房扑动、室上性和室性心动过速的转复和预防。

盐酸普鲁卡因胺(procainamide hydrochloride)

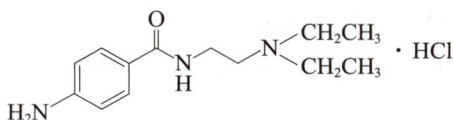

化学名为 N-[(2- 二乙氨基)乙基]-4- 氨基苯甲酰胺盐酸盐,又名盐酸奴佛卡因胺。

本品为白色无臭结晶性粉末;易吸潮。

本品易溶于水,溶于乙醇、丙二醇,略溶于三氯甲烷、丙酮。熔点为 165~169 ℃。

本品结构中具有芳伯氨基,可发生重氮化 - 偶合反应显红色;易被空气中的氧气等氧化变色,在配制注射剂时可加入亚硫酸氢钠作为抗氧剂。

本品结构中的芳酰胺经过氧化氢处理转变为异羟肟酸,再与三氯化铁反应生成异羟肟酸铁而显紫红色。

本品在酸性水溶液中或长期放置后水解为对氨基苯甲酸和二乙氨基乙胺,但比普鲁卡因稳定,在贮存期间易氧化变色。

本品水溶液显氯化物的性质反应。

本品适用于阵发性心动过速、期前收缩、心房颤动等。

💬 课堂讨论

普鲁卡因和普鲁卡因胺结构上有何区别? 哪一种药物化学性质更稳定? 为什么? 二者如何区别?

(二) Ib 类钠通道阻滞剂

1. **概述**　本类药物轻度而迅速阻滞 Na^+ 通道,影响动作电位 4 相 Na^+ 内流而降低自律性。常用的药物有利多卡因、妥卡尼、美西律等。其中利多卡因可用于各种室性心律失常的治疗,为一种安全有效的药物。妥卡尼可用于室性期前收缩,口服有效,无明显负性肌力作用。

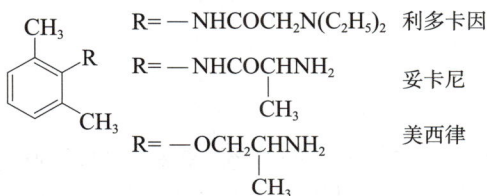

R= —NHCOCH₂N(C₂H₅)₂　利多卡因
R= —NHCOCHNH₂　　妥卡尼
　　　　　│
　　　　　CH₃
R= —OCH₂CHNH₂　　美西律
　　　　　　　│
　　　　　　　CH₃

2. **典型药物**

盐酸美西律（mexiletine hydrochloride）

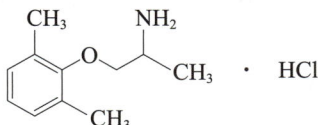

化学名为 (±)-1-(2,6- 二甲基苯氧基)-2- 丙胺盐酸盐,又名慢心律。

本品为白色或类白色结晶性粉末;几乎无臭,味苦。

本品易溶于水或乙醇,几乎不溶于乙醚。熔点为 200~204 ℃。药用品为外消旋体。

本品具有烃胺结构,水溶液加碘试液生成棕红色复盐沉淀。

本品可与四苯硼钠反应生成白色沉淀。

本品在肝内代谢较慢,主要由肾排泄,当正常人尿 pH 升高时,血药浓度可显著升高,故本品应用时需监控尿液的 pH。

本品与利多卡因结构类似,局麻作用和抗心律失常作用也与利多卡因类似,临床用于各种室性心律失常,如室性期前收缩、心室颤动等,特别适合于急性心肌梗死和洋地黄引起的心动过速。

(三) Ic 类钠通道阻滞剂

本类药物的特点是阻滞 Na^+ 通道作用明显,对心肌自律性和传导性有较强的抑制作用。代表药为普罗帕酮,对心肌传导细胞有局麻作用和膜稳定作用,还有一定程度的 β 受体拮抗作用,适用于室性和室上性心律失常。氟卡尼对室性期前收缩和室上性心动过速有效,恩卡尼适用于连续性心动过速。但这类药物具有较强的致心律失常作用,常在其他药物无效时使用。

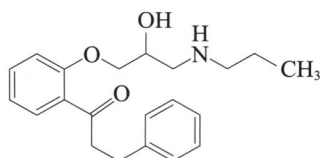

普罗帕酮　　　　　　　　　氟卡尼

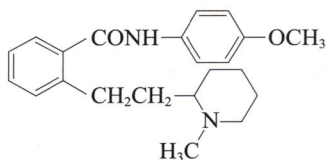

恩卡尼

二、钾通道阻滞剂

(一) 概述

钾通道阻滞剂又称延长动作电位时程药,主要是通过抑制电位依赖性钾通道,延长动作电位时程,表现为延长复极过程而使有效不应期明显延长,具有抗心律失常的作用,如盐酸胺碘酮。

(二) 典型药物

盐酸胺碘酮(amiodarone hydrochloride)

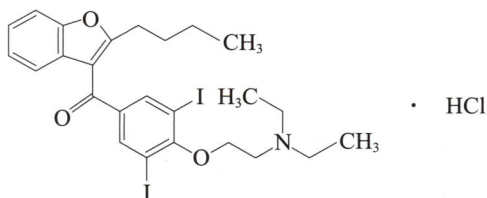

化学名为(2- 丁基 -3- 苯并呋喃基)〔4-〔2-(二乙氨基)乙氧基 〕-3,5- 二碘苯基〕甲酮盐酸盐,又名盐酸胺碘达隆,盐酸乙胺碘呋酮。

本品为白色至微带黄色结晶性粉末;无臭,无味。熔点为 158～162 ℃,熔融时同时分解。易溶于三氯甲烷,而在水中几乎不溶。

本品结构中具有羰基,加乙醇溶解后可与 2,4- 二硝基苯肼的高氯酸溶液反应,生成黄色的胺碘酮 -2,4- 二硝基苯腙沉淀。

本品与硫酸共热,有紫色的碘蒸气产生。

本品用于室上性心律失常、室性期前收缩、室性心动过速、心室颤动的控制及预防。

第四节　抗高血压药

高血压病为最常见的心血管疾病,是指以体循环动脉血压升高为主要特征,收缩压≥140 mmHg(1 mmHg＝0.133 kPa)和 / 或舒张压≥90 mmHg,伴有或不伴有心、脑、肾等器官功能或器质性损害的慢性病,是心脑血管疾病最主要的危险因素。

抗高血压药又称降压药,是一类能控制血压,用于治疗高血压疾病的药物,主要通过影响交感神经系统、肾素 - 血管紧张素 - 醛固酮系统和内皮素系统等对血压的生理调节起重要作用的系统发挥降压作用。按作用部位和机制不同,抗高血压药可分为以下几类:影响肾素 - 血管紧张素 - 醛固酮系统的药物、钙通道阻滞剂、β 受体拮抗剂、利尿药及其他抗高血压药。

知识链接

高血压的诊断和分类

高血压是指静息状态下,在未使用降压药物的情况下,非同日 3 次测量诊室血压,收缩压(SBP)≥140 mmHg 和 / 或舒张压(DBP)≥90 mmHg,可伴有心、血管、脑和肾等器官功能性或器质性改变的全身性疾病。高血压可分为原发性高血压和继发性高血压两类。原发性高血压是在各种因素影响下,以血压升高为主要临床表现,而病因尚未明确的独立疾病,约占高血压患者的 90%。继发性高血压病因明确,高血压仅是某种疾病的临床表现之一,血压可暂时性或持久性升高,占高血压患者的 5%～10%。

一、影响肾素 - 血管紧张素 - 醛固酮系统的药物

肾素 - 血管紧张素 - 醛固酮系统(RAS 或 RAAS)为体内肾脏所产生的一种升压调节体系,引起血管平滑肌收缩及水、钠潴留,产生升压作用。肾素为肾小球旁细胞分泌的一种蛋白水解酶,当肾素进入血液后与肝脏产生的 α₂ 球蛋白作用,使之形成血管紧张素 I(十肽),再经过血管紧张素转化酶作用形成血管紧张素 II(八肽),血管紧张素 II 具有血管收缩作用及刺激肾上腺髓质释放出肾上腺素,促使交感神经末梢释放出

去甲肾上腺素,产生升压作用。同时,血管紧张素Ⅱ刺激肾上腺皮质分泌醛固酮,引起体内水和钠的潴留,也产生升压作用。血中醛固酮浓度增高时,又反过来抑制肾素的分泌。

影响 RAS 的药物近年来发展迅速,其中最主要的是血管紧张素转换酶抑制剂和血管紧张素Ⅱ受体拮抗剂等。

(一) 血管紧张素转换酶抑制剂

1. 概述　在抗高血压药领域研究较为活跃的是血管紧张素转换酶抑制剂(angiotensin converting enzyme inhibitors,ACEI)。ACE 是一种含锌的二肽降解酶,结构与羧肽酶 A 类似。在羧肽酶 A 抑制剂研究的启发下,通过对蛇毒肽和 ACE 作用部位的分析,首先设计并合成活性较强且可以口服的非肽类 ACEI 卡托普利,随后以卡托普利为先导物,设计合成了一系列 ACEI 类药物,目前已上市 20 多种,主要用于高血压及充血性心力衰竭的治疗,具有疗效好、作用持久等特点。

卡托普利

研究发现卡托普利分子中的巯基,可引起味觉异常、皮疹等副作用。为了克服这些缺点,对卡托普利进行了结构改造,如将卡托普利结构中的巯基用 α–羧基苯丙氨基取代,得到了不含巯基,含二羧基的依那普利拉(enalaprilat),该药不良反应小,但口服生物利用度低,仅供静脉注射用。依那普利(enalapril)是依那普利拉的酯类前体药物,在体内被肝酯酶水解成活性代谢物依那普利拉而发挥作用,其起效较慢,但作用持久,副作用小,口服生物利用度高。赖诺普利(lisinopril)于 1987 年在美国上市,具有长效作用,用于原发性高血压和充血性心力衰竭。雷米普利(ramipril)于 1989 年在德国上市,起效快,作用持久,副作用小,为长效、高效的抗高血压药。

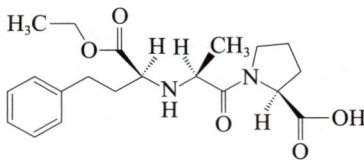

依那普利

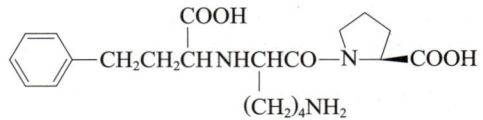

赖诺普利

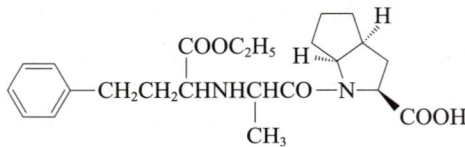

雷米普利

知识链接

ACEI的不良反应

ACEI 在减少血管紧张素Ⅱ（AⅡ）生成的同时，也抑制了缓激肽、脑啡肽等生物活性物质的灭活，因此会产生咳嗽、血管神经性水肿等不良反应，故在使用该类药物时应引起重视，提前告知患者并采取相应防范措施。

2. 典型药物

卡托普利（captopril）

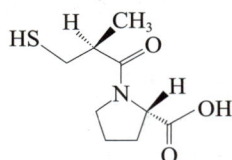

化学名为 1-[(2S)-2- 甲基 -3- 巯基 - 丙酰基]-L- 脯氨酸，又名巯甲丙脯酸。

本品为白色或类白色结晶性粉末；有类似蒜的特臭，味咸。

本品易溶于甲醇、乙醇或三氯甲烷，溶解于水中。熔点为 104~110 ℃。比旋度为 -126°~-132°（20 mg/ml，乙醇）。

本品结构中含有巯基（—SH），具有还原性，见光或在水溶液中，可发生自动氧化反应，生成二硫化物。也可被氧化剂氧化，如在酸性溶液中可被碘酸钾氧化。

本品适量加乙醇溶解后，加亚硝酸钠结晶和稀硫酸，振摇后，溶液显红色。

本品在体内 40%~50% 的药物以原形排泄，剩余药物以二硫聚合体或卡托普利 - 半胱氨酸二硫化物形式排泄。

本品作为第一个可以口服的 ACEI 类药物，可用于各型高血压，尤其适用于合并糖尿病、左心室肥厚、心力衰竭、急性心肌梗死的患者，为目前高血压治疗的一线药物之一。

课堂讨论

巯基有哪三大性质？具有蒜臭味的药物有何结构特征？如何鉴别卡托普利和马来酸依那普利？为什么？

马来酸依那普利（enalapril maleate）

化学名为 N-[(S)-1- 乙氧羰基 -3- 苯丙基]-L- 丙氨酰 -L- 脯氨酸顺丁烯二酸盐。

本品为白色或类白色结晶性粉末;无臭,微有引湿性。

本品易溶于甲醇,略溶于水,微溶于乙醇或丙酮,几乎不溶于三氯甲烷。比旋度为 $-41.0° \sim -43.5°$（50 mg/ml,甲醇）。

本品加稀硫酸后,滴加高锰酸钾试液,红色即消失。

本品为依那普利拉的乙酯,口服后在体内水解为依那普利拉,后者是长效 ACEI,能强烈抑制 ACE 而发挥降压作用。临床用于原发性高血压、肾性高血压。

(二) 血管紧张素 Ⅱ 受体拮抗剂

1. 概述　血管紧张素 Ⅱ 受体主要有两种亚型,即 AT_1 受体和 AT_2 受体,目前认为血管紧张素 Ⅱ 的作用主要是由 AT_1 受体介导的。血管紧张素 Ⅱ 受体拮抗剂通过阻止血管紧张素 Ⅱ 与 AT_1 受体结合,在受体水平阻断血管紧张素 Ⅱ 的生理效应从而达到降低血压的目的。

近年来,血管紧张素 Ⅱ 受体拮抗剂的研究取得了很多进展,先后有 8 个药物应用于临床。氯沙坦作为第一个 AT_1 受体拮抗剂类药物于 1995 年上市,具有可以口服、高效、选择性好等特点。依普沙坦为选择性 AT_1 受体拮抗剂,其口服吸收迅速。坎地沙坦酯为苯并咪唑酯类前药,比氯沙坦活性强,作用时间长。厄贝沙坦为 4 位具有螺环的咪唑酮类化合物,以羰基代替氯沙坦的羟甲基作为氢键受体,活性与氯沙坦相当,但起效更快,是欧盟批准用于高血压、2 型糖尿病、肾病患者的主要降压药。缬沙坦是用非环状酰化氨基酸代替氯沙坦咪唑环的衍生物,作用时间可持续 24 h。

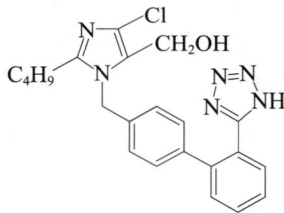

氯沙坦

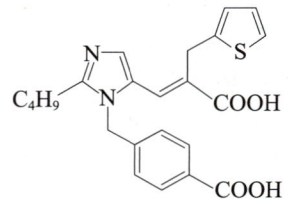

依普沙坦

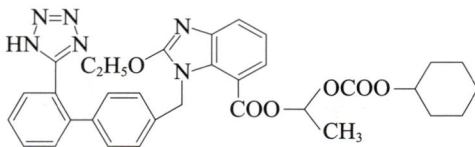

坎地沙坦酯

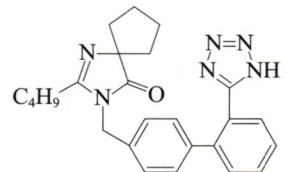

厄贝沙坦

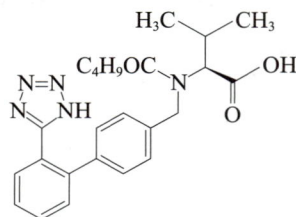

缬沙坦

根据"沙坦类"药物结构及其作用特点,可以总结出如下构效关系。

必须是3～4个碳原子的正烷烃基团,分支烷烃、环烷烃、芳环均降低活性

应是酸性基团,酸性越强,活性越高。如四氮唑基、羧基等

邻位有取代基活性下降

体积大、电负性高的亲脂性基团

以能形成氢键的小基团为佳,如醇、酰胺、羧酸等

2. 典型药物

氯沙坦(losartan)

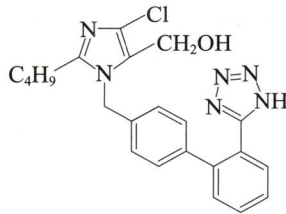

化学名为 2-丁基-4-氯-1-[4-(2-1H-四唑-5基苯基)苄基]咪唑-5-甲醇。

本品为淡黄色结晶,熔点为 183.5～184.5 ℃。

本品为中等强度的酸,可与氢氧化钾成盐,通常作为药用的是氯沙坦的钾盐。

本品口服吸收较好,蛋白结合率高达 99%,经肝脏代谢为有活性的 EXP-3174 和另外两种无活性的产物,原药和代谢产物均可经肝脏代谢及肾脏排泄。

本品具有良好的抗高血压、抗心力衰竭作用,可用于各型高血压患者。

缬沙坦(valsartan)

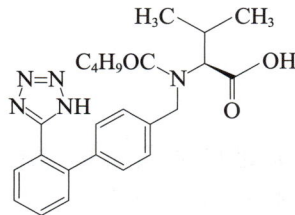

化学名为 N-戊酰基-N-[[2′-(1H-四氮唑-5-基)联苯-4-基]甲基]-L-缬氨酸。

本品为白色结晶或白色、类白色粉末;有吸湿性。

本品在乙醇中极易溶解,在甲醇中易溶,在乙酸乙酯中略溶,在水中几乎不溶。熔点为 116～117 ℃。比旋度为 –64.0°～–69.0°(10 mg/ml,甲醇)。

本品显酸性,可溶于碱性溶液中。

本品在 250 nm 波长处有最大吸收(甲醇溶液)。

本品主要用于各类轻、中度高血压,尤其适用于对 ACEI 不耐受的患者。

二、钙通道阻滞剂

钙通道阻滞剂对高血压有很好的治疗效果,临床证明其疗效超过 β 受体拮抗剂。其中硝苯地平可用于轻、中、重度高血压,维拉帕米、地尔硫䓬、尼群地平等对高血压具有良好的疗效,氨氯地平治疗高血压,作用稳定而持久,为长效药物。

本类药物前已述及,此处不再详述。

三、β 受体拮抗剂

β 受体拮抗剂主要通过拮抗心肌 β_1 受体,减少心输出量,同时间接地通过抑制肾素分泌,降低外周交感神经活性而发挥降压作用。临床常用于降压的 β 受体拮抗剂包括普萘洛尔、阿替洛尔和美托洛尔等,对轻、中度高血压有效,适用于伴有心绞痛的高血压患者。其中选择性 β_1 受体拮抗剂美托洛尔、阿替洛尔的作用优于普萘洛尔,且副作用小。

普萘洛尔   阿替洛尔

美托洛尔

四、利尿药

(一) 概述

利尿药是指直接作用于肾,促进水、电解质的排出,使尿量增加的药物。大多数利尿药可影响原尿中 Na^+、Cl^- 等电解质和水的重吸收,增加肾的排尿速度,减少血容量而达到降低血压的目的。

根据药物的作用部位和作用机制,利尿药分为四大类:① 渗透性利尿药,又称脱水药,如甘露醇。② 碳酸酐酶抑制剂,属低效能利尿药,其通过抑制碳酸酐酶,使碳酸形成减少,肾小管内 H^+ 减少,Na^+、HCO_3^- 重吸收减少,增加尿量,如乙酰唑胺。③ 髓袢升支利尿药,包括中效能和高效能利尿药,中效能利尿药如氢氯噻嗪可抑制 Na^+-Cl^- 同向转运系统,减少 Na^+、Cl^- 重吸收,高效能利尿药如呋塞米可抑制 $Na^+-K^+-2Cl^-$ 同向转运系统,抑制 Na^+、K^+、Cl^- 的重吸收,干扰肾的稀释和浓缩功能,故利尿作用强大。④ 保钾利尿药,通过抑制 Na^+-K^+ 交换而发挥利尿作用,主要包括螺内酯、氨苯蝶啶等,也属低效能利尿药。

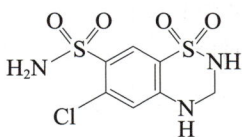

甘露醇

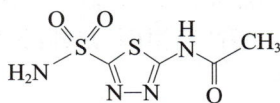

乙酰唑胺

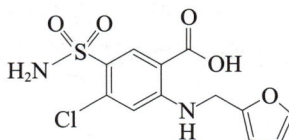

氢氯噻嗪

呋塞米

螺内酯

氨苯蝶啶

原则上各类利尿药都有降压作用,临床上多用氢氯噻嗪等中效能利尿药,为治疗高血压的基础药物,既可单独用于轻症患者,也可联合用药用于各类高血压。

(二) 典型药物

氢氯噻嗪(hydrochlorothiazide)

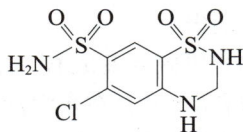

化学名为 6- 氯 -3,4- 二氢 -2H-1,2,4- 苯并噻二嗪 -7- 磺酰胺 -1,1- 二氧化物,又名双氢克尿噻。

本品为白色结晶性粉末;无臭,微苦。

本品溶于丙酮,微溶于乙醇,不溶于水、三氯甲烷或乙醚,溶于氢氧化钠溶液。熔点为 265～273 ℃。

本品分子结构中具有两个磺酰氨基,显酸性,其 pK_a 分别为 7.9 和 9.2,可与碱作用生成盐而溶于水。环内磺酰氨基遇碱遇热迅速水解,生成 5- 氯 -2,4- 二氨磺酰基苯胺和甲醛。

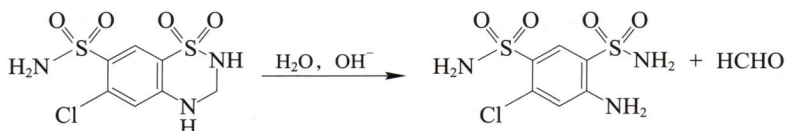

水解产物 5- 氯 -2,4- 二氨磺酰基苯胺分子结构中含有芳伯氨基,可发生重氮化 - 偶合反应。即先与亚硝酸钠及盐酸作用,生成重氮盐,再与变色酸试液作用,生成红色的偶氮化合物。水解产物甲醛,加硫酸和少许变色酸微热,生成蓝紫色化合物,此反应为甲醛的专属反应。

本品与无水碳酸钠混合炽灼后,放冷,加水加热溶解过滤,滤液显氯化物的鉴别反应。

本品为利尿药。临床用于治疗各种类型的水肿和高血压。治疗高血压时,常与其他抗高血压药联合使用。大剂量或长期应用时应补钾。

📀 课堂讨论

如何鉴别氢氯噻嗪?有几种方法?为什么?

依他尼酸(etacrynic acid)

化学名为 [2,3- 二氯 -4-(2- 亚甲基丁酰基) 苯氧基] 乙酸,又名利尿酸。

本品为白色结晶性粉末;无臭,味微苦涩。

本品不溶于水,极易溶于乙醇,易溶于乙醚、三氯甲烷或冰醋酸。熔点为 122 ℃。

本品为中等强度酸,pK_a 为 3.5。

因结构上有烯键,故本品加入 $KMnO_4$ 溶液,能使 $KMnO_4$ 溶液自身的紫红色消失;加入溴水,能使溴水自身的红棕色消失。

本品结构上有有机氯,可采用有机破坏变成 Cl^- 后,加入硝酸银试剂进行鉴别。

本品因分子中含有 α、$\beta-$ 不饱和酮结构,在水溶液中不稳定。加氢氧化钠溶液煮沸,支链上的亚甲基分解产生甲醛,与变色酸钠在硫酸溶液中反应,呈深紫色。

本品为强效利尿药,利尿作用强而迅速。主要用于治疗慢性充血性心力衰竭、肝硬化水肿、肺水肿、脑水肿、肾性水肿及使用其他利尿药无效的严重水肿。

五、其他抗高血压药

(一) 概述

按作用部位和机制不同,其他抗高血压药包括:① 中枢性降压药,主要是通过抑制去甲肾上腺素的释放而降低血压,如可乐定(clonidine)、甲基多巴(methyldopa);② 去甲肾上腺素能神经末梢阻断药,主要是抑制肾上腺素、去甲肾上腺素、多巴胺和 5- 羟色胺等进入神经细胞内囊泡中贮存,而导致神经递质被单胺氧化酶破坏,使神经末梢递质耗竭而温和持久降压,如利血平(reserpine)、胍乙啶(guanethidine)。③ 肾上腺素 α、β 受体拮抗剂,主要是抑制肾上腺素,去甲肾上腺素等与 α、β 受体结合,降低外周血管阻力,使血压降低,如哌唑嗪(prazosin)和神经节阻断药等。

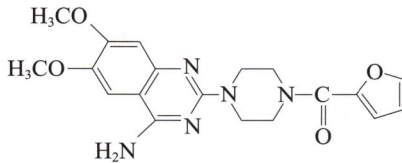

可乐定　　　　　　　　　甲基多巴

利血平

哌唑嗪

(二) 典型药物

利血平(reserpine)

化学名为 18β-(3,4,5-三甲氧基苯甲酰氧基)-11,17α-二甲氧基 -3β,20α- 育亨烷 -16β- 甲酸甲酯。

利血平早期是由萝芙木根(蛇根)中提取的一种生物碱,作为治疗蛇咬伤和镇静的药物,现已由化学合成制得。

本品为白色或淡黄褐色的结晶或结晶性粉末;无臭,几乎无味。

本品易溶于三氯甲烷,微溶于丙酮或苯,几乎不溶于水、甲醇、乙醇或乙醚中。比旋度($[\alpha]_D^{20}$)为 $-115° \sim -131°$(10 mg/ml,三氯甲烷溶液)。pK_b 为 6.6,熔点为 $264 \sim 265$ ℃。

本品在光照和酸催化下极易被氧化脱氢色渐变深。首先生成 3,4- 二去氢利血平,为黄色物质,具有黄绿色荧光。进一步氧化生成 3,4,5,6- 四去氢利血平,有蓝色荧光,再进一步被氧化则生成无荧光的褐色和黄色聚合物。因此,本品应遮光保存,配制注射液时要采取防止其自动氧化的措施,如加抗氧剂,通氮气,调整 pH,控制温度等。

本品分子中含有酯键,在酸、碱催化下易发生水解反应,生成利血平酸而失效。

本品在光和热的影响下,分子中 C-3 位上还能发生差向异构化,生成无效的 3- 异利血平。

本品遇 0.1% 钼酸钠的硫酸溶液立即显黄色,放置后变蓝色。

本品还具有吲哚的呈色反应,如加新制的香草醛试液放置后,显玫瑰红色;加对二甲氨基苯甲醛及少量冰醋酸与硫酸溶液显绿色,再加冰醋酸则变为红色,可供鉴别。

本品为抗高血压药,多与其他抗高血压药合用,广泛地用于治疗轻度和中度高血压。

课堂讨论

利血平的稳定性好吗? 为什么? 应如何合理贮存?

拓展阅读

国产复方药"依那普利叶酸片"的诞生

从 1993 年起,我国医药专家团队在安徽农村开展慢性病流行病学调查研究,通过 15 年间对 10 万多人的跟踪随访,团队发现,引起中国脑卒中高发的一大病因是 H 型高血压。经过 10 多年的研究和临床试验,2008 年初,我国自主研发的依那普利叶酸片作为有自主知识产权的 I 类新药获得国家食品药品监督管理局批准上市,在预防脑卒中发病阶段发挥了重要作用,成为我国创新药研发史上的一个标志性事件。依那普利叶酸片是"中国特色"创新药,它的诞生,不仅代表了复方药物和个体化医学的未来新药研发方向,还探索出一条适合国情的新药创新道路,更给我国医药创新体制改革提供了重要启示。

第五节　抗心力衰竭药

充血性心力衰竭又称慢性心力衰竭,是心脏不能把血液泵至外周部位,从而无法满足机体代谢需要。目前用于治疗充血性心力衰竭的药物包括强心药、肾素 – 血管紧张素 – 醛固酮系统抑制剂、血管扩张药、利尿药等,本节主要介绍强心药。

强心药可以加强心肌收缩力,又称正性肌力药,主要有强心苷类和磷酸二酯酶抑制剂等。

一、强心苷类

(一)概述

强心苷类为历史悠久的经典强心药,可抑制 Na^+-K^+-ATP 酶使钠泵失灵,细胞内 Na^+ 浓度增高,兴奋 Na^+—Ca^{2+} 交换系统,使 Na^+ 外流增加,Ca^{2+} 内流增加,而增加心肌收缩力。因其毒副反应多,临床应用受到限制。主要药物有地高辛(digoxin)、洋地黄毒苷(digitoxin)等。

(二)典型药物

地高辛(digoxin)

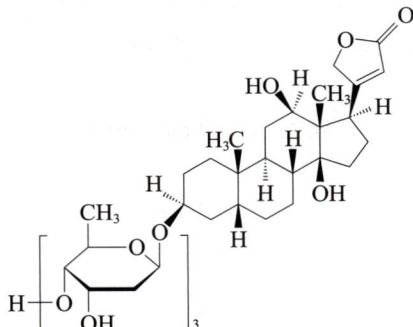

化学名为 3β-[[O-2,6- 二脱氧 -β-D- 核 - 己吡喃糖基 -(1 → 4)-O-2,6- 二脱

氧 –β–D– 核 – 已吡喃糖基 –(1 → 4)–2,6– 二脱氧 –β–D– 核已吡喃糖基]氧代]–12β,14β– 二羟基 –5β– 心甾 –20(22)烯内酯,又名狄戈辛,异羟基洋地黄毒苷。

本品为白色结晶或结晶性粉末;无臭,味苦。

本品易溶于吡啶,微溶于烯醇,极微溶于三氯甲烷,不溶于水或乙醚。熔点为 235~245 ℃,熔融时同时分解。比旋度为 +9.5° ~ +12.0°(2% 吡啶溶液)。

取本品 1 ml 置小试管中,加含三氯化铁的冰醋酸 1 ml 溶解后,沿管壁缓缓加入硫酸 1 ml,使成两液层,接界处即显棕色,放置后,上层显靛蓝色。

本品属于强心甾烯类,由苷元和糖苷基两部分组成,其药理活性主要由苷元部分决定。苷元的空间结构对其活性影响较大,糖苷基能增加苷元的水溶性,增强对心肌的亲和力。

本品口服后迅速被吸收并分布于组织中,大多数以原形经肾排泄,7% 经肝脏代谢,氢化为二氢地高辛后被水解成不同的物质,与葡萄糖醛酸结合后排出体外。

本品具有正性肌力作用,临床适用于充血性心力衰竭以及阵发性室上性心动过速、心房颤动、心房扑动等。

本类药物安全范围小,易发生毒性反应,特别是心脏毒性,因此临床应用时应监测血药浓度,剂量个体化,以保证用药安全。

二、磷酸二酯酶抑制剂

(一)概述

本类药物通过抑制磷酸二酯酶,阻碍心肌细胞内的 cAMP 降解,高浓度的 cAMP 激活多种蛋白酶,使心肌膜上钙通道开放,Ca^{2+} 内流而增加心肌收缩力,本类化合物为吡啶联吡酮类,化合物性质相对稳定。如氨力农(amrinone)、米力农(milrinone)。

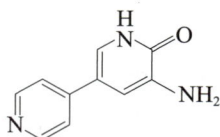
氨力农

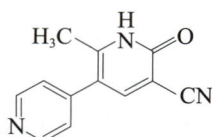
米力农

氨力农是第一个用于临床的磷酸二酯酶抑制剂,具有正性肌力作用和扩张周围血管的作用,因其副作用较多,现已少用。米力农是氨力农的结构类似物,药理作用较氨力农强 10~20 倍,口服有效,副作用较小,为氨力农的替代品。

(二)典型药物

米力农(milrinone)

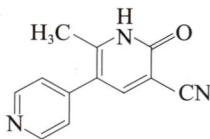

化学名为 1,6– 二氢 –2– 甲基 –6– 氧代 – [3,4′ 双吡啶]–5– 甲腈,又名甲腈吡酮、

米利酮。

本品为类白色或微黄色结晶性粉末;无臭。

本品在水或乙醇中几乎不溶,在稀盐酸中略溶。

本品可以通过三种方法合成得到。其中较为便捷的方法是以 4- 吡啶基丙酮为原料,和原甲酸三乙酯缩合后,再和 2- 氰基乙酰胺反应,即得。

本品加入盐酸羟胺的丙二醇溶液和氢氧化钾的丙二醇溶液,水浴上煮沸 2 min,加入 5% 三氯化铁试液 1 滴,溶液显红到紫红色。

本品加吡啶溶解后,加硝酸银试剂,产生白色沉淀。

本品适用于对洋地黄、利尿剂、血管扩张剂治疗无效或效果欠佳的各种原因引起的急、慢性顽固性充血性心力衰竭。

考证聚焦 ▶▶▶▶

1. HMG-CoA 还原酶抑制剂的结构特征、构效关系与应用。

2. 硝酸酯类抗心绞痛药的结构特征与应用。

3. 钙通道阻滞剂的结构特征、构效关系与应用。

4. 血管紧张素转换酶抑制剂和血管紧张素 Ⅱ 受体拮抗剂的结构特征、构效关系与应用。

5. 钾通道阻滞剂的结构特征与应用。

课后练一练 ▶▶▶▶

在线测试:

循环系统
药物

一、问答题

1. 利血平的稳定性好吗? 为什么? 我们在生产、使用和贮存中应注意哪些问题?

2. 抗高血压药按作用机制可分为哪些类型? 列举出典型药物。

3. 心血管系统药物包括哪几类? 列举出常用药物。

4. 如何用化学方法区别盐酸普鲁卡因和盐酸普鲁卡因胺、硝酸异山梨酯和氢氯噻嗪两组药物?

二、案例分析

临床药师小李正在药物咨询窗口,一名 60 多岁的老大爷来到窗口前,询问小李,他在家将卡托普利片瓶盖旋开后闻到一股轻微的蒜臭味。

1. 这是否说明该药已经变质?

2. 该药在贮存中应该注意哪些问题?

3. 该药是否可以与氢氯噻嗪一起使用?

（曾　雪）

第七章

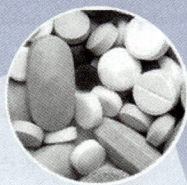

解热镇痛药和非甾体抗炎药

>>>> 学习目标

　　知识目标：掌握阿司匹林、对乙酰氨基酚、双氯芬酸钠、布洛芬等代表药物的化学结构、理化性质和临床用途；熟悉贝诺酯、吲哚美辛、吡罗昔康、塞来昔布等常用药物的结构特点和用途，解热镇痛药和非甾体抗炎药的分类；了解解热镇痛药、非甾体抗炎药和抗痛风药的作用机制、发展状况。

　　能力目标：能够认识典型药物的结构，根据结构特点分析理化性质；能够运用典型药物的性质解决药物的制剂、贮存、使用等方面的问题；能够熟练完成阿司匹林的实验室合成操作。

　　素养目标：通过阿司匹林的发现故事、结构改造和应用发展，激发追求卓越的创新思维、锲而不舍的工匠精神和严谨务实的科学精神；通过解热镇痛药的临床应用案例，培养指导患者合理用药的职业素养。

>>>> 课前导读

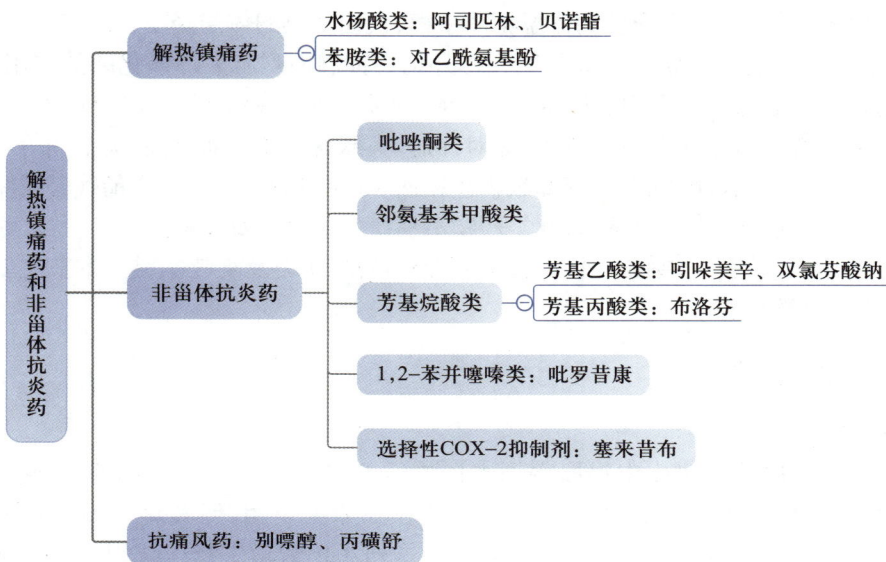

>>>> 基础理论

解热镇痛药(antipyretic analgesics)和非甾体抗炎药(non-steroidal anti-inflammatory drugs)大都具有解热、镇痛和抗炎作用,临床应用非常广泛,并且能有效地治疗自身免疫性疾病,如风湿性关节炎和类风湿关节炎、骨关节炎、红斑狼疮及强直性脊柱炎等,对感染性炎症也有一定的疗效。解热镇痛药以解热镇痛为主,非甾体抗炎药以抗炎为主。

这类药物的解热、镇痛、抗炎机制都与抑制前列腺素(prostaglandin,PG)在体内的生物合成有关。研究表明前列腺素是一类致热物质,其中前列腺素 E_2(PGE_2)的致热作用最强。前列腺素虽然本身致痛作用较弱,但能增强其他致痛物质如 5- 羟色胺、缓激肽、组胺等的致痛作用而加重疼痛。此外,前列腺素也是一类致炎物质。前列腺素的生物合成与环氧化酶(cyclooxygenase,COX)密切相关。COX 有两种亚型即 COX-1 及 COX-2,COX-1 对消化道黏膜起保护作用,因此抑制 COX-1 会引起胃肠道的不良反应,而选择性抑制 COX-2,既能抗炎,又不会引起胃肠道的溃疡等,成为非甾体抗炎药的一个重要研究方向。

🔖 案例导入

案例:某患儿半夜突然发热,体温达到 38.6 ℃。随后,体温持续升高,最高时达 41 ℃,并伴有高热不退、头痛等症状。家长先给患儿服用了中药,并进行物理降温,但效果不佳。遂带患儿前往医院就诊,经过检查,确认患儿感染了甲型流感病毒。

讨论:1. 针对患儿高热、头痛症状应给予什么药物?
　　　2. 作为药师,你会如何指导家长正确使用解热镇痛药物并管理患儿的病情?

第一节　解热镇痛药

解热镇痛药作用于下丘脑的体温调节中枢,仅使发热的体温降至正常,对正常人的体温没有影响。这类药物中多数药物在体外均有抑制前列腺素环氧化酶的作用,且解热镇痛作用一般与其对环氧化酶的抑制活性相平行。解热镇痛药的镇痛作用与吗啡类镇痛药不同,作用部位主要是在外周,如对牙痛、头痛、神经痛、肌肉痛、关节痛等常见的慢性钝痛有良好的作用,而对锐痛如创伤性剧痛和内脏痛无效,因此不能代替吗啡类镇痛药使用。相比于吗啡类镇痛药,此类药物不易产生耐受性及成瘾性。

解热镇痛药从化学结构上主要分为水杨酸类、苯胺类及吡唑酮类。本节主要介绍水杨酸类和苯胺类。

一、水杨酸类

(一) 概述

1838 年首次从柳树皮中提取得到水杨酸(salicylic acid),1860 年化学合成了水杨酸,1875 年水杨酸钠作为解热镇痛抗风湿药在临床上使用,但其对胃肠道刺激性较大。1898 年德国 Bayer 药厂的 Hoffmann 从一系列水杨酸衍生物中找到了乙酰水杨酸(acetylsalicylic acid),其解热镇痛作用比水杨酸强,且副作用较低,在体内代谢产生水杨酸。100 多年的临床应用证明,阿司匹林是优良的解热镇痛及抗风湿药物。但是由于阿司匹林结构中有游离的羧基,以及它的作用机制是抑制胃黏膜保护剂前列腺素的生物合成,所以对胃黏膜有刺激性,甚至可能引起胃出血。为了克服上述缺点,对乙酰水杨酸进行了结构修饰,合成了许多水杨酸的结构类似物,如将羧基成盐、成酰胺、成酯等。

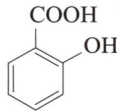

水杨酸　　　　　　　　　乙酰水杨酸

1. 成盐　阿司匹林与碱性赖氨酸成盐制得赖氨匹林(lysine acetylsalicylate),其水溶性增加,可供注射用,避免了对胃肠道的刺激;阿司匹林与氢氧化铝成盐形成阿司匹林铝(aluminum acetylsalicylate),在胃中几乎不分解,进入小肠才分解成两分子的乙酰水杨酸,故对胃刺激性小。

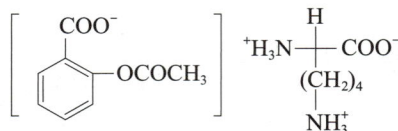

赖氨匹林

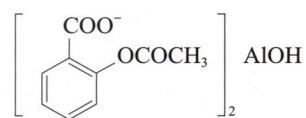

阿司匹林铝

2. 成酰胺　水杨酰胺(salicyamide)和乙水杨胺(ethenzamide)为水杨酸的酰胺衍生物。水杨酰胺镇痛作用是乙酰水杨酸的 7.5 倍,由于降低了酸性,所以对胃肠道刺激作用较小,但是抗炎作用也基本消失。将水杨酰胺羟基醚化得到乙水杨胺,其镇痛作用强于水杨酰胺,解热作用强于阿司匹林。

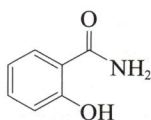

水杨酰胺

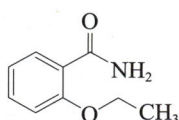

乙水杨胺

3. 成酯　将两分子水杨酸进行分子间酯化,得到双水杨酯(salsalate),口服后在胃中不分解,而在肠道逐渐分解成两分子水杨酸,因而几乎无胃肠道的不良反应;为了减少阿司匹林的不良反应还可采用前药原理和拼合原理,将阿司匹林和对乙酰氨基酚拼合得到贝诺酯(benorilate),本品口服对胃无刺激,在体内分解又重新生成原来的两个母体药物,共同发挥解热镇痛作用,可用于风湿性关节炎和其他发热所引起的疼痛,不良反应小,特别适合于老年人与儿童。

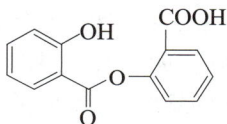

双水杨酯

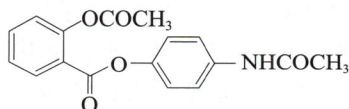

贝诺酯

此外,在水杨酸的 5 位引入芳环可增强抗炎活性。如引入二氟苯基得到的二氟尼柳(diflunisal),其抗炎镇痛作用是乙酰水杨酸的 4 倍,作用时间达 8 ~ 12 h,不良反应小,可用于关节炎、手术后或癌症引起的疼痛。

微课:
水杨酸类解
热镇痛药

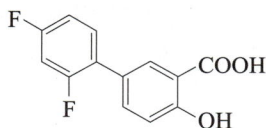

二氟尼柳

(二) 典型药物

阿司匹林(aspirin)

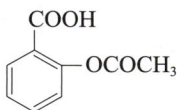

微课:
阿司匹林的
结构和性质

化学名为 2-(乙酰氧基)苯甲酸,又名乙酰水杨酸。

本品为白色结晶或结晶性粉末;无臭或微带醋酸臭,味微酸;遇湿气即缓缓水解。水溶液显酸性。

本品在乙醇中易溶,在三氯甲烷或乙醚中溶解,在水或无水乙醚中微溶;在氢氧化钠溶液或碳酸钠溶液中溶解,但同时分解。本品的熔点为 135 ~ 140 ℃。

本品合成是以水杨酸为原料,在硫酸催化下,以醋酐为乙酰化试剂制备而成。

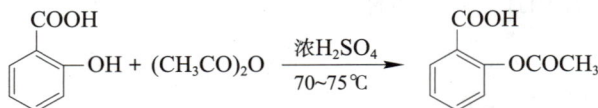

在乙酰水杨酸的合成中可能有乙酰水杨酸酐副产物生成,该产物可引起过敏反应。但当其含量不超过 0.003%(W/W)时则无影响。

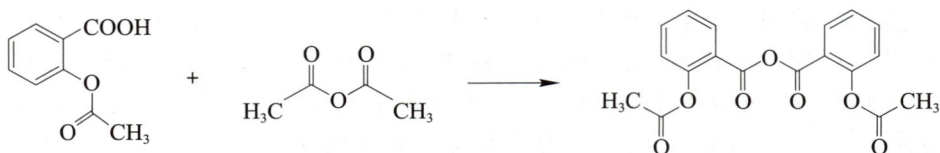

阿司匹林中的主要杂质是水杨酸。由生产中乙酰化不完全,或贮存时保管不当时阿司匹林水解引入。《中国药典》规定应检查水杨酸含量。

本品在干燥空气中较稳定,遇湿气即缓缓水解,生成水杨酸和醋酸。水解产物水杨酸分子中酚羟基在空气中逐渐被氧化成一系列醌型有色物质,如淡黄、红棕,甚至深棕色。pH 偏碱性、日光照射、温度升高和金属离子存在等均可促进氧化反应的进行。为了避免上述反应发生,阿司匹林应密闭干燥贮存。

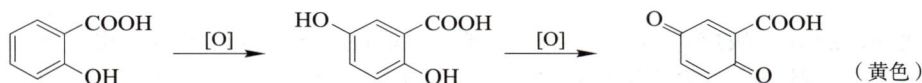

本品加水,煮沸放冷,加三氯化铁试液,即显紫堇色。其机制是本品分子中本身无游离酚羟基,与三氯化铁试液不起显色反应,但其水溶液加热水解后,由于生成水杨酸,与三氯化铁试液反应即生成紫堇色络合物。

微课:
阿司匹林的
化学鉴别

🌀 课堂讨论

阿司匹林中的主要杂质是什么? 如何引入的? 用什么方法检查?

本品为弱酸性药物,在酸性条件下不易解离,口服后,在胃中可吸收 70% 以上。本品是花生四烯酸环氧合酶(COX)不可逆抑制剂,具有较强的解热镇痛作用和抗炎抗风湿作用。临床上用于感冒发热、头痛、牙痛、神经痛、肌肉痛和痛经等,是风湿性关节炎的首选药。

本品长期服用会引起胃肠道出血,这主要是由于本品抑制了胃壁前列腺素的合成,致使黏膜易受损伤。另外,服用本品较常见的副作用过敏性哮喘也与前列腺素的合成受抑制有关,因为前列腺素 E 对支气管平滑肌有很强的松弛作用。

🔖 知识链接

老药新用的经典——阿司匹林

阿司匹林发明之初是作为一种解热镇痛药著称于世,后来发现阿司匹林可能有抗血栓作用和预防心肌梗死的功效。英国科学家 John R.Vane 发现阿司匹林的抗凝机制——阻止血小板聚集。阿司匹林通过抑制血小板膜环氧合酶,减少血小板中血栓素 $A_2(TXA_2)$ 的生成,而 TXA_2 是诱发血小板聚集和血栓形成的重要内源性物质,因此阿司匹林可起到抗血小板聚集及抗血栓形成的作用。1996 年,阿司匹林被正式推荐作为预防心脏病的常规用药。现在对阿司匹林的临床研究尚在继续进行,以期挖掘其新的治疗潜力。

贝诺酯(benorilate)

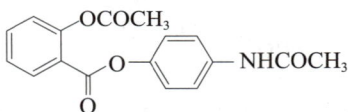

本品化学结构式

化学名为 4- 乙酰氨基苯基乙酰水杨酸酯,又名扑炎痛、解热安、苯乐安。

本品为白色结晶或结晶性粉末;无臭。

本品在沸乙醇中易溶,在沸甲醇中溶解,在甲醇或乙醇中微溶,在水中不溶。本品的熔点为 177~181 ℃。

本品具有解热镇痛及抗炎作用,其作用机制基本与阿司匹林及对乙酰氨基酚相同。疗效与阿司匹林相似,不良反应比阿司匹林少,特点是较少引起胃肠道出血,患者易于耐受,作用时间比阿司匹林或对乙酰氨基酚长。

二、苯胺类

(一)概述

苯胺(aniline)具有一定的解热镇痛作用,但毒性太大不能药用。将苯胺乙酰化,得到乙酰苯胺(acetanilide),称为退热冰,曾用于临床。由于它在体内容易水解生成苯胺,故毒性仍很大,已被淘汰。后来,在研究乙酰苯胺体内代谢的过程中,发现其能被氧化成对氨基酚(peraminophen),该化合物也具有解热镇痛作用,但仍有毒性。进一步将对氨基酚的羟基醚化后,药理作用增强而毒性降低,在 1887 年合成得到非那西丁(phenacetin),它的解热镇痛作用增强,曾广泛地用于临床。随着该药在临床的大量应用,在 20 世纪中期,发现长期服用非那西丁,对肾及膀胱有致癌作用,对血红蛋白与视网膜有毒性,各国先后废除使用。我国在 1983 年废弃了该品的单方,于 2003 年 6 月又停止了所有含有非那西丁的复方制剂的使用。1948 年 Brodie 发现非那西丁的代谢产物对乙酰氨基酚(paracetamol)的毒性及副作用都较低,临床上广泛地用于镇痛和退热。

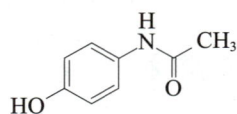

对乙酰氨基酚是花生四烯酸环氧合酶的抑制剂,有较强的解热镇痛作用,但是无抗炎作用。目前它是苯胺类药物中唯一在临床上应用的解热镇痛药。

乙酰苯胺   非那西丁   对乙酰氨基酚

课堂讨论

为什么非那西丁对肾有严重的持续性的毒性,而对乙酰氨基酚相对安全?

(二)典型药物

对乙酰氨基酚(paracetamol)

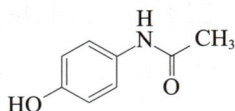

化学名为 4′-羟基乙酰苯胺,又名扑热息痛。

本品为白色结晶或结晶性粉末,无臭,味微苦。

本品在热水或乙醇中易溶,在丙酮中溶解,在冷水中略溶。本品的熔点为 168~172 ℃。

制备对乙酰氨基酚的方法较多,常以对硝基苯酚为原料,经还原生成对氨基酚,最后用冰醋酸乙酰化得到。

反应过程中乙酰化反应不完全,或贮存不当使成品部分水解,可能引入杂质对氨基酚。由于对氨基酚毒性较大,故《中国药典》(2020 年版)规定应检查其含量。检查原理是对氨基酚为芳香伯胺,与亚硝基铁氰化钠在碱性条件下生成蓝紫色络合物。

本品在空气中稳定,在水溶液中的稳定性与溶液的 pH 有关。在 pH 6 时最为稳定,$t_{1/2}$ 为 21.8 年(25 ℃)。在酸性及碱性条件下,稳定性较差。

本品在潮湿的条件下易水解成对氨基酚,该水解产物可进一步发生氧化降解,生成亚胺醌类化合物,颜色逐渐变成红色至棕色,最后成黑色。故在贮存及制剂过程中要特别注意。

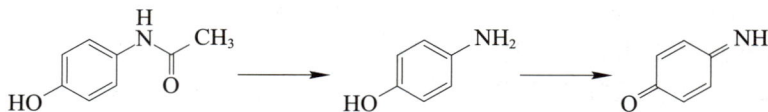

本品的水溶液与三氯化铁溶液反应,呈蓝紫色;其稀盐酸溶液与亚硝酸钠反应后,再与碱性 β-萘酚反应,呈红色,此为水解产物对氨基酚的重氮化-偶合反应。

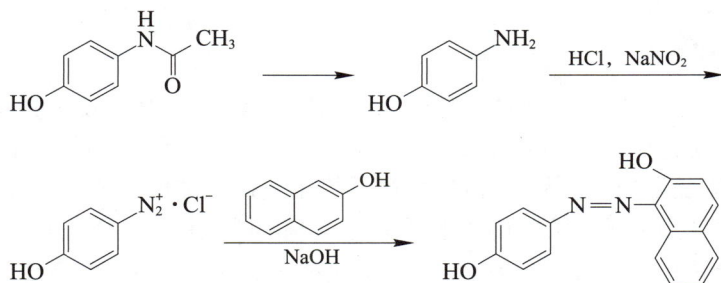

对乙酰氨基酚的体内代谢主要受 CYP450 酶系催化,主要的代谢途径是酚羟基与葡萄糖醛酸结合(55%~75%)和与硫酸结合(20%~24%),还有少量生成对肝细胞有毒害的 N- 乙酰亚胺醌,能与内源性的谷胱甘肽结合而解毒,但在大量或过量服用对乙酰氨基酚后,肝脏内的谷胱甘肽会被耗竭,N- 乙酰亚胺醌会进一步与肝蛋白的亲核基团(如 —SH)结合而引起肝坏死。这也是过量服用对乙酰氨基酚会导致肝坏死、低血糖和昏迷的主要原因。乙酰半胱氨酸等含巯基的药物可用于对乙酰氨基酚中毒的解毒剂。

本品在临床上主要用于解热镇痛,尤其适用于对阿司匹林敏感的个体。它还是多种抗感冒复方制剂的活性成分。

岗位对接 》》》》

药物合理应用

患者,李某,体形偏胖,伴有脂肪肝及肝功能异常,近日因感冒症状前来药店购买复方感冒药,为了尽快康复,他咨询是否可以将多种感冒药混着吃或者加大服用剂量。作为药师请为他进行指导。

1. 不同复方感冒药通常含有哪些相同的药物成分?
2. 该患者若同时服用多种复方感冒药或加大服药剂量,可能出现什么不良反应?

第二节　非甾体抗炎药

非甾体抗炎药(NSAID)具有解热、镇痛、抗炎作用,但以抗炎作用为主,主要是用来治疗结缔组织疾病,如风湿性关节炎、类风湿关节炎、风湿热、骨关节炎、红斑狼疮和强直性脊柱炎等疾病。NSAID 的研究起始于 19 世纪末水杨酸钠的使用,从 20 世纪 40 年代起 NSAID 的研究和开发得到迅速发展。与甾体抗炎药相比,NSAID 具有安全性较高,副作用较小,没有糖皮质激素类药物长期应用产生的依赖性和一些包括肾上腺素皮质激素功能衰退的严重副作用等。至今一系列 NSAID 已研发上市。

本节重点介绍吡唑酮类、邻氨基苯甲酸类、芳基烷酸类、1,2- 苯并噻嗪类及选择性 COX-2 抑制剂等非甾体抗炎药。

一、吡唑酮类

在研究抗疟药奎宁类似物的过程中德国化学家 Knorr 偶然发现了具有解热镇痛作用的药物——安替比林(antipyrine),该化合物在 1884 年首次用于临床,但由于其毒性大,未能在临床长期使用。从 3- 吡唑酮的结构出发进行结构改造,主要是环 4 位上取代基的改变,找到了一些强效的解热镇痛药。受到吗啡结构中的甲氨基结构的启示,在安替比林的分子中引入二甲氨基,得到氨基比林(aminopyrine)。氨基比林的解热镇痛作用比安替比林优良,且对胃肠道无刺激性,曾广泛地用于临床,但该药可引起白细胞减少及粒细胞缺乏症等,后退出临床。为了得到水溶性更大的药物,将氨基比林结构中二甲氨基的一个甲基换成亚甲基磺酸钠,水溶性有了大幅的提高,得到安乃近(analgin)。安乃近可供注射用,其解热镇痛作用强而迅速,但仍会引起粒细胞减少,对造血系统毒性较大,仅在病情危重,其他药物无效时,用于紧急退热,目前在美国等国家已完全禁用。为了增强这类药物的解热镇痛作用,降低毒副作用,合成了许多 3- 吡唑酮类的化合物,其中异丙安替比林(isopropine)的镇痛效果好,毒性降低,主要用作解热镇痛复方制剂的组分。

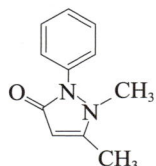

安替比林　　　　　氨基比林　　　　　安乃近　　　　　异丙安替比林

为了提高吡唑酮类药物的解热、镇痛和抗炎作用,降低毒性,瑞士科学家在 1946 年合成具有 3,5- 吡唑烷二酮结构的保泰松(phenylbutazone),它的作用类似氨基比林,但解热镇痛作用较弱,而抗炎作用较强,被认为是关节炎治疗的一大突破,有促进尿酸排泄作用,临床上用于治疗类风湿关节炎、痛风。但其毒副作用仍较大,除胃肠道副作用及过敏反应外,对肝有不良反应且可导致血象异常。1961 年发现保泰松在体内的代谢物羟布宗(oxyphenbutazone),同时具有抗炎抗风湿作用,且毒性低,副作用小,而后又发现磺吡酮,其抗炎抗风湿作用比保泰松弱,但具有较强的排出尿酸作用,用于治疗痛风及风湿性关节炎。此外,还发现 γ- 酮保泰松(γ-ketophenylbutazone),其作用与磺吡酮相似。研究者们对这类药物还做了许多结构改造,但大多未能上市。

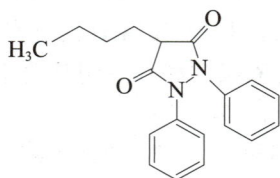

保泰松

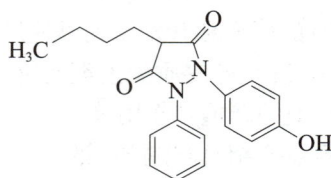

羟布宗

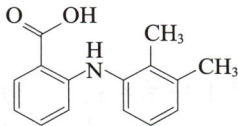

磺吡酮　　　　　　　　　　　　　　γ-酮保泰松

二、邻氨基苯甲酸类

邻氨基苯甲酸类药物又称为灭酸类药物,是采用生物电子等排原理设计以氮原子取代水杨酸中氧原子的衍生物。邻氨基苯甲酸类衍生物都具有较强的抗炎镇痛作用,临床上用于治疗风湿性及类风湿关节炎。甲芬那酸为邻氨基苯甲芬类抗炎镇痛药的代表。但此类药物较水杨酸类药物并无明显的优点,除甲芬那酸(mefenamic acid)外,此类药物还有甲氯芬那酸(meclofenamic acid)、氯芬那酸(clofenamic acid)和氟芬那酸(flufenamic acid),甲芬那酸抗炎活性约是保泰松的 1.5 倍,甲氯芬那酸作用最强,为甲芬那酸的 23 倍。该类药物的副作用较多,主要是胃肠道反应,如恶心、呕吐、腹泻、食欲缺乏等,亦能引起粒性白细胞缺乏症,血小板减少性紫癜,神经系统症状如头痛、倦睡等。

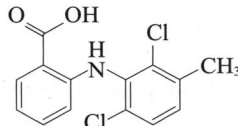

甲芬那酸　　　　　　　　　　　　　甲氯芬那酸

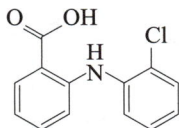

氯芬那酸　　　　　　　　　　　　　氟芬那酸

三、芳基烷酸类

芳基烷酸类非甾体抗炎药是临床上应用广泛、发展速度飞快的一类药物。根据结构特点,分为芳基乙酸类和芳基丙酸类,后者通常是前者羧基的 α 碳上接一个甲基。连接在乙酸或 α- 甲基乙酸的芳基为苯环,也可以是芳杂环基,芳(杂)环上可有各种取代基。芳基烷酸类药物的结构通式如下。

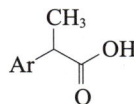

芳基乙酸类　　　　　　　　　　　　芳基丙酸类

（一）芳基乙酸类

托美丁钠（tolmetin sodium）是吡咯乙酸衍生物，该药物是通过将吲哚美辛结构中的吲哚环部分去除苯核，再在吡咯环上连接取代苯甲酰基后得到的。经动物实验证明，本品具有较强的解热作用，其抗炎和镇痛作用分别为保泰松的 3～13 倍和 8～15 倍。人体口服吸收迅速完全，20～60 min 可达血浆峰浓度，8 h 后几乎从血浆中排尽，已被临床肯定为一种安全、低毒、速效和副作用小的药物，适用于治疗类风湿关节炎、强直性脊柱炎等。

双氯芬酸钠（diclofenac sodium）于 1974 年首先在日本上市，而后在 120 多个国家上市。它具有抗炎、镇痛和解热功能，其镇痛活性为吲哚美辛的 6 倍、阿司匹林的 40 倍，解热作用为吲哚美辛的 2 倍、阿司匹林的 350 倍。

依托度酸（etodolac）含有苯环、吡咯、吡喃三环结构，其镇痛、抗炎作用与阿司匹林相当。该药可以在炎症部位选择性地抑制前列腺素的生物合成，对胃和肝脏的前列腺素生成没有影响，其副作用发生率较低，适用于治疗类风湿关节炎以及抑制轻、中度疼痛。

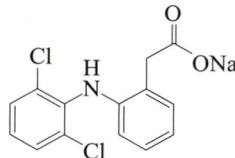

托美丁钠   双氯芬酸钠   依托度酸

萘丁美酮（nabumetone）为非酸性的前体药物，其本身无环氧合酶抑制活性，小肠吸收后，经肝脏首过代谢为活性代谢物 6- 甲氧基 -2- 萘乙酸起作用。萘丁美酮在体内对 COX-2 有选择性的抑制作用，不影响血小板聚集，且肾功能不受伤害。用于治疗类风湿关节炎，服后对胃肠道的不良反应较小。萘丁美酮原药的结构与芳基丙酸类的萘普生（naproxen）极为相似。

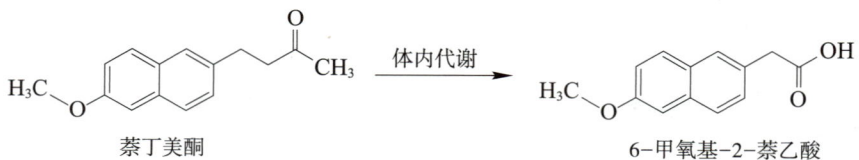

萘丁美酮   6-甲氧基-2-萘乙酸

芬布芬（fenbufen）具有联苯及 γ- 酮酸的结构，该药也为前药，在体内代谢生成联苯乙酸而发挥药效。直接服用联苯乙酸的刺激性较大，芬布芬属于长效抗炎药，也是 COX 的抑制剂。其抗炎作用介于吲哚美辛和阿司匹林之间，副作用发生率较低，特别是胃肠道不良反应小。芬布芬现已开发成镇痛、抗炎的外用药物，在国内外均有上市。

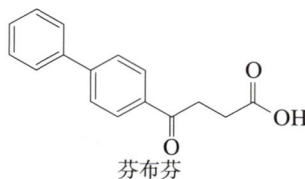

芬布芬

（二）芳基丙酸类

20 世纪 60 年代，人们在研究某些植物生长激素时，发现吲哚乙酸、萘乙酸和 2，4- 二取代的苯氧乙酸等芳基乙酸化合物具有抗炎作用。在研究芳基乙酸类化合物的构效关系时，人们发现在苯环上增加疏水性基团可使抗炎作用增强。4- 异丁基苯乙酸是这类化合物中首先应用于临床的抗炎镇痛药，但大剂量服用时，可使谷草转氨酶增高。在乙酸基的 α- 碳原子上引用甲基的 4- 异丁基 -α- 甲基苯乙酸，即布洛芬（ibuprofen），抗炎作用增强，且毒性也有所降低，为临床常用的镇痛抗炎药。将布洛芬分子中的 α- 甲基用乙基取代，得到布替布芬（butibufen），其抗炎作用与布洛芬相似，而致溃疡作用较轻。

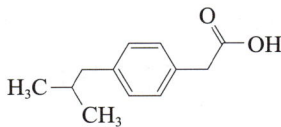

4-异丁基苯乙酸	布洛芬	布替布芬

自从发现布洛芬的镇痛抗炎作用后，引起人们注意到芳基丙酸类非甾体抗炎药的基本结构，于是相继开发了许多优良品种，而且新的药物还在不断地问世。它们的抗炎镇痛作用大多强于布洛芬，其应用范围与布洛芬相同。

（三）典型药物

吲哚美辛（indometacin）

化学名为 2- 甲基 -1-(4- 氯苯甲酰基)-5- 甲氧基 -1H- 吲哚 -3- 乙酸，又名消炎痛。

本品为类白色或微黄色结晶性粉末；几乎无臭，无味。

本品在丙酮中溶解，在甲醇、乙醇、三氯甲烷或乙醚中略溶，在甲苯中极微溶解，在水中几乎不溶。熔点为 158～162 ℃。

本品含有酰胺键，遇强酸和强碱时，易水解生成 5- 甲氧基 -2- 甲基吲哚 -3- 乙酸，再脱羧生成 5- 甲氧基 -2，3- 二甲基吲哚，两者都可进一步氧化成有色物质，随温度升高，水解氧化速度加快。

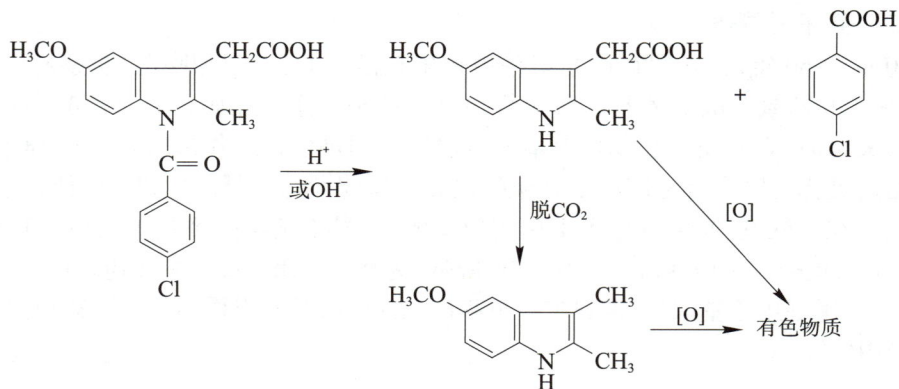

本品遇光会逐渐分解，要避光保存。

本品对炎症性疼痛作用显著，对痛风性关节炎及骨关节炎疗效较好。主要用于风湿性关节炎、强直性关节炎等，也可用于癌症发热及其他不易控制的发热。

双氯芬酸钠（diclofenac sodium）

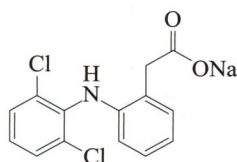

化学名称为 2-［（2,6-二氯苯基）氨基］-苯乙酸钠，又名双氯灭痛。

本品为白色或类白色结晶性粉末；有刺鼻感与引湿性。

本品在乙醇中易溶，在水中略溶，在三氯甲烷中不溶。1% 水溶液的 pH 为 6.5～7.5，pK_a 为 4.5。

双氯芬酸钠的合成有许多种方法，其中以苯胺与 2,6-二氯苯酚缩合，再与氯乙酰氯进行缩合、水解的方法价格最低。

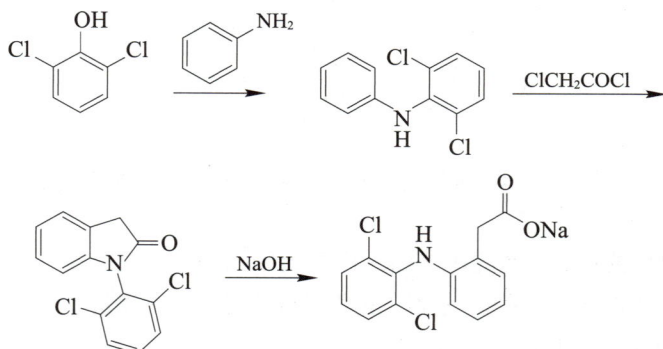

本品口服吸收完全迅速，服药后 1～2 h 内血药浓度便可达到峰值。其游离酸与血清白蛋白具有很强的结合力。排泄快，长期应用无蓄积作用。本品在体内的代谢以苯环的氧化为主，所有代谢物的活性均低于双氯芬酸钠。

本品的作用机制比较特别，除抑制环氧合酶，减少前列腺素的合成和血小板的生成外,还能抑制脂氧合酶,减少白三烯的合成。这种双重的抑制作用可以避免由于单纯抑制环氧合酶而导致脂氧合酶活性突增所引起的不良反应。此外,本品还能抑制花生四烯酸的释放并刺激花生四烯酸的再摄取。

本品的抗炎、镇痛和解热作用强,不良反应少,剂量小,个体差异小,是世界上使用最广泛的非甾体抗炎药之一。本品可用于类风湿关节炎、神经炎、红斑狼疮及癌症和手术后疼痛,以及各种原因引起的发热。

布洛芬(ibuprofen)

化学名为 α– 甲基 –4–(2– 甲基丙基)苯乙酸。又名异丁苯丙酸。

本品为白色结晶性粉末;稍有特异臭。

本品在乙醇、丙酮、三氯甲烷或乙醚中易溶,在水中几乎不溶;在氢氧化钠或碳酸钠试液中易溶,pK_a 为 5.2。本品熔点为 74.5~77.5 ℃。

本品口服吸收较快,1 h 可达峰值,广泛地分布在各组织中。其代谢主要发生在异丁基的 $\omega-1$ 和 $\omega-2$ 氧化,首先氧化为醇,再氧化为酸。所有的代谢物失活。

本品结构中含有一个手性碳原子,有两种异构体,$S-(+)-$ 异构体活性优于 $R-(-)-$ 异构体,但 $R-(-)-$ 异构体在体内可转化为 $S-(+)-$ 异构体,故临床大都使用消旋体。

本品的抗炎作用与阿司匹林和保泰松相似,较萘普生和芬布芬差,但不良反应相对较小,对肝、肾及造血系统无明显不良反应,胃肠道不良反应小,不能耐受阿司匹林或保泰松的患者可服用本品。本品主要用于类风湿关节炎、骨关节炎、强直性脊柱炎、神经炎及咽炎、喉炎等的治疗。

四、1,2- 苯并噻嗪类

(一)概述

本类药物统称昔康类药物,具有 1,2- 苯并噻嗪结构,是一类结构中含有烯醇结构的化合物。其结构通式如下。

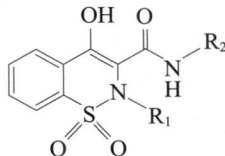

通过对其结构与活性关系的研究表明,R_1 为甲基时活性最高,而 R_2 则可以是芳环或芳杂环。此类药物多显酸性,其 pK_a 值在 4~6。芳杂环取代时的酸性大于芳香环衍生物。这些使得酸性更强,且更有利于电荷分散而稳定。

吡罗昔康(piroxicam)是这类化合物中第一个上市的药物。将吡罗昔康分子中的2- 吡啶用 2- 噻唑代替,便得到舒多昔康(sudoxicam),抗炎作用较吲哚美辛强,而且胃肠道的耐受性好。其他类似的药物还有伊索昔康（isoxicam）和噻吩昔康，抗炎作用均优于吲哚美辛。另外，在舒多昔康的噻唑环 5 位引入甲基，则得到美洛昔康（meloxicam），作用于 COX-2，几乎无胃肠道副作用，抗炎作用较吲哚美辛强。

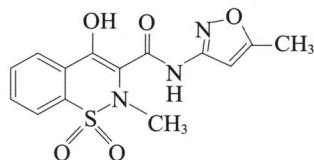

吡罗昔康　　　　　　　　舒多昔康　　　　　　　　伊索昔康

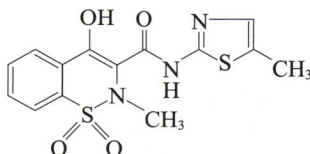

噻吩昔康　　　　　　　　　美洛昔康

（二）典型药物

吡罗昔康（piroxicam）

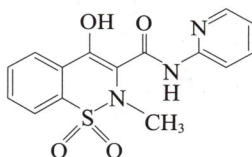

化学名为 2-甲基-4-羟基-N-（2-吡啶基）-2H-1,2-苯并噻嗪-3-甲酰胺-1,1-二氧化物。

本品为类白色至微黄绿色的结晶性粉末；无臭。在三氯甲烷中易溶，在丙酮中略溶，在乙醇或乙醚中微溶，在水中几乎不溶；在酸中溶解，在碱中略溶。本品的熔点为 198~202 ℃，熔融时同时分解。

吡罗昔康因具有烯醇结构，其三氯甲烷溶液与三氯化铁反应显玫瑰红色。

吡罗昔康在人体中主要代谢为在吡啶核上羟基化产物及与葡萄糖醛酸结合物，只有小部分为苯核上的羟基化，还有水解、脱羧等产物，所有的代谢物都失去活性。

本品为第一个在临床上使用的长效抗风湿药。每日服用一次，24 h 有效。适用于类风湿关节炎、骨关节炎和痛风等。

五、选择性 COX-2 抑制剂

（一）概述

环氧合酶（COX）有两种类型：COX-1 和 COX-2。COX-1 和 COX-2 的生理性质有很大区别，COX-1 是一种结构酶，存在于胃肠道、肾等大多数组织中，通过促进前列腺素及血栓烷 A_2 的合成，保护胃肠道黏膜，调节肾脏血流和促进血小板聚集等内环境稳定,因此,对 COX-1 的抑制会引起胃肠道的不良反应;COX-2 是诱导酶,在大多数正常组织中通常检测不到,其主要在炎症部位由炎症介质诱导产生活性,通过对前列腺素合成的促进作用,介导疼痛、发热和炎症等反应。因此,选择性 COX-2 抑制剂能避免药物对胃肠道的不良反应。

通过对环氧合酶两种类型的研究,在 20 世纪 90 年代初发现两个先导化合物 Ns-398 和 Dup697,它们可以选择性地抑制 COX-2 的活性,进一步经结构优化得塞来昔布(celecoxib)和罗非昔布(rofecoxib)。

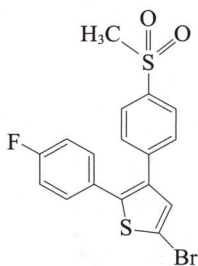

Ns-398　　　　　　　　　Dup697　　　　　　　塞来昔布　　　　　罗非昔布

塞来昔布和罗非昔布都有三环结构,其中一个苯环上有磺酰胺基、甲磺酰基。据计算机辅助药物设计的研究,含有磺酰胺基或甲磺酰基的取代苯的分子体积较大,不易进入 COX-1 的开口,但可进入空穴相对大的 COX-2,并与相应的结合点结合,使酶抑制,而呈选择性。选择性的 COX-2 抑制剂是人们结合疾病的基础知识和酶分子结构设计的药物。该类药物既有抗炎作用,又可减少经典的非甾体抗炎药对胃肠道的不良反应,故该类药的问世被寄予很大希望,被人们喻为"超级阿司匹林"。药物一上市,就得到了迅速推广,成为畅销药。但该类药物上市后,进行药物监测发现,该类药物有增大心血管事件的风险。

(二) 典型药物

塞来昔布(celecoxib)

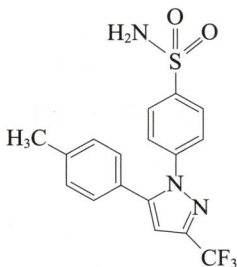

化学名为 4-[5-(4-甲基苯基)-3-三氟甲基]-1H-吡唑-1-基]苯磺酰胺。

塞来昔布是一种无臭的白色或近白色晶体粉末,微溶于水,溶解性随碱性的增加而增加。

空腹给药吸收良好,2~3 h 达到血浆峰浓度。主要以无活性的代谢产物形式从尿及粪便中排出,仅有约 3% 的药物未经代谢而直接排出。代谢主要发生在肝脏,由细胞色素 CYP2C9 代谢,代谢过程包括 4 位甲基的羟基化,进一步氧化最终得到羧酸形式的主要代谢产物。

塞来昔布在临床上用于治疗急性或慢性骨关节炎和类风湿关节炎。

拓展阅读

艾瑞昔布——匠心独运的中国制造

自 1991 年 COX-2 与炎症之间的紧密联系被揭示以来,科研界便踏上了探索选择性 COX-2 抑制剂的征途,旨在减轻传统非甾体抗炎药对胃肠道的副作用。塞来昔布、罗非昔布等药物应运而生,但罗非昔布因其心血管不良反应的风险于 2004 年黯然撤市,这一事件引发了全球对选择性 COX-2 抑制剂作为抗炎药物靶点的质疑。面对困局,中国医学科学院药物研究所携手国内大型医药企业,毅然踏上自主研发之路,决心打造属于中国的选择性 COX-2 抑制剂。研发团队提出"适度抑制"创新理念,即在有效抑制 COX-2 活性以治疗炎症的同时,避免过度抑制以维持 PGI_2 与 TXA_2 之间的微妙平衡,从而降低心血管风险和胃肠道损害,实现抗炎效果与安全性的均衡。历经长达 14 年的潜心研究与不懈努力,终于,在 2011 年,作为我国自主研发治疗骨关节炎的 1.1 类创新药艾瑞昔布获批上市,成为抗炎镇痛领域的一颗璀璨新星。

第三节　抗痛风药

一、概述

痛风是体内嘌呤代谢紊乱所引起的一种疾病,表现为高尿酸血症,尿酸盐在关节、肾及结缔组织中析出结晶。急性发作时,尿酸盐微结晶沉积于关节而引起局部粒细胞浸润及炎症反应。

抗痛风药是一类通过抑制尿酸的合成,抑制尿酸在肾小管的重吸收或促进尿酸排泄而产生治疗作用的药物。临床上使用的抗痛风药按照作用机制可以分为三类:① 控制尿酸盐对关节造成炎症的药物,如秋水仙碱(colchicine),通常也采用非甾体抗炎药来缓解急性痛风引起的疼痛,如吲哚美辛等;② 增加尿酸排泄的药物,如丙磺舒(probenecid)和苯溴马隆(benzbromarone);③ 通过抑制黄嘌呤氧化酶来抑制尿酸生成的药物,如别嘌醇(allopurinol)。后两类药物可以降低血液中尿酸的水平,被用于慢性痛风的治疗。

二、典型药物

别嘌醇(allopurinol)

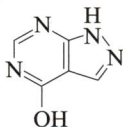

化学名为 1*H*– 吡唑并 [3,4–*d*] 嘧啶 –4– 醇。

本品为白色或类白色结晶性粉末;几乎无臭。本品在水或乙醇中极微溶解,在三氯甲烷或乙醚中不溶;在 0.1 mol/L 氢氧化钠或氢氧化钾溶液中易溶。

本品 pH 为 3.1～3.4 时最稳定,pH 升高可分解。

本品加碱性碘化汞钾试液,加热至沸,放置后生成黄色沉淀。

本品及其代谢产物氧嘌呤醇通过抑制黄嘌呤氧化酶的活性(后者能使次黄嘌呤转为黄嘌呤,再使黄嘌呤转变成尿酸)使尿酸生成减少,血中及尿中的尿酸含量降低到溶解度以下的水平,从而防止尿酸结石的沉积,有助于痛风结节及尿酸结晶的重新溶解。

别嘌醇主要在痛风发作间期和慢性期使用,适用于尿酸生成过多,对排尿酸药过敏或无效,以及不宜使用排尿酸药物(如有肾功能不全)的原发性和继发性痛风患者,以控制高尿酸血症。本药也可与排尿酸药合用,以加强疗效,特别适用于痛风石严重而肾功能尚好的患者。

丙磺舒(probenecid)

化学名为对 –[(二丙氨基)磺酰基] 苯甲酸。

本品为白色结晶性粉末;无臭。

本品在丙酮中溶解,在乙醇或三氯甲烷中略溶,在水中几乎不溶;在稀氢氧化钠溶液中溶解,在稀酸中几乎不溶。本品的熔点为 198～201 ℃。

本品溶于稀氢氧化钠溶液中,再加三氯化铁试液即产生米黄色沉淀。

本品与氢氧化钠小火加热熔融数分钟,放冷,残渣加硝酸数滴,再加盐酸溶解使成酸性,加水少许稀释,滤过,滤液显硫酸盐的鉴别反应。

本品通过抑制尿酸盐在近曲肾小管的主动再吸收,增加尿酸盐的排泄而降低血中尿酸盐的浓度,可缓解或防止尿酸盐结节的生成,减少关节的损伤,亦可促进已形成的尿酸盐的溶解。无抗炎、镇痛作用。用于慢性痛风的治疗。可以竞争性地抑制弱有机酸(如青霉素、头孢菌素)在肾小管的分泌,故可以增加这些抗生素的血浓度和延长它们的作用时间。

考证聚焦 ▶▶▶▶

1. 解热镇痛药物的分类、结构特征与应用。
2. 非甾体抗炎药物的分类、结构特征与应用。

课后练一练 〉〉〉〉

在线测试：

解热镇痛药
和非甾体抗
炎药

问答题

1. 解热镇痛药和非甾体抗炎药的作用机制是什么？

2. 非甾体抗炎药分为哪几类？各举一个代表性药物。

3. 采用一定的化学方法鉴别阿司匹林和对乙酰氨基酚。

（刘治芳）

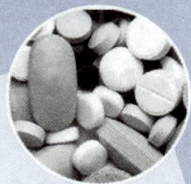

第八章
消化系统药物

>>>> 学习目标

知识目标：掌握西咪替丁、雷尼替丁、奥美拉唑、甲氧氯普胺、多潘立酮、昂丹司琼和阿瑞吡坦的结构特点、理化性质、临床用途和常见不良反应；熟悉抗溃疡药的种类和典型代表药物；了解镇吐药的种类及典型代表药物。

能力目标：能够认识典型药物的结构，根据结构特点分析理化性质；能理解典型药物的理化性质在药物剂型选择、合理用药、贮存保管和质量检测中的应用。

素养目标：通过课堂讨论，培养学生主动探索思考问题的科学思维；通过消化系统疾病用药案例分析，培养学生指导合理用药的职业素养。

>>>> 课前导读

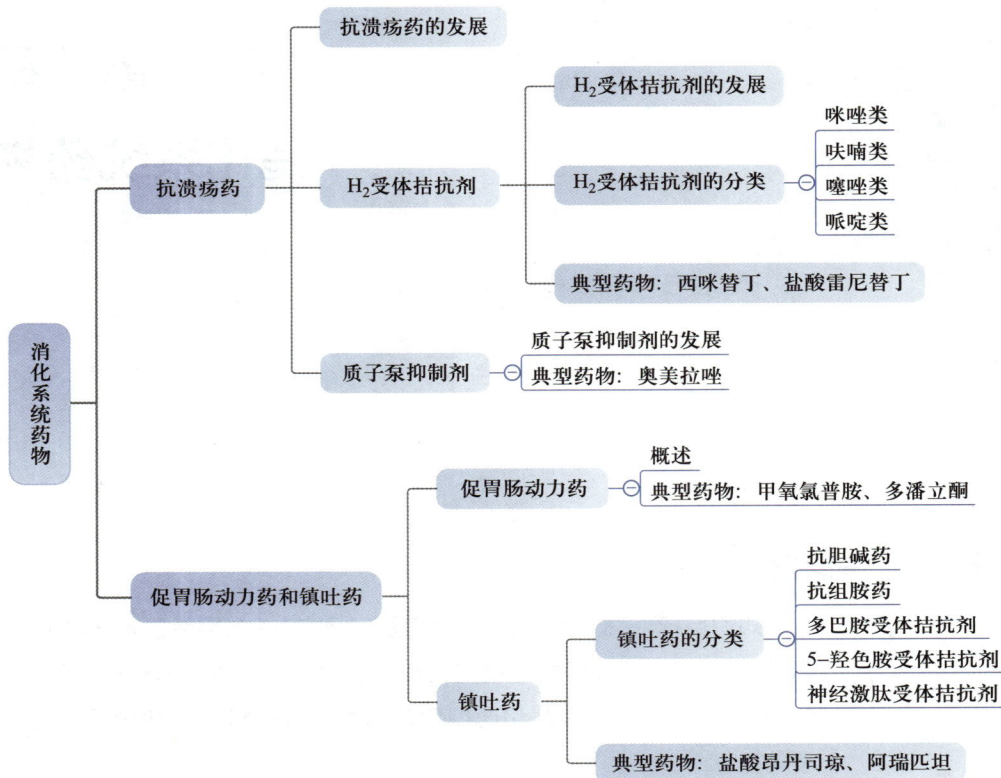

基础理论

消化系统疾病是指发生在口腔、唾液腺、食管、胃、肠、胆、胰腺、腹膜及网膜等脏器的器质性和功能性疾病,是一种较常见的多发病,以功能性消化不良、消化性溃疡、慢性胃炎、急性胃肠炎等急性胃肠道疾病为主。根据临床治疗目的,消化系统药物可分为抗溃疡药、促胃肠动力药、镇吐药和催吐药、泻药和止泻药、肝胆辅助治疗药等。本章主要介绍抗溃疡药、促胃肠动力药和镇吐药。

案例导入

案例:张某,男,45岁。上腹部烧灼反复发作,伴嗳气、反酸半年余,经诊断为十二指肠溃疡。

讨论:1. 哪些药物可用于该患者疾病的治疗?

2. H_2受体拮抗剂和质子泵抑制剂治疗消化性溃疡的机制是什么?

第一节　抗溃疡药

一、抗溃疡药的发展

消化性溃疡（peptic ulcer，PU）是一种多发病、常见病，以十二指肠溃疡（duodenal ulcer，DU）和胃溃疡（gastric ulcer，GU）为主，其主要症状表现为腹胀、反酸、嗳气，或伴有胃部疼痛等，严重者会引起胃穿孔、胃出血和胃癌等严重的并发症。消化性溃疡形成机制复杂，至今对其尚未有明确的揭示，通常认为是由胃部和十二指肠黏膜的损伤因素和黏膜保护因素之间的失衡引起。当损害因素增强，防御因素和修复因素降低，易导致消化性溃疡的产生。药物因素、胃酸、胃蛋白酶、幽门螺杆菌（helicobacter pylori，Hp）感染、烟酒、环境因素、饮食、精神因素、生活习惯、遗传和体质等都可以影响胃部和十二指肠的黏膜，触发溃疡的形成。消化性溃疡的发生往往不是单一因素作用引起，而是多种因素共同作用的结果，其中胃酸在消化性溃疡的发病过程中发挥了主要的作用。

1910 年，施瓦茨（Schwarz）教授提出"无酸，无溃疡"的理论，这被称为消化性溃疡认识上的第一次飞跃。传统抗溃疡药物主要是以中和胃酸为主，氢氧化铝、碳酸氢钠等弱碱性无机化合物能中和胃酸，可减弱胃酸对溃疡面的刺激和腐蚀作用。这类药物价格便宜，主要缺点是作用时间较短，一天需多次服药，不能有效地抑制夜间胃酸分泌高峰，因此单用此类药物治疗溃疡愈合率低。

随着胃酸分泌机制的揭示，开始出现以抑制胃酸分泌为机制的新的抗溃疡药物。盐酸是胃液的主要成分，由壁细胞分泌，受神经、体液的调节。壁细胞分泌胃酸过程分为三步，如图 8-1 所示。

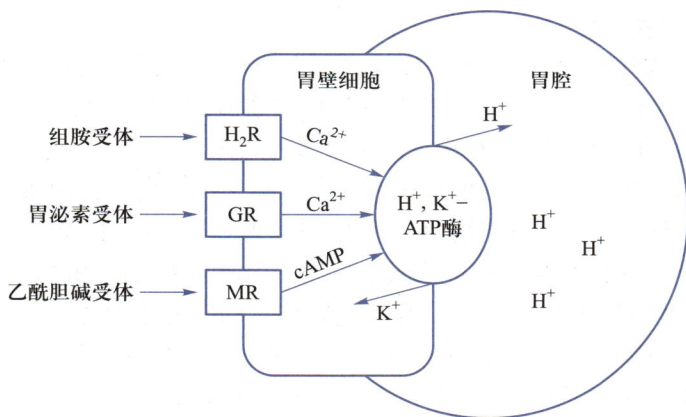

H₂R：H₂ 受体；GR：胃泌素受体；MR：乙酰胆碱受体。

图 8-1　壁细胞分泌胃酸过程

第一步，组胺、胃泌素、乙酰胆碱等内源性活性物质刺激胃壁细胞底边膜上的 H₂ 受体、胃泌素受体、乙酰胆碱受体等，引起第二信使钙离子或 cAMP 的增加。

第二步，经第二信使的介导，刺激由细胞内向细胞顶端传递。

第三步，在刺激下，细胞内的管状泡与顶端膜内陷形成的分泌性微管融合，原位于管状

泡处的 H^+,K^+-ATP 酶移至分泌性微管,在 H^+,K^+-ATP 酶的作用下,细胞质中的氢离子与胃腔中的钾离子进行交换,进入胃腔中的氢离子与顶膜转运至胃腔的氯离子形成盐酸。

组胺、胃泌素、乙酰胆碱等内源性活性物质受体拮抗剂分别与相应受体结合,通过竞争性地抑制其生理作用,可减少胃酸分泌。其中,由组胺刺激增加的 cAMP 的作用比胃泌素和乙酰胆碱刺激增加的钙离子作用大得多,因此组胺 H_2 受体拮抗剂抑制胃酸分泌的作用远大于抗胆碱药和抗胃泌素药。H^+,K^+-ATP 酶作为胃酸分泌的最后一步,能够控制任何刺激所引起的胃酸分泌。质子泵抑制剂作为抑制 H^+,K^+-ATP 酶的物质能够有效地阻断各种刺激所导致的胃酸分泌。质子泵抑制剂的出现是消化性溃疡治疗史上的又一重大突破,是目前为止作用最强的一类胃酸抑制剂。

另一方面,加强胃黏膜保护作用,促进黏膜的修复,是治疗消化性溃疡的重要环节之一。硫糖铝、氢氧化铝凝胶、米索前列醇等可有效地保护溃疡创面,促进溃疡修复,提高溃疡愈合质量。

20 世纪 80 年代初,发现幽门螺杆菌是大多数胃溃疡的病因,能够杀灭该细菌的抗菌药物开始用于消化性溃疡的治疗,如阿莫西林、克拉霉素等。

目前,临床上治疗消化性溃疡通常采用四联疗法,即两种抗菌药物、一种抑制胃酸分泌药物和一种胃黏膜保护剂。本节主要介绍常用的抑制胃酸分泌的 H_2 受体拮抗剂和质子泵抑制剂。

二、H_2 受体拮抗剂

(一) 概述

组胺受体分为 H_1 和 H_2 两种受体,在此基础上抗组胺药也分为两类。H_1 受体拮抗剂用于治疗变态反应性疾病;H_2 受体拮抗剂用于拮抗胃肠道的组胺受体,抑制胃酸分泌,达到治疗消化性溃疡的目的。

H_2 受体拮抗剂的研究从组胺结构改造出发,保留组胺的咪唑环,改变侧链取代。1976 年,美国史克公司首先研制出了第一个 H_2 受体拮抗剂——西咪替丁。H_2 受体拮抗剂的出现,使消化性溃疡的治疗进入一个全新的时代。

随着临床使用案例增多,发现西咪替丁有引起乳房增大及精神错乱等不良反应。1979 年,用呋喃环替代西咪替丁结构中的咪唑环,得到第二代 H_2 受体拮抗剂——雷尼替丁。雷尼替丁没有西咪替丁的抗雄激素作用和引起精神紊乱的副作用,抑制胃酸分泌作用更强,为西咪替丁的 5~8 倍。用噻唑环代替西咪替丁中的咪唑环,得到第三代 H_2 受体拮抗剂——法莫替丁,其作用比雷尼替丁强 6~10 倍,优于前两代药物。20 世纪 80 年代开发了哌啶类新型结构的第四代 H_2 受体拮抗剂——罗莎替丁,本品具有较强的抑制胃酸分泌的作用,生物利用度高。2000 年上市的拉呋替丁对胃酸分泌具有明显的抑制作用,且具有胃黏膜保护作用。

H_2 受体拮抗剂按照化学结构可分为咪唑类、呋喃类、噻唑类、哌啶类等。

微课:

抗溃疡药西咪替丁的发现

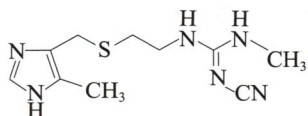

西咪替丁

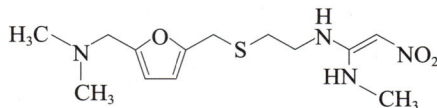

雷尼替丁

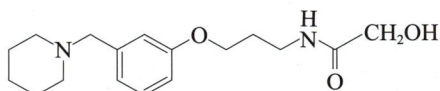

法莫替丁　　　　　　　　　　　罗沙替丁

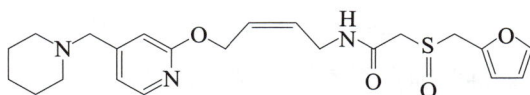

拉呋替丁

知识链接

H₂受体拮抗剂的构效关系

H$_2$受体拮抗剂构效关系研究表明,大部分 H$_2$ 受体拮抗剂的化学结构由三部分组成。

1. 碱性基团或碱性基团取代的芳杂环,该部分与受体结合,是主要的药效基团。

2. 四原子柔性基团。

3. 平面型的"脒脲基团",这类基团在生理 pH 条件下离子化程度低,能和受体形成氢键,增强和受体的结合力。

(二)典型药物

西咪替丁(cimetidine)

化学名为1-甲基-2-氰基-3-[2-[[(5-甲基咪唑-4-基)-甲基]硫代]乙基]胍,又名甲氰咪胍。

本品为白色或类白色晶体性粉末,几乎无臭,味微苦涩。

本品易溶于甲醇,溶于乙醇,在异丙醇中略溶,水中微溶,不溶于乙醚;熔点为140～146 ℃。

本品含有咪唑基,其饱和水溶液呈弱碱性,可溶于稀硫酸。结构中的氰基在过量酸中水解成脲类化合物而失去活性。

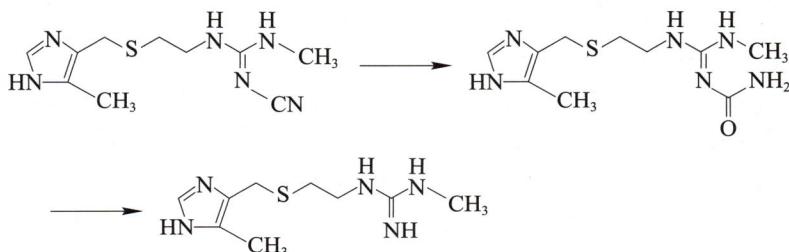

本品灼烧,则产生硫化氢气体可使湿润的醋酸铅试纸变黑,可用于鉴别。

本品口服后 60%~70% 由肠道迅速吸收,血药浓度达峰时间为 45~90 min。口服生物利用度约为 70%。进入体内后广泛地分布于全身组织(除脑以外),在肝脏内代谢,主要经肾排泄,44%~70% 以原形从尿中排出,10% 可从粪便排出,12 h 可排出口服量的 80%~90%。

本品主要用于治疗十二指肠溃疡、胃溃疡、卓-艾综合征、上消化道出血、反流性食管炎、高酸性胃炎等;能抑制细胞色素 P450 酶活性,与其他药物合用时可能降低合用药物代谢,使其药理作用或毒性增强;可通过血-脑屏障,具有一定的神经毒性,老人、幼儿或肝肾功能不全的患者,应慎用;具有抗雄性激素作用,用药剂量较大时可引起男性乳房发育,女性溢乳,性欲减退,阳痿,精子计数减少等,停药后即可消失。

盐酸雷尼替丁(ranitidine hydrochloride)

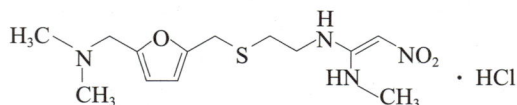

化学名为 N'-甲基-N-[2-[[[5-[(二甲氨基)甲基]-2-呋喃基]甲基]硫基]乙基]-2-硝基-1,1-乙烯二胺盐酸盐,又名甲硝呋胍、呋喃硝胺。

本品为类白色至淡黄色结晶性粉末;有异臭,味微苦带涩。

本品极易潮解,吸湿后颜色变深;易溶于水和甲醇,略溶于乙醇,几乎不溶于丙酮;熔点为 137~143 ℃,熔融时同时分解。

本品在干燥条件下性质稳定,在室温干燥条件下保持 3 年含量不下降,温度、光照可影响其稳定性,应避光、密封,在干燥处保存。

本品饱和水溶液呈碱性,在稀盐酸中溶解,临床常用其盐酸盐。

本品含碳碳双键,有顺、反异构体,其中反式异构体有活性,顺式异构体无活性。

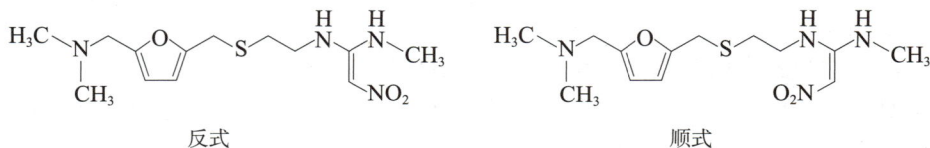

反式　　　　　　　　　　　顺式

本品灼烧,产生硫化氢气体可使湿润的醋酸铅试纸变黑,可用于鉴别。

口服易吸收,且不受食物及制酸剂的影响,服药后 2~3 h 达血药浓度高峰,消除半衰期为 2~2.5 h。蛋白结合率为 15%,绝对生物利用度约 50%。本品大部分以原形经肾排泄,24 h 从尿中排出给药量的 45%。

本品作用比西咪替丁强 5~8 倍,临床主要用于治疗十二指肠溃疡、良性胃溃疡、术后溃疡、反流性食管炎及卓-艾综合征等,具有高效、速效和长效的特点。该药物副作用比西咪替丁小,无抗雄性激素作用。与肝药酶 P450 的亲和力仅为西咪替丁的 1/10,因此与其他依靠肝药酶代谢的药物合用影响较小。

三、质子泵抑制剂

(一) 概述

质子泵抑制剂 (proton pump inhibitors, PPI) 即 H^+, K^+-ATP 酶抑制剂,可阻断胃酸分泌过程的最后一个环节,对各种机制导致的胃酸分泌均有抑制作用,是已知的对胃酸分泌抑制作用最强的一类药物。另外,质子泵仅存在于胃壁细胞表层,因此与 H_2 受体拮抗剂相比,具有选择性高、副作用小的优点。

20 世纪 60 年代,发现了质子泵在胃酸分泌过程中的作用,提供了新的抗酸药物研究靶点。早期研究发现苯并咪唑类衍生物能够通过抑制 H^+, K^+-ATP 酶,产生强烈的抑制胃酸分泌的作用。1988 年,在一系列苯并咪唑类衍生物中得到了第一个上市的质子泵抑制剂——奥美拉唑。随后,对奥美拉唑进行结构改造,陆续得到了一系列质子泵抑制剂。

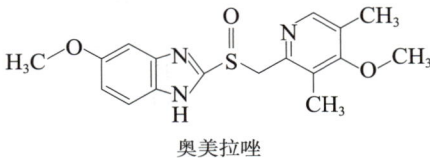

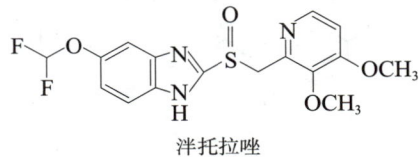

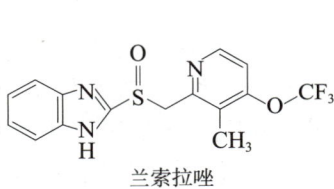

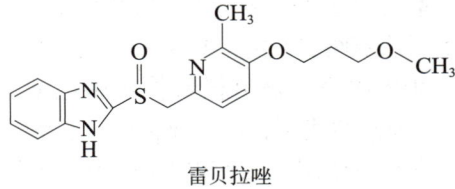

奥美拉唑

泮托拉唑

兰索拉唑

雷贝拉唑

(二) 典型药物

奥美拉唑 (omeprazole)

化学名为 5- 甲氧基 -2-[[(4- 甲氧基 -3,5- 二甲基 -2- 吡啶基) 甲基] 亚磺酰基]-1H- 苯并咪唑。

本品为白色或类白色结晶性粉末;无臭;遇光易变色。

本品在二氯甲烷中易溶,在甲醇或乙醇中略溶,在丙酮中微溶,在水中不溶;熔点为 156 ℃。

本品结构由苯并咪唑环、吡啶环和连接这两部分的亚磺酰基构成,其水溶液显弱酸性和弱碱性。在碱性环境下比较稳定,在酸性环境下分解产生砜化物和硫醚化物,出现变色、浑浊或沉淀。

本品在体外无活性,进入胃壁细胞后,在酸性环境下生成活性代谢产物次磺酰胺,次磺酰胺与 H^+, K^+-ATP 酶上的巯基作用,形成二硫键,使 H^+, K^+-ATP 酶失活,产生不可逆的抑制作用。

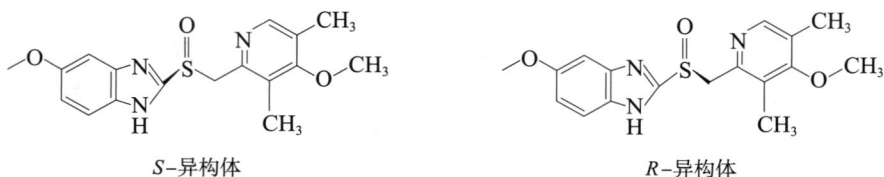

奥美拉唑 ⇌（H⁺）次磺酰胺

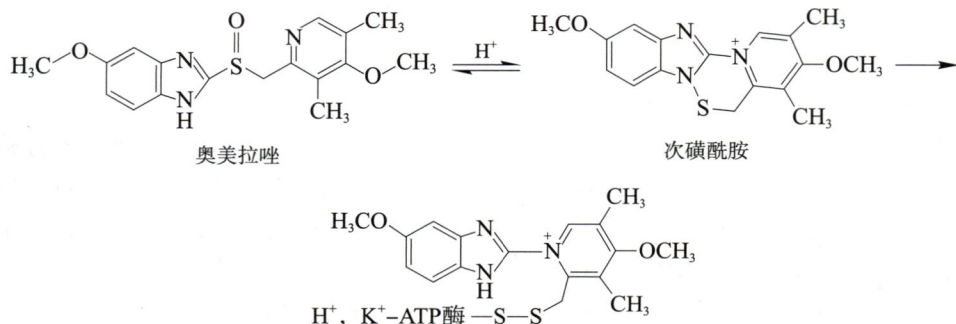

H^+，K^+-ATP酶—S—S—

本品结构中 S 原子有手性,具有光学活性,药用其外消旋体,其中 *S*-(-)- 异构体因体内清除率大大低于 *R*-(+)- 异构体,作用时间更长,现已单独药用于临床,通用名为艾可奥美拉唑。

S-异构体　　　　　　　　　　　*R*-异构体

本品口服经小肠迅速吸收,单次给药时生物利用度约为 35%,反复给药的生物利用度可达 60%;口服后 0.5~7 h 血药浓度达峰值;不易透过血 - 脑屏障,但易透过胎盘。本品在体内完全被肝微粒体细胞色素 P450 氧化酶代谢,代谢产物种类较多,其中有72%~80% 的代谢物经肾排泄,另有 18%~23% 的代谢物由胆汁分泌,随粪便排出。

本品主要用于治疗胃溃疡、十二指肠溃疡;与抗生素联合使用可用于治疗幽门螺杆菌相关的消化性溃疡。

微课:
抗溃疡
药——质子
泵抑制剂

课堂讨论

为什么将奥美拉唑作为前药使用,而不直接使用次磺酰胺?

拓展阅读

新型抗酸药物——钾离子竞争性酸阻滞剂

传统的质子泵抑制剂通过抑制 H^+-K^+-ATP 酶的活性来阻断由刺激引起的胃酸分泌。但质子泵抑制剂并不总是能够提供足够的疗效,而且抑制胃酸分泌的效果常因人而异。钾离子竞争性酸阻滞剂(potassium-competitive acid blockers,P-CABs)是一类新型的抑酸药物,可与活性质子泵和静止质子泵结合,直接阻断质子泵的 K^+ 交换通道,快速抑制胃壁细胞酸分泌。同时该类药物在胃壁细胞中高浓度聚集且解离缓慢,故有持久强效的抑酸作用,且抑酸作用不受胃酸分泌状态的影响,故不受进餐影响,具有速效、强劲、持久的胃酸分泌抑制作用。

目前上市的 P-CABs 药物有瑞伐拉赞、伏诺拉生及替戈拉生等。其中,伏诺拉生是较为典型的代表药物。2015 年 2 月,武田富马酸伏诺拉生片在日本上市,用于治疗胃酸相关疾病。2019 年 12 月,富马酸伏诺拉生片获得国家药品监督管理局正式批准,用于治疗反流性食管炎,是首款获批进入中国市场的 P-CABs,具有首剂全效和持久抑酸的特点。与传统的质子泵抑制剂相比,P-CABs 靶点研究目前处于机制的探索期和研发前端,且上市时间较短,短期研究仅提示可能出现与抑酸相关的高胃泌素血症,远期风险相关证据不足,考虑到远期风险与抑酸效果高度相关,建议密切关注其远期风险。

第二节　促胃肠动力药和镇吐药

一、促胃肠动力药

(一) 概述

胃动力低下时,胃内容物排空时间延长,可引起许多胃肠症状,如恶心、呕吐、胃灼热、餐后不适及消化不良等,并可引起胃食管反流、肠梗阻等。

促胃肠动力药是能增加胃肠推进性蠕动,促使胃肠道内容物向前移动的药物,临床上用于治疗与胃肠动力不足相关的疾病,如反流症状、反流性食管炎、消化不良、肠梗阻等。现常用的有多巴胺 D_2 受体拮抗剂甲氧氯普胺,外周性多巴胺 D_2 受体拮抗剂多潘立酮,通过乙酰胆碱起作用的伊托必利和莫沙必利等。本节主要介绍甲氧氯普胺和多潘立酮。

(二) 典型药物

甲氧氯普胺(metoclopramide)

化学名为 N-[(2- 二乙氨基)乙基]-4- 氨基 -2- 甲氧基 -5- 氯 - 苯甲酰胺。

本品为白色结晶性粉末;无臭,味苦。

本品在三氯甲烷中溶解,在乙醇或丙酮中略溶,在乙醚中极微溶解,在水中几乎不溶;在酸性溶液中溶解;熔点为 147～151 ℃。

本品含有叔胺和芳伯氨结构,具有碱性;含有芳伯氨基,可发生重氮化反应。

本品与硫酸共热,显紫黑色,加水有绿色荧光,碱化后消失,可用于鉴别。

本品为多巴胺受体拮抗剂,其结构与普鲁卡因胺类似,但无麻醉和心脏作用。

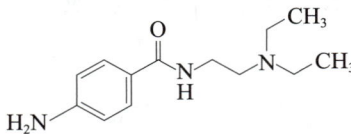

普鲁卡因胺

本品具有促胃肠动力作用和镇吐作用,是第一个用于临床的促胃肠动力药,可用于治疗慢性功能性消化不良引起的胃肠运动障碍,如恶心、呕吐等,还可用于肿瘤放疗、化疗引起的各种呕吐。

本品易通过血-脑屏障和胎盘屏障,有中枢神经系统的副作用,常见嗜睡、倦怠和头晕等。

多潘立酮(domperidone)

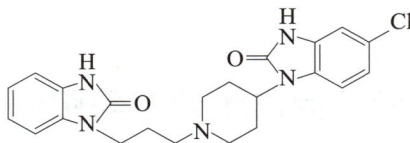

化学名为5-氯-1-[1-[3-(2,3-二氢-2-氧代-1H-苯并咪唑-1-基)丙基]-4-哌啶基]-1,3-二氢-2H-苯并咪唑-2-酮。

本品为白色或类白色结晶性粉末,无臭。

本品在甲醇中极微溶解,在水中几乎不溶,在冰醋酸中易溶。熔点为242.5 ℃。

本品为苯并咪唑类化合物,水溶液显碱性,可与马来酸成盐。

本品存在"首过效应"肝代谢和肠壁代谢,多潘立酮口服的生物利用度较低,禁食者口服多潘立酮的生物利用度为14%;药物分布以胃肠局部最高,血浆次之;几乎全部在肝内代谢,口服 $t_{1/2}$ 为7~8 h,主要以无活性的代谢物形式随粪便和尿排泄。

本品为外周多巴胺受体拮抗剂,直接阻断胃肠的多巴胺受体,能增强食管的蠕动和食管下部括约肌的张力,促进胃蠕动和排空,抑制恶心、呕吐。

本品对血-脑屏障的渗透力差,对脑内多巴胺受体几乎无拮抗作用,因此无精神和中枢神经的不良反应。

微课:

促胃动力药

二、镇吐药

(一)概述

呕吐是通过胃强力收缩迫使胃内容物经口排出的病理生理反射。从某种意义上说,呕吐是机体的一种保护性作用,它可把对机体有害的物质排出体外。但是剧烈的呕吐可能妨碍食物的摄入,导致水、电解质紊乱及酸碱平衡失调,营养障碍,甚至发生食管贲门黏膜裂伤等并发症。某些疾病,如妊娠、癌症患者的放化疗都可引起恶心、呕吐,需要进行镇吐治疗。

镇吐药能阻断呕吐的神经反射环,该神经反射环受多种神经递质影响,按作用原理,可以分为以下几类。

1. **抗胆碱药**   其作用机制是抑制毒蕈碱样胆碱能受体,并抑制乙酰胆碱释放。该类药物可阻滞前庭的冲动传入,常用于防治晕动病、眩晕、内耳病变和肿瘤所致的恶心、呕吐。代表药物为地芬尼多。

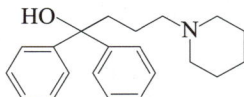

地芬尼多

2. 抗组胺药　其作用机制是拮抗 H_1 受体,用于防治晕动病所致呕吐,代表药物为苯海拉明。

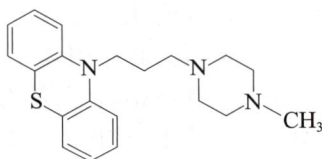

苯海拉明

3. 多巴胺受体拮抗剂　其作用机制是拮抗化学触发的多巴胺受体,可有效治疗化疗引起的恶心、呕吐,代表药物如硫乙拉嗪。

硫乙拉嗪

4. 5-羟色胺受体拮抗剂　与致吐有关的 5-HT_3 受体广泛地分布于中枢神经系统、孤束核和周围神经系统(迷走神经、交感神经、副交感神经等)的神经细胞上。该类药物作用机制是选择性抑制中枢神经系统、孤束核的 5-HT_3 受体;同时作用在迷走神经末梢的 5-HT_3 受体,抑制迷走神经传入纤维的兴奋,阻断向呕吐中枢的传入冲动,抑制呕吐,达到中枢、外周双重抑制作用。5-HT_3 受体拮抗剂是目前临床应用最为广泛的镇吐药。此类药物的代表药物如昂丹司琼、格拉司琼、托烷司琼等。

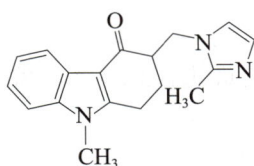

昂丹司琼

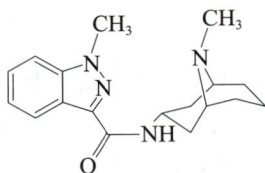

格拉司琼

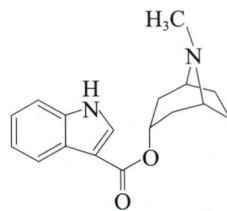

托烷司琼

5. 神经激肽受体拮抗剂　神经激肽(neurokini1,NK)家族包含 P 物质、神经激肽 A、神经激肽 B。P 物质是由 11 个氨基酸组成的多肽,为速激肽家族成员之一。P 物质和 P 物质免疫反应样物质广泛地存在于化疗呕吐产生的关键部位,通过与位于肠周围和中枢神经系统中的 NK_1 受体结合,参与化疗呕吐的发生过程。NK_1 受体拮抗剂是新一代镇吐剂,能特异性地阻滞 NK_1 受体,阻断呕吐反射的形成。阿瑞吡坦(aprepitant)是第一个批准用于治疗化疗药物引起呕吐的 NK_1 受体拮抗剂。

（二）典型药物

盐酸昂丹司琼（ondansetron hydrochloride）

化学名为 2,3-二氢-9-甲基-3-[(2-甲基咪唑-1-基)甲基]-4(1H)-咔唑酮盐酸盐二水合物，又名奥丹西隆。

本品为白色或类白色结晶性粉末；无臭，味苦。

本品易溶于甲醇，略溶于水，微溶于丙酮。熔点为 175～180 ℃，熔融同时分解。

本品有叔胺和咪唑结构，呈碱性，临床常用其盐酸盐。

本品具有手性碳原子，具有光学异构体，临床用其外消旋体。

本品为强效、高度选择性的 5-HT$_3$ 受体拮抗剂，能有效地抑制或缓解由细胞毒性化疗药物和放疗引起的恶心、呕吐，其疗效优于甲氧氯普胺，但对晕动病及阿扑吗啡引起的呕吐无效。临床主要用于癌症放化疗引起的呕吐，也可用于预防和治疗手术后引起的恶心、呕吐。

阿瑞匹坦（aprepitant）

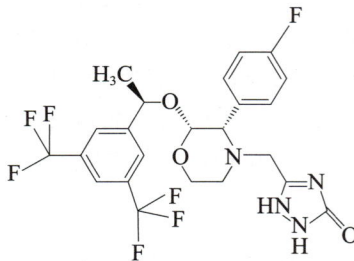

化学名为 5-[2(R)-[1(R)-[3,5-二(三氟甲基)苯基]乙氧基]-3(S)-(4-氟苯基)吗啉-4-基甲基]-3,4-二氢-2H-1,2,4-三唑-3-酮。

本品为灰白色至带黄色水晶般固体。

本品不溶于水，微溶于乙腈，可溶于乙醇。熔点为 75～76 ℃。

本品口服后 4 h 可达血药峰浓度，生物利用度为 60%～65%。食物对本品的体内药代动力学影响不大；可透过血-脑屏障，在脑脊液中分布亦较多；主要在肝内代谢，通过细胞色素 CYP3A4 和 CYP1A2 代谢，消除 $t_{1/2}$ 为 9～13 h。本品血浆蛋白结合率不低于 95%，几乎不能被血液透析所清除。

本品主要用于化疗后的急性和延迟性恶心或呕吐发作。本品具有中枢神经系统副作用，常见嗜睡和疲乏。

考证聚焦 》》》》

1. 组胺 H_2 受体拮抗剂的结构特征、构效关系与应用。
2. 质子泵抑制剂的结构特征与应用。
3. 促胃肠动力药的结构特征与应用。

课后练一练 》》》》

在线测试：

消化系统
药物

问答题

1. 举例说明抗溃疡药的分类和代表药物。
2. 为什么奥美拉唑为前药？

（徐　娇）

第九章

合成抗菌药物及其他抗感染药物

>>>> 学习目标

知识目标:掌握喹诺酮类药物的构效关系,磺胺类药物的基本结构和化学稳定性,诺氟沙星、环丙沙星、左氧氟沙星、磺胺嘧啶、异烟肼的结构特点、理化性质和临床用途;熟悉喹诺酮类药物的作用机制,磺胺类药物的构效关系和抗菌增效剂的作用机制,利福平、对氨基水杨酸钠和乙胺丁醇的结构特点和临床用途,抗生素类抗真菌药两性霉素 B 等的结构特点及用途;了解喹诺酮类药物、磺胺类药物的发展历程,甲氧苄啶的结构和临床用途,氮唑类抗真菌药氟康唑等的结构特点及用途,抗病毒药利巴韦林、阿昔洛韦、奥司他韦等的结构特点及用途。

能力目标:能够认识典型药物的结构,根据结构特点分析理化性质;能够理解典型药物的理化性质在药物剂型选择、合理用药、贮存保管和质量检测中的应用。

素养目标:通过磺胺的发现故事,激发创新思维和科学精神;通过喹诺酮类药物的临床用药案例,培养指导患者合理用药的职业素养。

►►►► 课前导读

```
                                                        ┌ 喹诺酮类药物的发展
                                    ┌ 概述 ─────────────┤ 构效关系
                    ┌ 喹诺酮类药物 ──┤                   └ 作用机制
                    │               │
                    │               └ 典型药物：诺氟沙星、盐酸环丙沙星、左氧氟沙星
                    │
                    │                         ┌ 磺胺类药物：磺胺嘧啶、磺胺甲噁唑
                    │ 磺胺类药物及抗菌增效剂 ──┤
                    │                         └ 抗菌增效剂：甲氧苄啶
      合成           │
      抗             │               ┌ 抗生素类抗结核药：利福平
      菌             │ 抗结核药 ──────┤
      药             │               └ 合成抗结核药：异烟肼、对氨基水杨酸钠、盐酸乙胺丁醇
      物             │
      及   ──────────┤               ┌ 抗真菌抗生素：两性霉素B
      其             │               │
      他             │ 抗真菌药 ──────┤ 氮唑类抗真菌药：克霉唑、咪康唑、益康唑、酮康唑、氟康唑、伊曲康唑
      抗             │               │
      感             │               └ 其他抗真菌药：特比萘芬
      染             │
      药             │               ┌ 核苷类：碘苷、阿糖胞苷、齐多夫定、阿昔洛韦、阿德福韦
      物             │ 抗病毒药 ──────┤
                    │               └ 非核苷类：利巴韦林、金刚烷胺、金刚乙胺、奥司他韦
                    │
                    │                 ┌ 驱肠虫药：阿苯达唑
                    └ 抗寄生虫病药 ────┤
                                      └ 抗疟药：奎宁、青蒿素
```

►►►► 基础理论

抗感染药物是指一类抑制或杀灭病原微生物或寄生虫的化学治疗药,主要包含合成的抗感染药物和抗生素。在人类与各类感染性疾病的抗争中,抗感染药物得到了广泛的应用和快速的发展,是临床上非常重要的一类药物。本章主要学习喹诺酮类药物、磺胺类药物及抗菌增效剂、抗结核药、抗真菌药、抗病毒药和抗寄生虫病药。

🛢 案例导入

案例:患者,男,12 岁。因"腹泻"入院,给予静脉滴注盐酸左氧氟沙星氯化钠注射液 0.2 g(100 ml)。用药 10 min 后患儿即出现发音困难、呼吸困难等症状。

讨论:1. 请从药物化学角度分析该案例中盐酸左氧氟沙星的结构和主要化学性质。

　　　2. 如果你是一名药师,你觉得案例中医师的用药合理吗?

第一节   喹诺酮类药物

喹诺酮类抗菌药（quinolone antimicrobial agents）是一类具有 1,4- 二氢 -4- 氧代吡啶 -3- 羧酸基本结构的合成抗菌药,又称为吡酮酸类药物。自 1962 年萘啶酸问世以来,喹诺酮类药物的发展可分为四个阶段,因其抗菌谱广,活性强,生物利用度高,使用方便,与其他抗菌药无交叉耐药性等特点,已成为仅次于头孢菌素类的抗菌药。常见喹诺酮类药物如下。

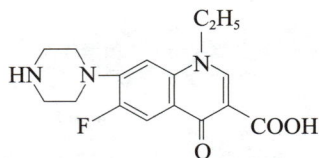

吡哌酸

诺氟沙星

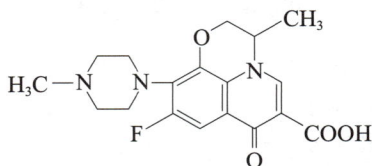

氧氟沙星

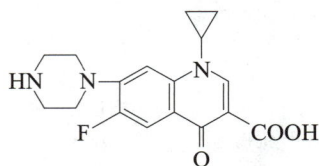

环丙沙星

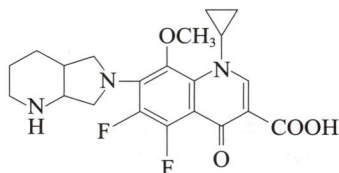

莫西沙星

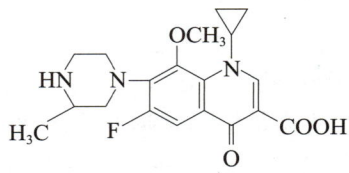

加替沙星

一、概述

（一）喹诺酮类药物的发展

第一代（1962—1969 年）喹诺酮类代表药物为萘啶酸,于 1963 年作为治疗尿路感染的药物上市,但因其抗菌谱窄,口服吸收差,易产生耐药性,仅用于尿路与肠道感染。以吡哌酸为代表的第二代（1970—1977 年）药物,抗菌谱从革兰氏阴性菌扩大到阳性菌,如吡哌酸对尿路感染及肠道感染的疗效较好,且毒性低,副作用小。第三代（1978—1998 年）喹诺酮类药物,又称为氟喹诺酮,因为在 6 位引入氟原子而使得抗菌活性大大地增加,有诺氟沙星、环丙沙星等,抗菌谱进一步扩大,用于治疗泌尿系统感染、肠道感染及呼吸道感染等,是目前最常用的合成抗菌药。以莫西沙星、加替沙星、司帕沙星为代表的第四代（1999 年至今）喹诺酮类药物相继上市,抗菌谱进一步扩大,具有更好的药物动力学性质等优点,为喹诺酮类药物的临床应用打开了更广阔的空间。值得注意

微课:
喹诺酮类
药物的发展

的是,无论是第三代还是第四代抗菌药,在治疗效果增加的同时也需要更加重视其安全性。

(二) 构效关系

综合临床使用的四代喹诺酮类药物的结构,其基本构效关系如下。

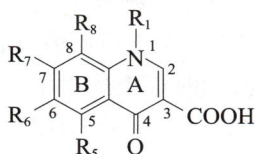

1. 吡酮酸环(A 环)是抗菌作用必需的基本结构,其中 3 位羧基和 4 位酮基是抗菌活性不可缺少的部分。

2. 1 位取代基对抗菌活性的影响较大。常见有乙基或与乙基体积相近的取代基如氟乙基、环丙基取代活性较好。

3. 5 位取代基中以氨基为最好,可提高吸收或组织分布,其他基团取代则活性下降。

4. 6 位引入氟原子,可使活性显著增强。

5. 7 位引入五元或六元杂环,抗菌活性明显增强,以哌嗪基为最好,哌嗪基的 4 位被甲基取代可提高抗革兰氏阳性菌的活性。

6. 8 位引入 —F、—Cl、—OCH_3,可降低最小抑菌浓度,—OCH_3 取代抗厌氧菌活性增加,但 —F 取代光毒性也增加,最可能引起光毒性的是 6,8- 二氟喹诺酮类。

(三) 作用机制

喹诺酮类抗菌药物在细菌中的作用靶点是 DNA 螺旋酶(又称拓扑异构酶Ⅱ)和拓扑异构酶Ⅳ。近年来,有研究发现喹诺酮类抗菌药对革兰氏阳性菌主要作用于拓扑异构酶Ⅳ,对革兰氏阴性菌则主要作用于 DNA 螺旋酶。这两个酶在细菌 DNA 自身的合成(复制)、转录过程中发挥着重要作用,是细菌生长所必需的酶。喹诺酮类药物以氢键与以上两个酶形成稳定的拓扑异构酶 –DNA– 药物三重复合物,使细菌 DNA 超螺旋过程受阻,干扰细菌细胞的 DNA 复制而呈现杀菌作用。

二、典型药物

诺氟沙星(norfloxacin)

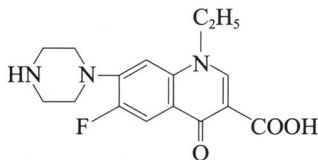

化学名为 1- 乙基 -6- 氟 -1,4- 二氢 -4- 氧代 -7-(1- 哌嗪基)-3- 喹啉羧酸,又名氟哌酸。诺氟沙星是第一个上市的氟喹诺酮类抗菌药。

本品为类白色至淡黄色结晶性粉末;无臭,味微苦。

本品在空气中能吸收水分,遇光色渐变深。略溶于二甲基甲酰胺,微溶于水和乙醇。

微课:
喹诺酮类药物的构效关系

微课:
喹诺酮类药物的理化性质与作用

本品为酸碱两性化合物,易溶于醋酸、盐酸和氢氧化钠溶液。

本品分子中的叔胺基团可与丙二酸与乙酸酐在 80~90 ℃反应,显红棕色。

本品具有有机氟化物的反应,经氧瓶燃烧破坏后,吸收液与茜素氟蓝和硝酸亚铈试液作用生成蓝紫色配合物。

本品结构中 3- 位羧基和 4- 位酮基,极易和钙、镁、锌等金属离子生成络合物,抗菌活性降低,使体内的金属离子流失。本类可影响软骨发育,因此,孕妇、哺乳期妇女、18 岁以下未成年人禁用这类药物,同时该类药物不宜和牛奶等含钙、铁的食物和药品同时服用。近年来,有研究发现该类药物引起的肌腱病损也与药物引起体内镁离子浓度下降有关。

本品在室温、干燥条件下相对稳定,光照下分子中的哌嗪环及氟分解产生光敏反应及光毒性。本品在酸性条件下回流可发生脱羧,生成 3- 脱羧产物。故本品应遮光、密封,在干燥处保存。

本品为最早应用于临床的第三代喹诺酮类药物,具有较好的组织渗透性,临床上主要用于治疗敏感菌引起的肠道和尿路感染。

盐酸环丙沙星(ciprofloxacin hydrochloride)

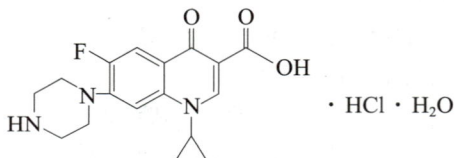

化学名为 1- 环丙基 -6- 氟 -1,4- 二氢 -4- 氧代 -7-(1- 哌嗪基)-3- 喹啉羧酸盐酸盐一水合物。别名环丙氟哌酸。

本品为白色或微黄色结晶性粉末,几乎无臭,味苦。

本品溶于水,微溶于甲醇,极微溶于乙醇,几乎不溶于三氯甲烷,易溶于氢氧化钠溶液。

本品在临床上被广泛地应用于敏感菌所致的呼吸道、尿道及消化道等部位的感染。

左氧氟沙星(levofloxacin)

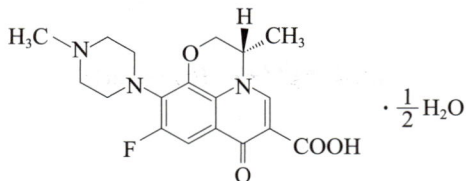

化学名为(−)-(S)-3- 甲基 -9- 氟 -2,3- 二氢 -10-(4- 甲基 -1- 哌嗪基)-7 氧代 -7H- 吡啶并[1,2,3-de]-1,4- 苯并噁嗪 -6- 羧酸半水合物。

本品为氧氟沙星的左旋体,为手性药物,其体外抗菌活性是氧氟沙星的 2 倍,抗菌谱及抗菌活性与环丙沙星基本相同,且口服吸收完全,广泛地分布于各组织,主要以原形经肾排泄,在体内代谢少,不良反应少。适用于敏感菌引起的泌尿生殖系统、呼吸道及胃肠道等感染。

微课:

喹诺酮类
药物

岗位对接　〉〉〉〉

药物合理应用

患者,男,14岁。因腹泻2天就诊。既往有"口腔溃疡"病史1个月。

诊断:1. 急性肠炎;2. 口腔溃疡。

处方:左氧氟沙星胶囊　　0.1 g×12粒　　0.2 g　　bid　　po

　　　葡萄糖酸锌片　　　70 mg×6片　　70 mg　bid　　po

分析:上述处方并不合理。首先18岁以下未成年人禁用喹诺酮类药物;葡萄糖酸锌与左氧氟沙星同时服用,可形成难以吸收的络合物。其他锌剂(硫酸锌、枸橼酸锌等)与左氧氟沙星同时服用均可发生类似相互作用。

建议:推荐使用其他种类的抗菌药。

第二节　磺胺类药物及抗菌增效剂

一、磺胺类药物

(一) 概述

磺胺类药物(sulfonamides)的母体对氨基苯磺酰胺于1908年合成,没有引起太多重视,后来格哈德·多马克(Gerhard Domagk)于1932年发现百浪多息可以治疗细菌感染,因此获得了1939年的诺贝尔生理学或医学奖。此后磺胺类药物的研究得以迅速发展,到1946年共合成了5 500余种对氨基苯磺酰胺类磺胺衍生物,其中有20多种曾经在临床上得以应用。

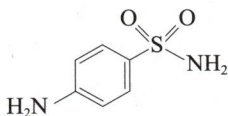

对氨基苯磺酰胺　　　　　　　　　　　　　　百浪多息

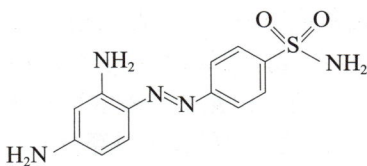

微课:
磺胺类药物概述

磺胺类药物的发展,大致上分为两个时期。

第一个时期是在1946年以前,这个时期的研究工作主要着重于磺胺结构以及取代基团对抗菌药活性影响的研究。这一时期的药物有磺胺醋酰、磺胺嘧啶等。

第二个时期是在20世纪50年代以后,研究的目的是改善磺胺类药物的溶解度,减轻对肾脏的损害和降低副作用,并在此基础上研究和寻找中效乃至长效的磺胺药物。这一时期的药物主要有磺胺甲氧嗪、磺胺地索辛、磺胺甲噁唑。

近年来,由于新型抗感染药物的出现,以及磺胺类药物只能抑制细菌繁殖,不能杀灭细菌的作用原理,大大地限制了其在临床上的应用,大多数磺胺类药物已经不再应用于临床。但是磺胺类药物作为第一类预防和治疗细菌感染的药物,奠定了化学治疗的理论基础,在药物化学发展史上仍是一个重要的里程碑。

　　磺胺类药物的作用机制:已被实验证实并且公认的磺胺类药物的作用机制是 Wood–Fields 代谢拮抗学说。该学说认为,磺胺类药物与细菌竞争,细菌生长必需的对氨基苯甲酸(PABA)的分子形状、大小及电荷分布相似,因此可以取代 PABA 与二氢叶酸合成酶结合,抑制该酶的活性,使细菌二氢叶酸的合成受到干扰,阻碍其生长。

　　磺胺类药物的构效关系:磺胺类药物是一类具有对氨基苯磺酰胺结构的合成抗菌药,其结构通式如下。

$$R_1-NH-\!\!\!\!\!\!\overset{}{\underset{4}{}}\!\!\!\!\!\!\!\text{苯环}-SO_2NH-\!\!\underset{1}{}R_2$$

　　其中 R_1 多为 H,R_2 多为杂环,如嘧啶、异噁唑等,环上取代甲基或甲氧基。

　　1. 对氨基苯磺酰胺为必需结构,即苯环上两取代基在对位、邻位或间位均无抑菌作用。

　　2. 苯环若被其他芳环取代或在苯环上引入其他基团,抑菌作用降低或消失。

　　3. 磺酰基上 N_1 单取代化合物使抑菌作用增强,吸电子基团杂环取代作用较强,双取代则活性消失。

　　4. 芳香伯胺为活性必需基团,若 N_4 上有取代基则必须在体内易被酶分解或还原为游离的氨基才有效。

📱 微课:

磺胺类药物
的构效关系

(二)典型药物

磺胺嘧啶(sulfadiazine)

　　化学名为 N–2– 嘧啶基 –4– 氨基苯磺酰胺,简称 SD。

　　本品为白色或类白色的结晶或粉末;无臭,无味。

　　本品微溶于乙醇、丙酮,不溶于水,易溶于氢氧化钠试液和氨试液,溶于稀盐酸。

　　本品分子中的芳伯氨基易被空气氧化,在日光及重金属催化下,氧化反应加速,遇光色渐变暗,特别是其钠盐在碱性条件下更易氧化。因此,本类药物应遮光、密封保存。

　　本类分子含有芳伯氨基,在酸性溶液中与亚硝酸钠进行重氮化反应生成重氮盐,重氮盐在碱性条件下与 β– 萘酚偶合,生成橙红色或猩红色偶氮化合物沉淀。此反应称为重氮化 – 偶合反应,又称芳香第一胺反应。

　　本品分子中的磺酰氨基显弱酸性,氢原子比较活泼,与氢氧化钠反应后可被金属离子(如银、铜等)取代,生成黄绿色沉淀,放置后生成紫色沉淀。可用于鉴别。

本品的钠盐水溶液能吸收空气中的二氧化碳,析出磺胺嘧啶沉淀;与硝酸银反应生成的磺胺嘧啶银具有抗菌和收敛作用,用于烧伤、烫伤创面的抗感染,对铜绿假单胞菌有抑制作用。

本品抗菌作用和疗效均好,优点为血中有效浓度高,血清蛋白结合率低,药物易透过血-脑屏障,为预防和治疗流行性脑炎的首选药物。

磺胺甲噁唑(sulfamethoxazole)

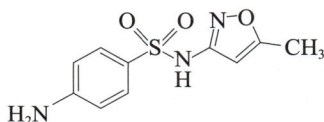

化学名为 N-(5-甲基-3-异噁唑基)-4-氨基苯磺酰胺,又名新诺明,简称 SMZ。

本品为白色或类白色的结晶或粉末;无臭,无味。

本品几乎不溶于水,在稀盐酸、氢氧化钠试液或氨试液中易溶。

本品抗菌谱广,抗菌作用强,$t_{1/2}$ 为 11 h,现多与甲氧苄啶合用,组成复方新诺明,其抗菌作用可增强数倍至数十倍,广泛地用于治疗呼吸道感染、细菌性痢疾及泌尿道感染等。

动画:

磺胺甲噁唑
的鉴别方法

岗位对接 ▶▶▶▶

药物合理应用

一名患者因化脓性扁桃体炎就诊,医师开了复方磺胺甲噁唑,并告诉患者一日2次,一次2片服用,但第一次要服用4片,并注意多喝水。

分析:磺胺甲噁唑主要通过干扰细菌的叶酸代谢来抑制细菌的生长和繁殖。其抗菌效果具有一定的浓度依赖性,即血药浓度越高,其杀菌或抑菌效果通常越好。第一次用复方磺胺甲噁唑,首剂加倍可以迅速提高血药浓度,并缩短达到稳态血药浓度的时间,增强抗菌效果,这一给药方式在临床实践中被广泛应用,并被相关的临床用药指南所推荐。

首剂加倍对于磺胺甲噁唑等磺胺类药物来说是一种常用的给药方式,但在具体用药时还需要根据患者的具体情况进行个体化调整。例如,对于老年患者、肝肾功能不全的患者等,可能需要适当调整剂量或给药方式。同时磺胺甲噁唑在体内乙酰化率较高,乙酰化物溶解度小,易在泌尿系统析出结晶,引起血尿、尿闭等症状,可采取与碳酸氢钠(小苏打)同服、多喝水等措施促进排泄,减轻不良反应。

二、抗菌增效剂

(一) 概述

抗菌增效剂(antibacterial synergists)是指与抗菌药联合使用时,所产生的抗菌效果大于两个药物分别给药的作用总和的一类药物。之所以能达到抗菌增效的目的,是因为两类药物抗菌作用机制相互协同,能形成双重抗菌作用。磺胺类药物的作用机制是抑制细菌的二氢叶酸合成酶,甲氧苄啶抑制细菌中的二氢叶酸还原酶,两者合用,同时抑制了四氢叶酸的合成,使细菌体内叶酸代谢受到双重阻断,影响微生物 DNA、RNA 及蛋白质的合成,使其生长繁殖受到抑制,抗菌作用增强数倍甚至数十倍,并使磺胺类药物具有杀菌作用。

(二) 典型药物

甲氧苄啶（trimethoprim）

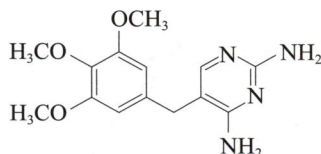

化学名为 5-[(3,4,5-三甲氧基苯基)甲基]-2,4-嘧啶二胺,又名甲氧苄氨嘧啶,简称 TMP。

本品常与磺胺甲噁唑或磺胺嘧啶合用,治疗呼吸道感染、尿路感染、肠道感染、脑膜炎和败血症等。

🐚 拓展阅读

磺胺的发现

磺胺的发现故事充满了传奇色彩,它不仅是医学史上的一个里程碑,也是科学家对生命不懈探索的见证。早在 20 世纪初,德国科学家格哈德·多马克（Gerhard Domagk）就开始了抗菌药物研究。他发现了"百浪多息"（Prontosil）这种红色染料在体外试验中无抗菌作用,但在体内却对感染溶血性链球菌的小白鼠具有显著疗效。

1935 年,多马克的女儿玛丽不幸感染了链球菌,导致败血症,生命垂危。在焦急万分中,多马克决定冒险使用尚未在人体上试验过的"百浪多息"。奇迹般地,玛丽在注射了"百浪多息"后病情迅速好转,最终康复。这一成功不仅挽救了玛丽的生命,也标志着磺胺类药物的诞生。多马克在女儿康复后,继续对"百浪多息"进行深入研究,并发现其有效成分是对氨基苯磺酰胺（简称磺胺）。随着磺胺类药物在临床上的广泛应用和显著疗效的展现,它迅速获得了国际医学界的认可。1939 年,多马克因研究和发现磺胺类药物而被授予诺贝尔生理学或医学奖。

磺胺的发现是多马克等科学家不懈努力和勇于探索的结果。它不仅挽救了无数生命,也为人类在与细菌的斗争中增添了强大的武器。磺胺类药物具有抗菌谱较广、疗效确切、性质稳定、使用简便、价格较低等优点,至今仍是临床上常用的抗菌药物之一。

第三节 抗 结 核 药

抗结核药是指能抑制结核分枝杆菌的一类药物,临床上用于治疗结核病。结核病是由结核分枝杆菌感染引起的一种常见的慢性传染病,可累及全身各个器官和组织,其中以肺结核最常见。由于抗结核药用药周期长,易产生耐药性,临床上以联合用药为主。

目前,临床常用的抗结核药按其来源分为抗生素类抗结核药和合成抗结核药。

一、抗生素类抗结核药

(一) 概述

链霉素是第一个成功应用于临床的抗结核药,卡那霉素因毒性较大已经很少用了,本节重点介绍利福霉素。

天然的利福霉素有 A、B、C、D、E 等碱性物质,化学结构为 27 个碳原子的大环内酰胺,由于化学性质不稳定,仅获得利福霉素 B 纯品,但抗菌作用很弱。结构改造得到其半合成衍生物利福平,抗结核活性比利福霉素高 32 倍。

(二) 典型药物

利福平(rifampicin)

化学名为 3-[[(4- 甲基 -1- 哌嗪基) 亚氨基] 甲基]- 利福霉素,又名甲哌利福霉素。

本品为鲜红色或暗红色的结晶性粉末;无臭,无味。

本品易溶于三氯甲烷,溶解于甲醇,在水中几乎不溶。

本品分子中的 1,4- 萘二酚结构,遇光易变质,在碱性条件下易被氧化成醌型化合物,因此本品需调 pH 在 4~6.5。

本品在强酸条件下,萘环 3 位的醛缩氨基哌嗪在 C═N 处分解。

本品体内代谢主要发生在 C-21 位酯键水解,其代谢物为脱乙酰基利福霉素。利福平的另一代谢物为 3- 醛基利福霉素 SV。利福平的代谢物仍有抗菌活性,但活性下降。代谢物具有色素基团,因而尿液、粪便、唾液、泪液、痰液及汗液等常呈橘红色。

本品为半合成广谱抗菌药,临床用于各种结核病的治疗,与异烟肼、乙胺丁醇合用有协同作用,同时耐药性降低。该药适宜空腹服用,因为食物可以干扰药物的吸收。

二、合成抗结核药

(一) 概述

合成抗结核药主要有异烟肼(isoniazid)、对氨基水杨酸钠(sodium aminosalicylate)、盐酸乙胺丁醇(ethambutol hydrochloride)等。

（二）典型药物

异烟肼（isoniazid）

化学名为 4- 吡啶甲酰肼，又名雷米封。

本品为无色结晶或白色至类白色的结晶性粉末；无臭，味微甜后苦，遇光渐变质。

本品易溶于水，微溶于乙醇，极微溶于乙醚。

本品含酰肼结构，受光、重金属离子、温度、pH 等因素影响变质后，分解生成异烟酸和游离肼，后者毒性较大，故变质后的异烟肼不可供药用。水分、重金属离子、温度、pH 等均可影响水解速度，因此注射用异烟肼应制成粉针剂，使用前现配。

本品可与铜离子、铁离子、锌离子等金属离子发生配位反应，生成有色的配合物。因此，微量金属离子的存在可使本品水溶液变色，故配制注射液时应避免与金属器皿接触。

本品含有肼的结构，易被氧化，可被空气及多种弱氧化剂氧化，与溴、碘、硝酸银、溴酸钾反应，生成异烟酸，同时放出氮气。本品碱性水溶液接触空气及金属离子易发生氧化反应而变质，注意遮光，密闭贮存。

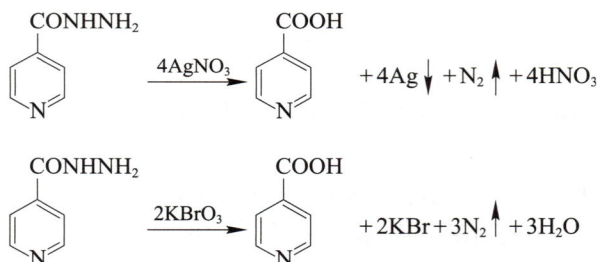

本品水溶液加香草醛的乙醇溶液，析出黄色结晶，可用于鉴别。

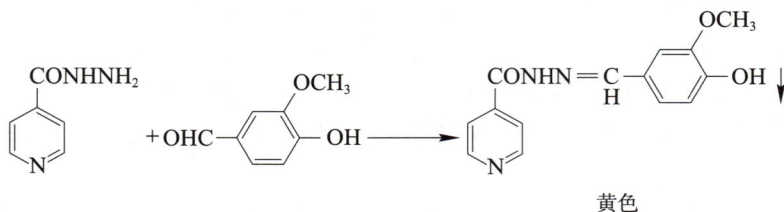

黄色

本品适用于各型肺结核和肺外结核，对结核分枝杆菌有强大的抑制和杀灭作用，对细胞内外的结核分枝杆菌均有效，作为首选药物之一均需与其他一线药物联合应用，以增加疗效和避免细菌产生耐药性。由于较易通过血 - 脑屏障，故对结核性脑膜炎疗效较好。

本品口服吸收快，食物及各种耐酸药物可以干扰或延误其吸收，因此应空腹服用。

动画：
异烟肼的鉴别方法

对氨基水杨酸钠（sodium aminosalicylate）

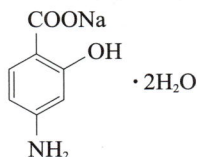

化学名为 4- 氨基 -2- 羟基苯甲酸钠，简称 PAS-Na。

本品为白色或类白色结晶或结晶性粉末；无臭，味甜带咸。

本品在水中易溶，在乙醇中略溶，在乙醚中不溶。

本品分子中含有酚羟基，其稀盐酸溶液加三氯化铁试液生成紫红色配位化合物，放置 3 h，不产生沉淀；含芳伯氨基结构，可发生重氮化 - 偶合反应。

本品可治疗各种结核病，临床上常与链霉素或异烟肼等合用，以增强疗效和减低耐药性。

盐酸乙胺丁醇（ethambutol hydrochloride）

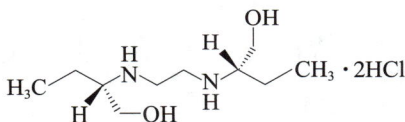

化学名为 [2R, 2 [S-(R*, R*)]-R]-(+)2,2'-(1,2- 乙二基二亚氨基)- 双 -1- 丁醇二盐酸盐。

本品为白色结晶性粉末；无臭或几乎无臭；略有引湿性。

本品在水中极易溶解，在乙醇中略溶，在三氯甲烷中极微溶解，在乙醚中几乎不溶。

本品分子中含有两个手性碳原子，但因分子存在对称性，只有三个光学异构体，右旋体的活性是内消旋体的 12 倍，为左旋体的 200 ~ 500 倍，药用为右旋体。

本品水溶液加硫酸铜和氢氧化钠试液变成深蓝色。

本品主要用于治疗对异烟肼、链霉素有耐药性的各种肺结核及肺外结核。

🔊 课堂讨论

结核病患者服用利福平以后，为什么尿液、粪便、唾液、泪液、痰液及汗液等常会呈现橘红色？药师应如何指导患者用药？

第四节　抗真菌药

真菌感染是一种常见病，一般分为两大类：浅表真菌感染和深部真菌感染。浅表感染主要发生在皮肤、黏膜、皮下组织，如脚癣、股癣、花斑癣等，传染性强但危害较小，占真菌病患者的 90%。侵害人体黏膜深处、内脏、泌尿系统和骨髓等的感染称为深部真菌感染,传染性小但危害大,可导致死亡。

目前,临床上使用的抗真菌药(antifungals drugs)按化学结构可分为抗真菌抗生素、氮唑类抗真菌药物和其他抗真菌药物。

一、抗真菌抗生素

(一) 概述

抗真菌抗生素分为多烯和非多烯两类,多烯类抗生素主要对深部真菌感染有效,因结构中含有共轭多烯基团,性质不稳定,遇光、热、氧等迅速被破坏。主要药物有两性霉素 B(amphotericin B)、制霉菌素(nystatin)等,主要用于深部真菌感染。非多烯类抗生素主要有灰黄霉素和西卡宁,主要用于浅表真菌感染。由于毒性较大,且生物利用度低,不宜长期服用,一般外用较多。

(二) 典型药物

两性霉素B(amphotericin B)

本品为黄色至橙黄色粉末,无臭或几乎无臭;有引湿性,在日光下易被破坏失效。一般于干燥、避光、冷藏条件下贮存。

本品含有氨基和羧基,故具有酸碱两性。

两性霉素 B 是第一个用于临床的全身性治疗用抗真菌药。抗菌谱广,是许多危重深部真菌感染治疗的首选药物,也用于治疗皮肤和黏膜真菌感染。缺点是口服后在胃肠道吸收少而不稳定,不良反应较多,肾毒性较大。这些缺点限制了其使用。

二、氮唑类抗真菌药

氮唑类抗真菌药始于 20 世纪 60 年代末,是目前抗真菌药物中最大的一类。主要药物有克霉唑(clotrimazole)、咪康唑(miconazole)、益康唑(econazole)和酮康唑(ketoconazole)、氟康唑(fluconazole)、伊曲康唑(itraconazole)。其中,氟康唑和伊曲康唑具有三氮唑结构特点,氟康唑可经口服或注射给药,蛋白结合率较低,生物利用度高,并具有穿透中枢的特点。氮唑类抗真菌药既可治疗浅表真菌感染如各种皮肤癣症,又可治疗深部真菌感染,无致畸和肝脏毒性。

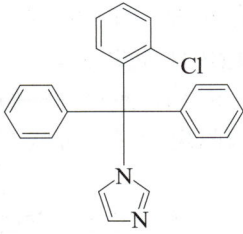
克霉唑

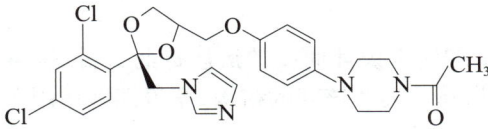
咪康唑

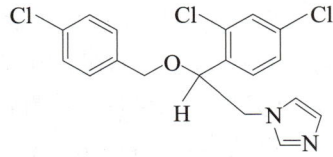
益康唑

酮康唑

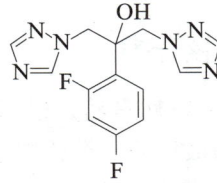
氟康唑

伊曲康唑

三、其他抗真菌药

1981 年发现的烯丙胺型化合物萘替芬,为一类新型抗真菌药,随后又发现活性更高、毒性更低的特比萘芬(terbinafine)和布替萘芬(butenafine)。特比萘芬与萘替芬相比,其抗菌谱更广,抗菌活性更强,不仅可以外用,还可以口服。1991 年上市的二甲吗啉类广谱抗真菌药阿莫罗芬(amorolfine),抗浅表真菌有长效作用,用于真菌引起的指(趾)甲感染,每周 1~2 次。

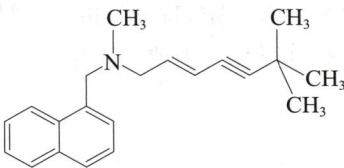
特比萘芬

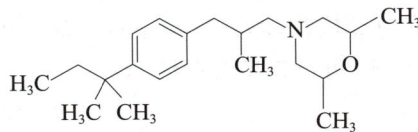
阿莫罗芬

第五节　抗 病 毒 药

病毒是病原微生物中最小的一种,其核心是核酸(DNA 或 RNA),外壳是蛋白质。病毒本身不具有细胞结构,没有细胞器和完整的酶系统,因此无法独立进行繁殖,它必须寄生在宿主(动物、植物或微生物)活细胞内,完全依赖宿主细胞的核酸、蛋白质、酶等作为自身繁殖的必需物质和能源,完成繁殖(复制)过程,病毒具有遗传性和变异性。

病毒感染性疾病是严重危害人类健康的传染病,在人类传染病中,病毒感染性疾病高达 60% 左右。常见的由病毒引起的疾病有流行性感冒、水痘、腮腺炎、麻疹、带状疱疹、狂犬病、手足口病、病毒性肝炎、病毒性心肌炎及艾滋病等。

抗病毒药(antiviral agents)是一类用于预防和治疗病毒感染的药物。其分类方法可按病毒种类、病毒所致疾病、化学结构、作用机制或靶点等进行,本节主要根据抗病毒药的化学结构将其分为核苷类抗病毒药和非核苷类抗病毒药。

一、核苷类

核苷类抗病毒药是根据代谢拮抗的原理设计而成的抗病毒药,是抗病毒药中数量最多、发展最快的一类药物。该类药物模拟天然核苷的结构,竞争性地作用于酶活性中心,嵌入正在合成的病毒 DNA 或 RNA 链中,终止 DNA 或 RNA 链的延长,从而抑制病毒的复制。它们是病毒合成 DNA 或 RNA 的核苷类原料的类似物,因此具有广谱的抗病毒活性,但其毒性和副作用也较大,大多具有嘧啶核苷或嘌呤核苷的结构。

第一个用于临床的核苷类抗病毒药是 1959 年上市的碘苷(idoxuridine),其化学结构与胸腺嘧啶脱氧核苷相似,为胸腺嘧啶 5 位上的甲基被碘取代所得,该药沿用至今,但因毒性较大,目前仅用于滴眼液。阿糖胞苷(cytarabine)是嘧啶核苷类似物,最初用作抗代谢抗肿瘤药物,现在临床用于带状疱疹病毒所引起的感染,如带状疱疹性角膜炎。

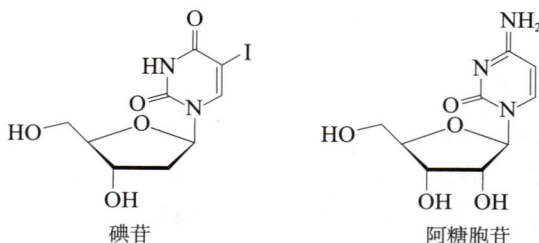

碘苷   阿糖胞苷

齐多夫定(zidovudine,AZT)为脱氧胸腺嘧啶核苷的类似物,该药物对能引起艾滋病和 T 细胞白血病的 RNA 肿瘤病毒有抑制作用,为抗逆转录酶病毒药物。1987 年被批准作为第一个抗艾滋病药物上市。后又合成了拉米夫定(lamivudine)、司他夫定(stavudine)等核苷类人类免疫缺陷病毒(HIV)逆转录酶抑制剂,主要用于治疗艾滋病及相关综合征,可延长患者存活期。

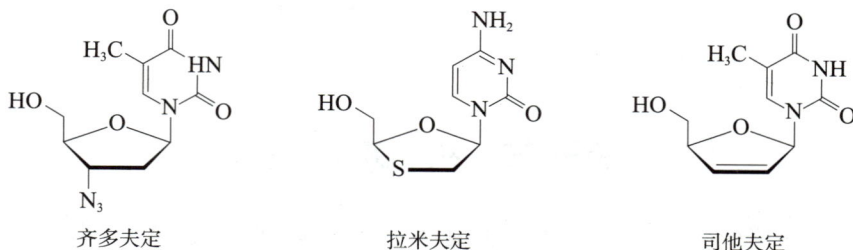

齐多夫定   拉米夫定   司他夫定

开环核苷类是一类具有新型结构、研究进展较快的非糖类核苷类似物,具有较好的抗病毒活性。典型代表药物是阿昔洛韦(aciclovir)。阿昔洛韦存在水溶性差、口服吸收少等缺点,将本品与 L- 缬氨酸制成酯类前药伐昔洛韦(valacyclovir),胃肠道吸收好,在体内经肠壁或肝脏代谢生成阿昔洛韦继而转化为三磷酸酯而产生作用,克服了阿昔洛韦生物利用度低的缺点,临床用于治疗急性的局部带状疱疹。更昔洛韦(ganciclovir)的侧链比阿昔洛韦多一个羟甲基,其对巨细胞病毒(CMV)的作用比阿昔洛韦强,但毒性比较大,主要用于巨细胞病毒引起的严重感染。喷昔洛韦(penciclovir)是更昔洛韦的生物电子等排衍生物(氧被亚甲基取代),抗病毒谱相同,生物利用度低。泛昔洛韦(famciclovir)是喷昔洛韦 6- 脱氧衍生物的二乙酸酯,是喷昔洛韦的前药,口服后在肠壁吸收,迅速去乙酰化和氧化为有活性的喷昔洛韦。

阿德福韦(adefovir)是腺嘌呤的非环状核苷衍生物,对嗜肝病毒和逆转录病毒具有明显的抑制作用,对拉米夫定耐药的病毒变异株有较好的抑制作用,且两者之间不产生交叉耐药性,临床上主要用于治疗慢性乙型肝炎。

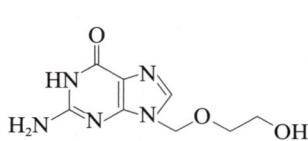

阿昔洛韦 伐昔洛韦

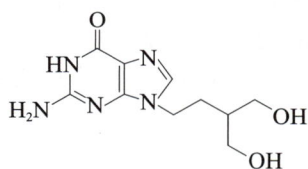

喷昔洛韦 泛昔洛韦

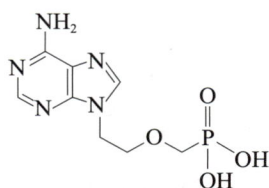

更昔洛韦 阿德福韦

🔖 知识链接

鸡尾酒疗法

鸡尾酒疗法,即高效抗逆转录病毒治疗(HAART),是一种通过联合使用多种抗病毒药物来治疗艾滋病的方法。该疗法主要是利用不同药物的作用机制,针对 HIV 复制周期中的不同环节进行干预,从而最大限度地抑制病毒的复制,降低病毒载量,提高患者生活质量。对于初治患者,通常推荐采用两种核苷类逆转录酶抑制剂联合第三类药物的治疗方案。第三类药物可以是非核苷类逆转录酶抑制剂、蛋白酶抑制剂或整合酶抑制剂等。常用药物包括核苷类逆转录酶抑制剂(如齐多夫定、拉米夫定)、非核苷类逆转录酶抑制剂(如奈韦拉平)、蛋白酶抑制剂(如托那韦)等。

鸡尾酒疗法可以显著抑制艾滋病病毒的复制,降低病毒载量,恢复和重建机体的免疫功能。然而,该疗法并不能完全清除体内的病毒,因此患者需要终身服药。在治疗过程中,医师会定期监测患者的病毒载量、$CD4^+$ T 淋巴细胞计数等指标,以评估治疗效果和调整治疗方案。

二、非核苷类

非核苷类抗病毒药主要药物有利巴韦林(ribavirin)、金刚烷胺(amantadine)、金刚乙胺(rimantadine)和奥司他韦(oseltamivir)等。利巴韦林又名病毒唑,含有三氮唑基和呋喃核糖基,该药进入被病毒感染的细胞后经磷酸化,能抑制病毒的聚合酶和 mRNA,破坏病毒 RNA 和蛋白质合成,使病毒复制与传播受到限制。本品为广谱抗病毒药,可口服或注射给药,吸收迅速而完全。临床上可用于呼吸道合胞病毒引起的病毒性肺炎与支气管炎、皮肤疱疹病毒感染。主要不良反应是溶血性贫血,大剂量应用可致心脏损害,有致畸作用,孕妇禁用。奥司他韦是流感病毒神经氨酸酶抑制剂,通过抑制神经氨酸酶,能有效阻断流感病毒的复制过程,本品口服生物利用度可达 80%,在肝脏经酯酶代谢转化为活性代谢产物发挥作用,临床上用于预防和治疗 A 型和 B 型流感病毒导致的流行性感冒。本品安全性较好,最常见的不良反应是胃肠道反应,如恶心、呕吐、消化不良、腹痛等,大多症状较轻,停药后即可消失。少数人可能发生过敏反应,表现为皮疹,个别出现神经精神事件等严重不良反应报道。

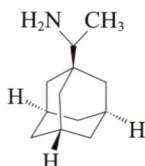

利巴韦林　　　　　　　　　　金刚烷胺

金刚乙胺　　　　　　　　　　奥司他韦

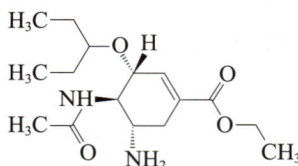

拓展阅读

"神药"奥司他韦的合理用药

奥司他韦,作为一种强效的神经氨酸酶抑制剂,能够特异性地作用于流感病毒生命周期中的关键环节。流感病毒感染人体细胞后,会利用宿主细胞的资源大量复制自身,并通过神经氨酸酶的作用从宿主细胞中释放出来,进而感染更多的细胞。奥司他韦通过抑制神经氨酸酶的活性,有效阻断了流感病毒的复制和传播过程,从而达到治疗流感的目的。

近年来,奥司他韦因其显著的治疗效果成为许多患者心中的"神药",每到流感高发季节,奥司他韦的需求量便急剧上升。然而,这种药物却时常面临"一药难求"的困境,给患者带来了诸多不便。奥司他韦作为一种有效的抗病毒药在流感治疗中发挥着重要作用。然而,其一药难求的现象也提醒我们要加强市场监管、科学用药、提高流感疫苗接种率和加强科普宣传。只有这样,才能确保患者能够安全、有效地使用奥司他韦等抗病毒药,共同应对流感等传染病的挑战。

第六节　抗寄生虫病药

抗寄生虫病药是用于预防和治疗寄生在人体或牲畜体内各种寄生虫引起的疾病的药物。抗寄生虫病药主要包括驱肠虫药、抗疟药、抗滴虫病药、抗血吸虫和丝虫病药等。本节主要介绍驱肠虫药、抗疟药。

一、驱肠虫药

(一)概述

驱肠虫药能够驱除或杀灭肠道蛔虫、钩虫、蛲虫及绦虫等寄生虫,口服后药物直接作用于虫体,发挥驱虫作用,对人体也有不同程度的毒性,主要包括哌嗪类、咪唑类、嘧啶类、三萜类和酚类,目前临床使用的多为咪唑类药物,如盐酸左旋咪唑(levamisole hydrochloride)、阿苯达唑(albendazole)、甲苯咪唑(mebendazole)等。

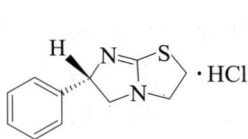

盐酸左旋咪唑　　　　　　　　　　　甲苯咪唑

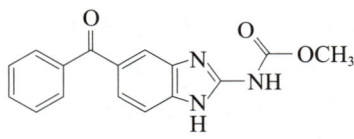

(二)典型药物

阿苯达唑(albendazole)

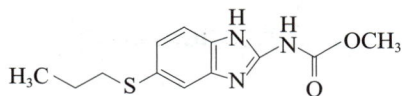

化学名为 N-(5- 丙硫基 -1H- 苯并咪唑 -2- 基)氨基甲酸甲酯,又名丙硫咪唑。

本品为白色或类白色粉末;无臭,无味。

本品在水中不溶,在冰醋酸中溶解,在乙醇中几乎不溶,在丙酮和三氯甲烷中微溶。

熔点为 206~212 ℃。

　　本品具叔胺的性质,稀硫酸溶液加碘化铋钾试液产生红棕色沉淀。

　　结构中含硫原子,灼烧后产生的气体可使醋酸铅试纸显黑色。

　　本品口服后胃肠道吸收较少,有利于其发挥抗肠道寄生虫作用。

　　本品在肝脏被代谢为亚砜和砜类化合物,前者仍有较强的驱虫活性。

　　本品为高效广谱驱肠虫药,对蛔虫、蛲虫、钩虫、鞭虫有作用,对成虫和虫卵均有活性。实验发现,本品治疗剂量有致畸作用和胚胎毒性,因此孕妇、哺乳期妇女及 2 岁以下小儿禁用。

二、抗疟药

　　抗疟药是指能预防、治疗或控制疟疾传播的药物,按化学结构分为喹啉类、嘧啶类和萜内酯类。

　　第一个用于临床的药物奎宁(quinine)是从茜草科植物金鸡纳树皮中提取分离出的一种生物碱,可控制疟疾的症状。对奎宁进行结构改造得到氯喹(chloroquine)和伯氨喹(primaquine),氯喹具有速效杀虫作用,伯氨喹能杀灭人体血液中各型疟原虫的配子体,可作为防止疟疾复发和传播的首选药物。嘧啶类代表药物乙胺嘧啶(pyrimethamine)能抑制疟原虫的二氢叶酸还原酶,对多数疟原虫有较强的抑制作用,临床上作为预防药物。

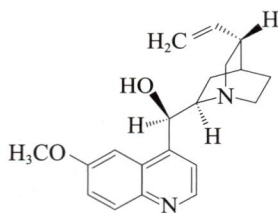
奎宁

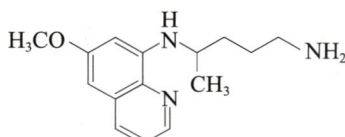
伯氨喹

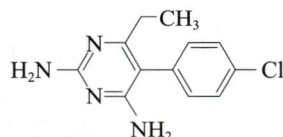
乙胺嘧啶

　　20 世纪 70—80 年代,我国科研人员从菊科植物黄花蒿中提取得到具有萜内酯结构的青蒿素的活性成分。研究表明,青蒿素结构中的内过氧化物结构对产生抗疟活性是必需的。科研人员以青蒿素为先导化合物,相继合成了一些作用更好的衍生物。如双氢青蒿素(dihydroartemisinin)、蒿甲醚(artemether)、青蒿琥酯(artesunate)等。

🔧 课堂讨论

　　青蒿素的发现及青蒿素对世界抗疟药的贡献。

青蒿素(artemisinin)

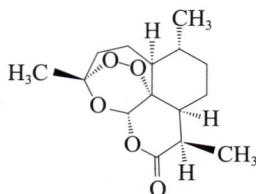

化学名为(3R,5aS,6R,8aS,9R,12S,12aR)–八氢 –3,6,9– 三甲基 –3,12– 桥氧 –12H–吡喃并 [4,3–j]–1,2– 苯并二塞平 –10(3H)– 酮。

本品为无色针状结晶,味苦。

本品在水中几乎不溶,在冰醋酸中易溶,在丙酮和三氯甲烷中易溶,在甲醇、乙醇和乙醚中溶解。熔点为 150~153 ℃。

本品分子中含有 7 个手性碳原子,药用为右旋体。

本品结构中过氧键在酸性条件下可将碘化钾试液氧化析出碘,遇淀粉指示剂即显紫色。

本品的倍半萜内酯结构,加氢氧化钠试液加热水解,遇盐酸羟胺试液及三氯化铁试液可生成深紫红色的异羟肟酸铁。

青蒿素为速效、高效抗疟药,脂溶性大,易于通过血 – 脑屏障,对恶性疟尤其是对氯喹耐药的脑型疟原虫有迅速杀灭作用。本品口服活性低、溶解度小,由于在体内代谢及排泄速度快,半衰期短,不利于彻底杀灭疟原虫,所以复发率较高。

考证聚焦　〉〉〉〉

1. 氟喹诺酮类抗菌药物的结构特征、构效关系与应用。
2. 磺胺类抗菌药物及抗菌增效药物的结构特征、构效关系与应用。
3. 抗真菌药的结构特征与应用。
4. 核苷类抗病毒药的结构特征与应用。
5. 非核苷类抗病毒药的结构特征与应用。
6. 青蒿素类抗疟药的结构特征与应用。

课后练一练　〉〉〉〉

在线测试:

合成抗菌药
物及其他抗
感染药物

一、问答题

1. 简述喹诺酮类药物的构效关系。
2. 简述磺胺类药物的基本结构和主要的化学性质。
3. 为什么注射用异烟肼需要制成粉针剂?
4. 写出环丙沙星的结构式,并分析临床用药时应注意的问题。

二、实例分析

医师为一位患有细菌性上呼吸道感染的老年患者开了环丙沙星片剂口服,3 天后患者找到医师,告知病情没有好转。经医师询问得知该患者在服用该药的同时还服用了乳酸钙。试解释疗效下降的原因。

（胡海云　项　婷）

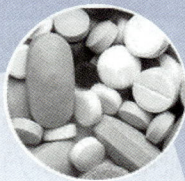

第十章
抗生素

>>>> 学习目标

知识目标：掌握 β-内酰胺类抗生素的分类及结构特点，青霉素的基本结构及结构修饰，头孢菌素类抗生素的基本结构和化学稳定性，四环素类抗生素的结构特点和化学性质；熟悉 β-内酰胺类抗生素的分类和代表药物，大环内酯类抗生素的结构特点和结构改造；了解 β-内酰胺类抗生素的作用机制和过敏反应。

能力目标：能够认识典型药物的结构，根据结构特点分析理化性质；能够理解典型药物的理化性质在药物剂型选择、合理用药、贮存保管和质量检测中的应用。

素养目标：通过新药发现，培养科学严谨、勇于实践创新的精神；通过抗生素的临床用药案例，培养指导患者合理用药的职业素养。

>>>> 课前导读

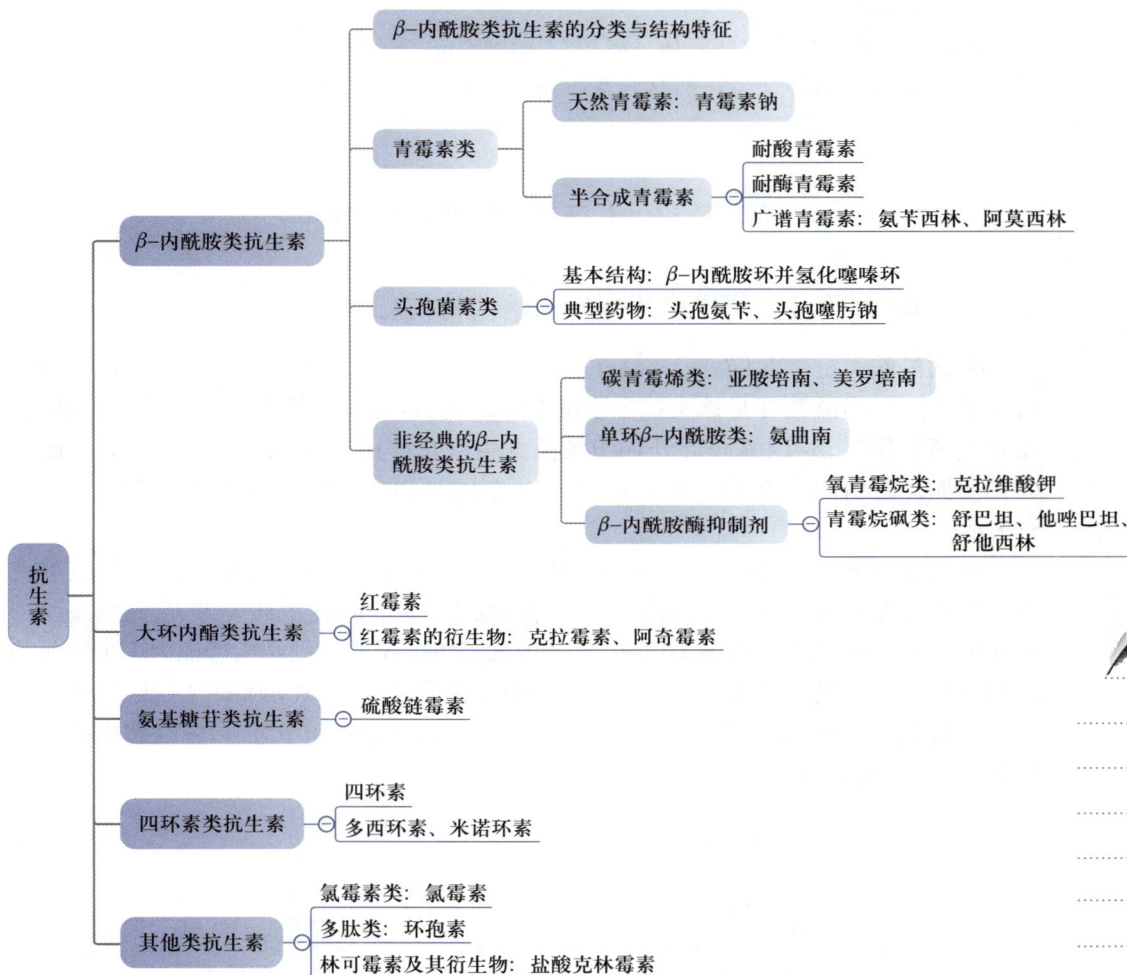

>>>> 基础理论

抗生素（antibiotics）一般是指某些微生物在代谢过程中所产生的化学物质，这些物质常以极小的浓度，对其他微生物的生长具有抑制或杀灭作用，而对宿主却不会产生严重的毒副作用。近年来研究发现的抗生素除了具有抗细菌作用外，还可用于抗肿瘤细胞、抗病毒、抗寄生虫等。此外，有些抗生素还具有免疫抑制和刺激植物生长等作用。

抗生素的主要来源是生物合成，也可以通过化学全合成和半合成方法制得。根据化学结构分类，抗生素可分为β-内酰胺类抗生素、大环内酯类抗生素、氨基糖苷类抗生素、四环素类抗生素和其他类。

🖊️ **案例导入**

案例:患者,男,30 岁。肺部感染,发热数日。某医院医师拟用青霉素钠与 10% 的葡萄糖注射液静脉滴注治疗。

讨论:1. 青霉素钠可以制成口服制剂吗?

2. 如果你是一名药师,你觉得案例中医师的用药合理吗?

第一节　β-内酰胺类抗生素

一、β-内酰胺类抗生素的分类与结构特征

β-内酰胺类抗生素(β-lactam antibiotics)是指分子结构中含有四元的 β-内酰胺环的抗生素。β-内酰胺环是该类抗生素的基本结构,也是其发挥生物活性的必需基团,在和细菌作用时,β-内酰胺环开环与细菌发生酰化作用,抑制细菌生长。同时,由于 β-内酰胺环是由四个原子组成,环的张力比较大,所以化学性质不稳定,易发生开环导致失活。

根据 β-内酰胺环是否骈合其他杂环以及所骈合杂环的化学结构,β-内酰胺类抗生素又可分为青霉素类、头孢菌素类、碳青霉烯类、单环 β-内酰胺类及 β-内酰胺酶抑制剂等。除了单环 β-内酰胺类以外,β-内酰胺类抗生素共有的结构特征为一个四元的 β-内酰胺环通过氮原子和一个五元或六元杂环相稠合;在与氮相邻的 2 位碳原子上连有一个羧基。另外,在青霉素类的 6 位,头孢菌素类的 7 位和单环 β-内酰胺类的 3 位都有一个酰胺基的侧链。

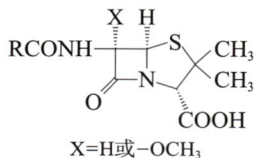

青霉素类
X=H或-OCH₃

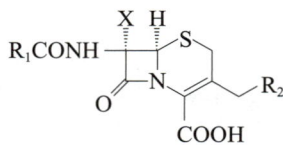

头孢菌素类

碳青霉烯

单环β-内酰胺

📱 微课:

青霉素的
作用机制

细菌细胞膜外是一层坚韧的细胞壁,具有保护和维持细菌正常形态的功能。黏肽是细菌细胞壁的主要结构成分,黏肽转肽酶是细菌细胞壁合成过程中的一种酶。由于 β-内酰胺类抗生素分子中的 β-内酰胺环部分与黏肽的 D-丙氨酰-D-丙氨酸(D-Ala-D-Ala)末端结构类似,构象也相似,所以能取代黏肽的 D-Ala-D-Ala,竞争性地与酶活性中心以共价键结合,妨碍细菌细胞壁黏肽的合成,造成细胞壁缺损,最终引起细菌细

胞壁破裂而死亡。由于人类和其他哺乳动物的细胞没有细胞壁,故 β-内酰胺类抗生素对人类和其他哺乳动物没有影响,所以 β-内酰胺类抗生素是毒性很小的药物,发展潜力非常大。

知识链接

β-内酰胺类抗生素的过敏反应

少数人在使用 β-内酰胺类抗生素时,易引起过敏反应,严重时会导致死亡。经研究发现,引起过敏反应的物质有外源性过敏原和内源性过敏原两种。外源性过敏原主要来自于 β-内酰胺类抗生素生物合成时带入的残留蛋白多肽和青霉噻唑蛋白等;内源性过敏原主要来源于 β-内酰胺类抗生素在生产、贮存和使用过程中 β-内酰胺环开环,自身聚合,生成具有致敏性的高分子聚合物,聚合度越高,过敏反应越强。因此,β-内酰胺类抗生素使用前要进行皮试。

微课:

青霉素

二、青霉素类

(一)天然青霉素

1. **概述** 天然青霉素有 7 种,即青霉素 G、青霉素 K、青霉素 X、青霉素 V、青霉素 N、青霉素 F 及双氢青霉素。在这些天然青霉素中,青霉素 G 的活性最强,含量最高,1941 年开始应用于临床,一直沿用至今。

2. **典型药物**

青霉素钠(benzylpenicillin sodium)

化学名为 (2S,5R,6R)-3,3-二甲基-6-(2-苯乙酰氨基)-7-氧代-4-硫杂-1-氮杂双环[3.2.0]庚烷-2-甲酸钠盐,又名苄青霉素钠、青霉素 G 钠。

本品为白色结晶性粉末;无臭或微有特异性臭;有引湿性;遇酸、碱或氧化剂等即迅速失效,水溶液在室温放置易失效。

本品极易溶解于水,溶解于乙醇,不溶于脂肪油或液状石蜡。

本品干燥品较稳定,可在室温下保存。但水溶液稳定性差,即便室温下放置也容易失效,在酸、碱条件下或 β-内酰胺酶存在的情况下,均易发生 β-内酰胺开环反应而失去抗菌活性,温度、金属离子和氧化剂可加速分解反应。故本品常制成粉针剂,临用前用灭菌注射用水配制。

(1) **不耐酸** 在酸性条件下青霉素 G 不稳定,发生的分解反应比较复杂。

在强酸(pH 2.0)条件下或氯化汞的作用下发生裂解,生成青霉酸和青霉醛酸,但青霉醛酸不稳定,分解生成青霉醛。

青霉醛酸　　　　　　青霉酸

青霉醛

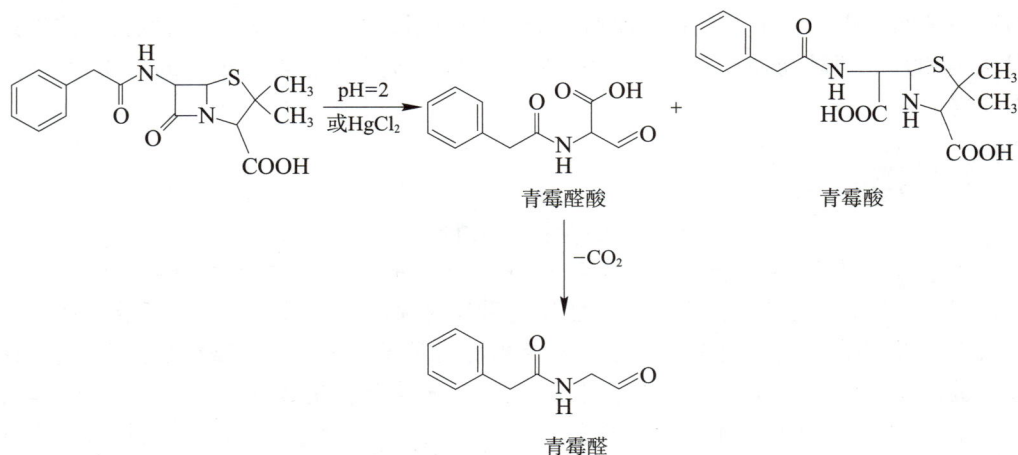

在稀酸溶液中(pH 4.0),于室温条件下,侧链羰基氧原子上的孤对电子作为亲核试剂攻击 β- 内酰胺环,再经分子重排生成青霉二酸,进一步分解生成青霉醛和青霉胺而失去抗菌活性,故该药不能口服,另外该药也不能与酸性药物配伍使用。

青霉二酸

青霉醛　　　　　　青霉胺

(2) 不耐碱　在碱性条件下,碱性基团中的亲核基团可进攻 β- 内酰胺环羰基上的碳原子,导致 β- 内酰胺环破裂分解。

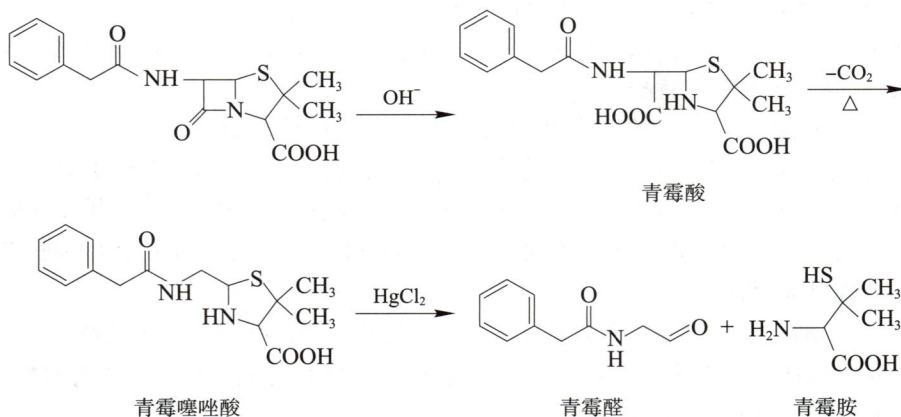

青霉酸

青霉噻唑酸　　　　　　青霉醛　　　　青霉胺

(3) 不耐酶　本品在 β- 内酰胺酶的作用下,β- 内酰胺环亦易迅速开环,使药物失去活性,这是细菌对本品久用产生耐药性的机制之一。

💬 **课堂讨论**

为什么青霉素 G 不能口服?为什么其钠盐或钾盐必须做成粉针剂?

动画:

青霉素钠的
鉴别反应

青霉素钠经注射给药后,很快以游离酸的形式经肾排出。为了克服青霉素钠排泄快、作用时间较短的缺点,可将其与丙磺舒合用,竞争肾小管分泌,延长青霉素在体内的作用时间;或将其与分子量较大的胺类制成难溶性盐类,比如普鲁卡因青霉素、苄星青霉素,减少青霉素对皮肤的刺激性;或者通过将青霉素 G 的游离羧基酯做成前药,提高其生物利用度。

青霉素 G 钠在临床上主要用于革兰氏阳性菌所引起的全身或局部严重感染。但是青霉素 G 在临床使用时,对某些患者易引起过敏反应,严重时会导致死亡。

岗位对接 ▶▶▶▶

药品贮存与养护

王某,20 岁,因患急性阑尾炎住院手术治疗,出院 2 周后伤口部位仍然疼痛,因此来到医院门诊部治疗。医师检查发现伤口部位红肿,有触痛,对伤口进行处理时,挤出大量的黄色脓液,送到检验室做革兰氏染色试验,发现有大量的革兰氏阳性球菌存在,医师决定用青霉素类药物对他进行治疗。取药时,发现医院药房的注射用青霉素钠已用完,于是药师去药库取药,药库管理员小张按照规定在青霉素钠贮存处取出药品交于药师。

1. 试述青霉素钠的化学稳定性以及影响青霉素钠稳定性的外因。
2. 青霉素钠贮存保管时的注意事项有哪些?

(二)半合成青霉素

1. **概述**　青霉素 G 在长期临床应用中,暴露出许多缺点,比如对酸不稳定,不能口服,只能注射给药;不耐酶,易产生耐药性;抗菌谱窄,只对革兰氏阳性菌有效;在体内作用时间短;有严重的过敏反应等。针对上述问题,人们以青霉素发酵得到的中间体 6-氨基青霉烷酸(6-APA)母核为靶标,通过在 6 位酰胺的侧链上连接适当的基团,从而得到了一系列耐酸、耐酶及广谱的半合成青霉素。

微课:

青霉素的
结构改造

(1)**耐酸青霉素**　在青霉素 6 位侧链酰胺基 α 位引入吸电子基团,阻碍了青霉素在酸性条件下的电子转移重排,增加了对酸的稳定性,如非奈西林(pheneticillin)、萘夫西林(nafcillin)等。

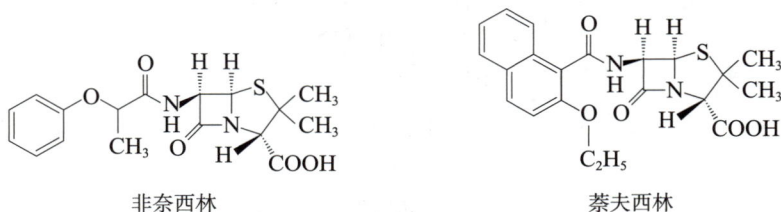

非奈西林

萘夫西林

（2）**耐酶青霉素**　在青霉素酰胺侧链上引入空间位阻大的基团，如三苯甲基具有较大的空间位阻，能有效地阻碍与 β- 内酰胺酶活性中心的结合，从而增加了 β- 内酰胺环的稳定性。尽管三苯甲基青霉素的抗菌活性较低，但根据酰胺侧链空间位阻的启发，合成了许多类似物应用于临床，如苯唑西林（oxacillin）、氯唑西林（cloxacillin）、替莫西林（temocillin）等。

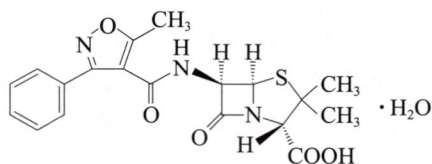

苯唑西林　　　　　　　　　　　　　　氯唑西林

（3）**广谱青霉素**　在青霉素侧链酰胺的 α- 碳原子上引入氨基、羧基或磺酸基等亲水性基团，扩大了抗菌谱，得到广谱抗生素。如氨苄西林（ampicillin）、羧苄西林（carbenicillin）、磺苄西林（sulbenicillin）等，在氨苄西林苯环对位上引入羟基，得到口服吸收较好的阿莫西林（amoxicillin）。

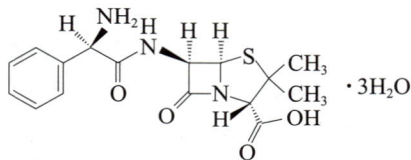 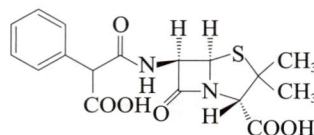

氨苄西林　　　　　　　　　　　　　　羧苄西林

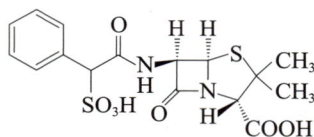 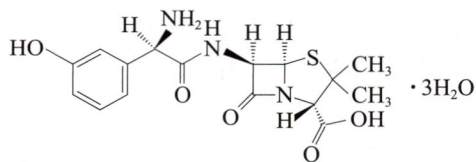

磺苄西林　　　　　　　　　　　　　　阿莫西林

将氨苄西林或阿莫西林的侧链用脂肪酸、芳香酸、芳杂环酸酰化时，可显著扩大抗菌谱，尤其对铜绿假单胞菌感染有效。例如，阿洛西林（azlocillin）是氨苄西林咪唑烷酮衍生物，在支气管分泌物、组织间液和创口渗出物中有较高浓度，用于敏感的革兰氏阴性菌及阳性菌所致的各种感染，尤其是对铜绿假单胞菌感染有效。

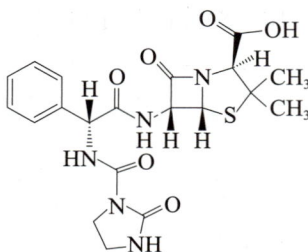

阿洛西林

💊 **课堂讨论**

青霉素钠的缺点有什么？讨论如何对其进行结构修饰,改善它的缺点?

2. 典型药物

苯唑西林钠(oxacillin sodium)

化学名为$(2S,5R,6R)$-3,3-二甲基-6-(5-甲基-3-苯基-4-异噁唑甲酰氨基)-7-氧代-4-硫杂-1-氮杂双环[3.2.0]庚烷-2-甲酸钠盐一水合物。

苯唑西林是根据生物电子等排原理以异噁唑环取代侧链苯环,同时在 C-3 和 C-5 分别以苯基和甲基取代,其中苯基兼有吸电子和空间位阻的作用。

本品为白色粉末或结晶性粉末;无臭或微臭。

本品易溶于水,极微溶于丙酮或丁醇,几乎不溶于醋酸乙酯或石油醚。在水中(10 mg/ml)比旋度为 +195° ~ +214°。

苯唑西林在弱酸性条件下,经水浴加热 30 min 后,重排成苯唑青霉烯酸,依照分光光度法在 399 nm 波长处有最大吸收。

本品为第一个发现的耐酶、耐酸的半合成青霉素。在临床上主要用于治疗耐青霉素酶的金黄色葡萄球菌感染和表皮葡萄球菌的周围感染。

阿莫西林(amoxicillin)

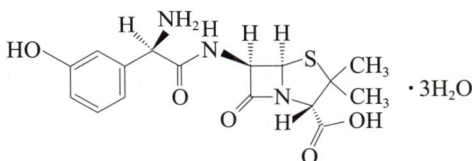

化学名为$(2S,5R,6R)$-3,3-二甲基-6-[(R)-(-)-2-氨基-2-(4-羟基苯基)乙酰氨基]-7-氧代-4-硫杂-1-氮杂双环[3.2.0]庚烷-2-甲酸三水合物。

本品为白色或类白色结晶性粉末;味微苦。

本品微溶于水,几乎不溶于乙醇。在水中(2 mg/ml)比旋度为 +290° ~ +315°。

本品的侧链为对羟基苯甘氨酸,临床应用为右旋体,其构型为 R-构型。结构中有酸性的羧基、弱酸性的酚羟基和碱性的氨基,因此阿莫西林的 pK_a 分别为 2.4、7.4 和 9.6。其水溶液在 pH 6 时比较稳定。

本品侧链 α-氨基具有强亲核性,易进攻 β-内酰胺环的羰基,引起聚合反应。

本品为耐酸、广谱半合成青霉素,对革兰氏阳性菌的作用与青霉素相当,对革兰氏阴性菌作用较强,临床上主要用于尿路感染、呼吸道感染、伤寒、副伤寒和败血症等,口服吸收较好。本品易产生耐药性,故常与 $\beta-$ 内酰胺酶抑制剂组成复方制剂用于临床,如阿莫西林舒巴坦注射液、阿莫西林克拉维酸钾分散片等。

三、头孢菌素类

微课:
头孢菌素
类抗生素

(一) 概述

头孢菌素(cephalosporins)是从青霉菌近源的头孢菌属真菌分离出的一类抗生素,包括天然头孢菌素和半合成头孢菌素。天然的头孢菌素含有三种,即头孢菌素 C、头孢菌素 N 和头孢菌素 P。其中,头孢菌素 C 对酸稳定,相对抗菌活性较好,能抑制产生青霉素酶的金黄色葡萄球菌,对革兰氏阴性菌亦有活性。

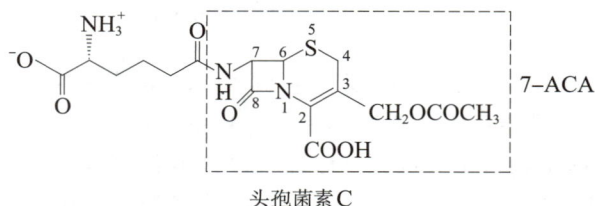

头孢菌素 C

从结构上看,头孢菌素 C 的母核为 7- 氨基头孢烷酸(7-ACA),由四元的 $\beta-$ 内酰胺环和六元的氢化噻嗪环稠合而成,侧链为亲水性的 D-α- 氨基己二单酰氨基。由于头孢菌素类母核中"四元环并六元环"的稠合体系受到的环张力比青霉素母核中"四元环并五元环"的环张力小。另外,在头孢菌素 C 分子中,C-2、C-3 的双键与 N-1 的未共用电子对共轭,因此头孢菌素类抗生素比青霉素类更稳定。

但是由于 C-3 位乙酰氧基是一个较好的离去基团,与 C-2、C-3 的双键及 $\beta-$ 内酰胺环形成一个较大的共轭体系,易受到亲核试剂对 $\beta-$ 内酰胺羰基的进攻,使 C-3 位乙酰氧基带负电离去,导致 $\beta-$ 内酰胺环开环,头孢菌素类抗生素失活,这是引起头孢菌素活性降低的主要原因。

因此,从头孢菌素 C 的结构出发对其进行结构改造,即以 7- 氨基头孢烷酸(7-ACA)为母核进行改造。另外,也可以青霉素扩环得到的 7- 氨基 -3- 去乙酰氧基头孢烷酸(7-ADCA)为母核进行结构改造,得到一系列抗菌活性强、抗菌谱广、耐酸及耐酶等不同作用特点的半合成头孢菌素药物。其结构改造常发生在以下几个部位: ① 7- 酰氨基部分,是抗菌谱的决定性基团;② 7-α 氢原子,能影响其对 $\beta-$ 内酰胺酶的稳定性;③ 环中的硫原子,对抗菌效力有影响;④ 3 位取代基,影响抗生素效力和药代动力学的性质。

课堂讨论

依据头孢菌素类和青霉素类药物结构特征上的差异,判断两类药物稳定性和药效的差异。

临床上按药品上市的先后和抗菌谱的不同,可将头孢菌素类药物划分为第一、第二、第三、第四代。

第一代头孢菌素类抗生素是20世纪60年代初开始上市的,其对革兰氏阴性菌的β-内酰胺酶的抵抗力较弱,因此革兰氏阴性菌对第一代头孢菌素类抗生素较易产生耐药性。主要用于耐青霉素酶的金黄色葡萄球菌等敏感革兰氏阳性菌和某些革兰氏阴性球菌的感染。代表药物有头孢氨苄(cefalexin)、头孢唑林(cefazolin)、头孢拉定(cefradine)和头孢羟氨苄(cefadroxil)等。

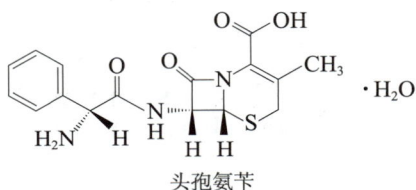

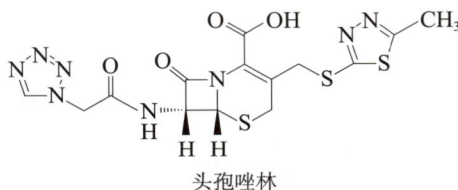

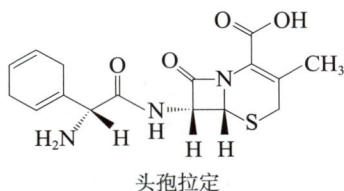

头孢氨苄　　头孢唑林

头孢拉定　　头孢羟氨苄

第二代头孢菌素类抗生素对多数β-内酰胺酶稳定,对革兰氏阳性菌的抗菌效能与第一代相近或较低,而对革兰氏阴性菌的作用较第一代强。可用于对第一代头孢菌素类抗生素产生耐药性的一些革兰氏阴性菌,抗菌谱较第一代有所扩大。代表药物有头孢孟多(cefamandole)、头孢呋辛(cefuroxime)、头孢西丁(cefoxitin)和头孢克洛(cefaclor)等。

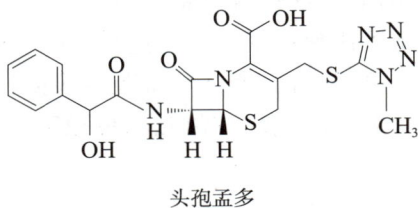

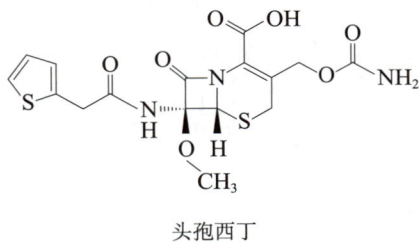

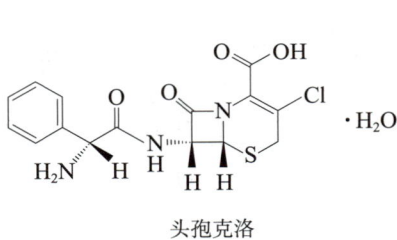

头孢孟多　　头孢呋辛

头孢西丁　　头孢克洛

　　第三代头孢菌素类抗生素对多数 β- 内酰胺酶高度稳定,对革兰氏阴性菌的作用较第二代头孢菌素强,但对革兰氏阳性菌的抗菌效果却低于第一代,抗菌谱更广,部分药物对铜绿假单胞菌、沙雷杆菌、不动杆菌等都有效。部分药物在 7 位侧链引入 2- 氨基噻唑甲氧肟结构,如头孢噻肟和头孢曲松(ceftriaxone)等,具有耐酶、广谱的性质,其中头孢曲松具有独特的非线性剂量依赖性药代动力学性质。研究发现,肟类结构的引入,使其存在顺、反异构体,顺式异构体的侧链与 β- 内酰胺环接近,对多数细菌 β- 内酰胺酶进攻 β- 内酰胺环时形成类似空间位阻效应,故通常顺式异构体作用强于反式异构体。若进一步将肟型结构中的甲氧基改变成羧酸结构,如头孢克肟(cefixime),可避免交叉过敏反应,口服后血药浓度高,持续时间长,生物利用度好;头孢他啶(ceftazidime)则可用于治疗由敏感细菌所引起的单一感染或两种以上敏感菌引起的混合感染。

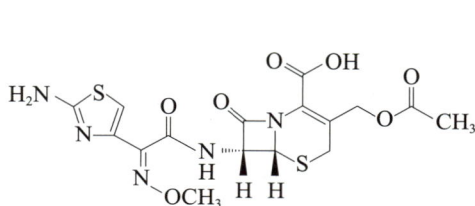

头孢噻肟

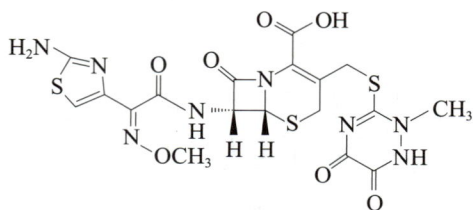

头孢曲松

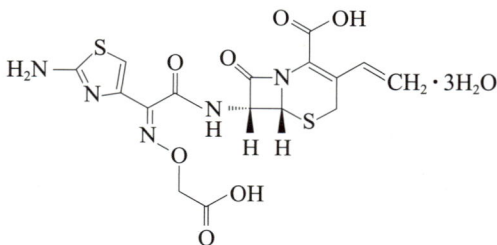

头孢克肟

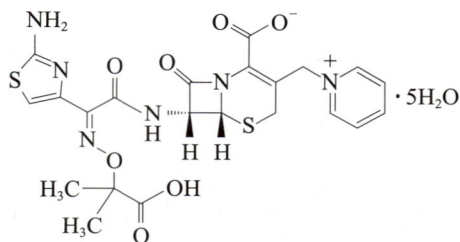

头孢他啶

　　第四代头孢菌素类抗生素是在第三代的基础上 C-3 位含有带正电荷的季铵基团,含有正电荷的季铵基团能使头孢菌素类药物迅速穿透细菌的细胞壁,对大多数革兰氏阳性菌和革兰氏阴性菌产生高度活性,与第三代比,增强了抗革兰氏阳性菌的活性,尤其对链球菌、肺炎球菌有很强的活性,对细菌的 β- 内酰胺酶更稳定,半衰期长。

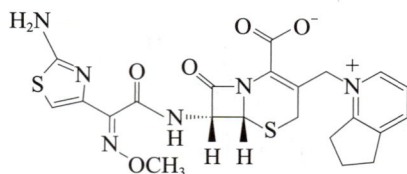

头孢吡肟　　　　　　　　　　　头孢匹罗

🔖 知识链接

头孢类的双硫仑样反应

双硫仑是一种戒酒药物,服用该药后即使饮用少量的酒,身体也会产生严重不适,从而达到戒酒的目的。双硫仑在与乙醇联用时可抑制肝脏中的乙醛脱氢酶,使乙醇在体内氧化为乙醛后,不能再继续分解氧化,导致体内乙醛蓄积而产生一系列反应。主要表现为面部潮红、结膜充血、视物模糊、头痛、头晕、恶心、呕吐、出汗、心搏加快、呼吸困难、血压下降等,严重者如不及时治疗可能导致死亡。

部分头孢类抗生素比如头孢哌酮、头孢曲松、头孢唑林、头孢孟多等,也会产生双硫仑样的作用,这些头孢菌素类药物在化学结构上共同的特点是在其母核 7- 氨基头孢烷酸(7-ACA)环的 3 位上有甲硫四氮唑取代基,其与辅酶 I 竞争乙醛脱氢酶的活性中心,可阻止乙醛继续氧化,导致乙醛蓄积,从而引起戒酒硫样反应。如果在用这些药物时饮了酒,就会发生双硫仑样反应。

(二) 典型药物

头孢氨苄（cefalexin）

化学名为(6R,7R)-3- 甲基 -7-[(R)-2- 氨基 -2- 苯基乙酰氨基]-8- 氧代 -5- 硫杂 -1- 氮杂双环 [4.2.0]辛 -2- 烯 -2- 甲酸一水合物。

头孢氨苄结构上将苯甘氨酸和 7-ACA 进行缩合,将头孢菌素 C 分子 C-3 位乙酰氧基甲基换成甲基。

本品为白色或微黄色结晶性粉末;微臭。

本品微溶于水中,不溶于乙醇、三氯甲烷或乙醚。在水中(5 mg/ml)比旋度为+144°～+158°。

本品在干燥状态下稳定。其水溶液在 pH 9 以上迅速被破坏,加热,强酸、强碱和光照能加速本品分解。

本品具有苯甘氨酸结构,能发生类似蛋白质的双缩脲反应,与碱性酒石酸铜试液反应生成紫色配合物。

本品在温度升高和湿度加大的条件下易生成高聚物,从而引起过敏反应的发生,对有青霉素过敏史的患者应进行相应的过敏反应试验。

本品为第一代头孢菌素,口服吸收好。主要用于敏感菌所致的呼吸道、扁桃体、咽喉、皮肤、泌尿道、软组织等部位的感染。

头孢噻肟钠（cefotaxime sodium）

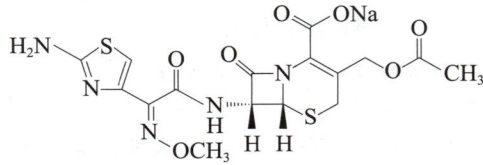

化学名为 (6R,7R)-3-[(乙酰氧基)甲基]-7-[2-(2-氨基噻唑-4-基)-2-(甲氧亚氨基)乙酰氨基]-8-氧代-5-硫杂-1-氮杂双环[4.2.0]辛-2-烯-2-甲酸钠盐。

头孢噻肟在其 7 位侧链 α 位上连有一个甲氧肟基,该结构对 β- 内酰胺酶有高度稳定的作用,2- 氨基噻唑基可以增加药物与细菌青霉素结合蛋白的亲和力。这两个基团的结合使本品具有耐酶和广谱的特点。

本品为白色或微黄白色结晶;无臭或微有特殊臭。

本品易溶于水,微溶于乙醇,不溶于三氯甲烷。本品在水中(10 mg/ml)比旋度为 +56° ~ +64°。

头孢噻肟结构中的甲氧肟基是顺式结构,其抗菌活性比反式异构体强 40~100 倍,在光照下会发生顺、反异构体的转化,使其活性降低,甚至完全消失。故通常需避光保存,临用前加灭菌注射用水溶解后立即使用。

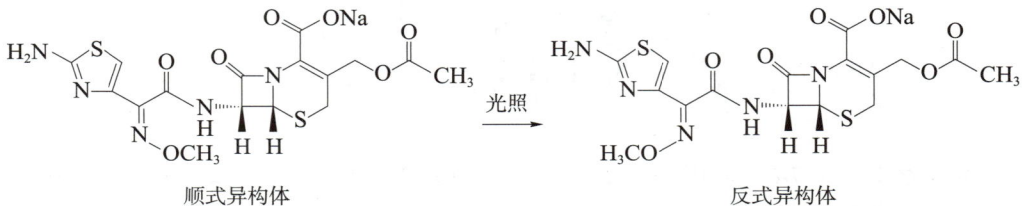

顺式异构体　　　　　　　　　　　　　　　　反式异构体

本品为第三代头孢菌素,临床上主要用于治疗敏感菌所致的全身性和局部感染,呼吸道感染及泌尿道感染等。

四、非经典的 β- 内酰胺类抗生素

非经典的 β- 内酰胺类抗生素主要利用生物电子等排原理以—O—、—CH₂—替代了与四元 β- 内酰胺环骈合的五元或六元含硫杂环中的硫原子,按化学结构分为碳青霉烯类、单环 β- 内酰胺类、氧青霉烷类和青霉烷砜类等。其中,碳青霉烯类和单环 β- 内酰胺类化合物具有较强的抗菌作用,氧青霉烷类和青霉烷砜类属于 β- 内酰胺酶抑制剂。

（一）碳青霉烯类

碳青霉烯类抗生素的结构特征是 β- 内酰胺环与二氢吡咯环骈合,与青霉素类的结构差异是 4 位以亚甲基取代硫原子,2、3 位连有双键。第一个用于临床的碳青霉烯类抗生素亚胺培南(imipenem)对耐甲氧西林金黄色葡萄球菌有效,但在体内易受肾脱氢肽酶降解失活,临床上需与西司他丁合用,药用剂型为注射用亚胺培南西司他丁钠。西司他丁钠为肾肽酶抑制剂,可保护亚胺培南不被肾肽酶破坏,并阻止亚胺培南进入肾小

管上皮组织,减少药物排泄,减轻肾毒性。

现已经开发出对肾脱氢肽酶稳定的碳青霉烯类衍生物,美罗培南(meropenem)是临床上第一个能单独使用的碳青霉烯类抗生素,结构稳定,二氢吡咯环4位带有甲基,对肾脱氢肽酶稳定,不需要合用酶抑制剂,血药浓度高,组织分布广,对革兰氏阳性菌、革兰氏阴性菌均敏感,尤其对革兰氏阴性菌有很强的抗菌活性。美罗培南注射给药后在体内广泛分布,能进入脑脊液和胆汁。

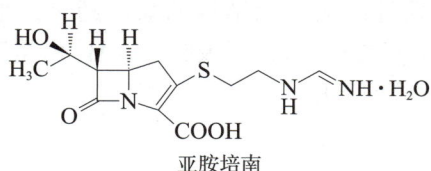

亚胺培南　　　　　　　　　　　美罗培南

(二)单环β-内酰胺类

单环β-内酰胺类抗生素的结构较其他β-内酰胺类抗生素相对简单,易于全合成。氨曲南是第一个上市的全合成单环β-内酰胺类抗生素,对革兰氏阴性菌包括铜绿假单胞菌有强的活性,对β-内酰胺酶稳定,与青霉素类和头孢菌素类抗生素不发生交叉过敏反应,能透过血-脑屏障,副作用少,主要用于呼吸道感染、尿路感染和软组织感染等。

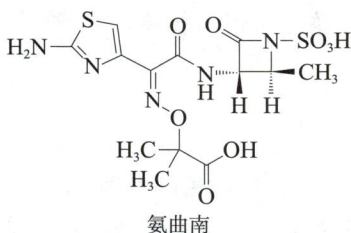

氨曲南

(三)β-内酰胺酶抑制剂

β-内酰胺酶是细菌产生的保护性酶,它能使β-内酰胺类抗生素在没有发挥抗菌作用之前将β-内酰胺环开环水解,生成没有抗菌活性的物质,从而使机体产生耐药性。β-内酰胺酶抑制剂是针对细菌对β-内酰胺类抗生素产生耐药机制而研发的一类药物,它们对β-内酰胺酶有很强的抑制作用,而本身又具有抗菌活性。临床上常用的β-内酰胺酶抑制剂按结构类型分为氧青霉烷类和青霉烷砜类,它们通过和不耐酶的β-内酰胺类抗生素联合应用来提高疗效,是一类抗菌增效剂。

1. **氧青霉烷类**　克拉维酸(clavulanic acid),又称棒酸,是第一个用于临床的β-内酰胺酶抑制剂,单独使用无效,临床常与β-内酰胺类抗生素制成复方制剂,具有协同作用。它能与β-内酰胺酶上活性中心的羟基、巯基或氨基发生不可逆转的酰化反应,导致β-内酰胺酶失去活性,从而使β-内酰胺类抗生素发挥应有的抗菌作用。如临床上常用克拉维酸钾与阿莫西林配伍制成多种复方制剂,用于治疗耐阿莫西林细菌引起的感染。

克拉维酸钾

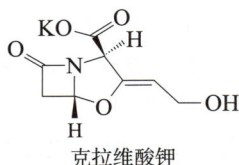

2. 青霉烷砜类 青霉烷砜类的结构特征在于与 β- 内酰胺骈合的噻唑环中的 S 被氧化为砜，且 6 位无酰胺基侧链取代基。常见的有舒巴坦（sulbactam）和他唑巴坦（tazobactam）。临床上常将舒巴坦与氨苄西林制成双酯结构的前体药物舒他西林（sultamicillin），具有抗菌和抑制 β- 内酰胺酶的双重作用，口服吸收快，经体内特定酯酶的催化代谢水解，生成氨苄西林与舒巴坦发挥协同作用。

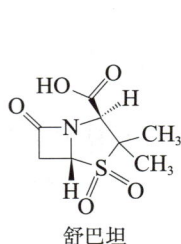

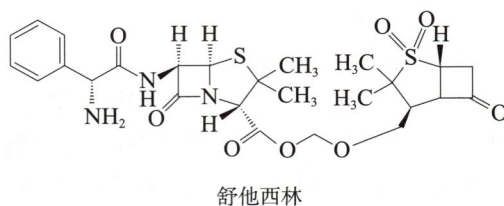

舒巴坦   他唑巴坦   舒他西林

🎐 课堂讨论

阿莫西林克拉维酸钾片是临床常用的抗菌药，请讨论其抗菌的作用机制。

🎐 拓展阅读

青霉素的发现

1928 年，英国细菌学家弗莱明偶然发现随手放置的培养皿由于被污染而长了一种青绿色霉菌，霉菌周围的葡萄球菌被溶解了。经过分离接种及抑菌实验，他发现这种霉菌具有抑制葡萄球菌、链球菌和白喉杆菌等的作用。1 年后，弗莱明发表论文报告了他的发现，并把经过过滤所得的含有这种霉菌分泌物的液体叫作"青霉素"。由于当时无法解决提纯问题，青霉素在大量生产上遇到了困难。1935 年，英国病理学家弗洛里和德国生物化学家钱恩发现了弗莱明的文章，着手继续弗莱明当年的研究，重新研究青霉素的性质、分离和化学结构，并解决了青霉素的浓缩、提纯问题。青霉素（又名盘尼西林）被研制和大量生产，挽救了无数人的生命。1945 年，弗莱明、弗洛里和钱恩共同获得了诺贝尔生理学或医学奖。

一个伟大的发现可能始于一个机遇性的观察，而一个突破性的顿悟则来自长期的积累，医学的伟大进步总是在一定的历史条件下，以及无数科学家的探索中被推动的。青霉素是人类发现的第一种治疗细菌感染的抗生素，青霉素的发现是人类发展抗菌药物历史上的重要里程碑，引发了医学界寻找抗生素新药的高潮，使人类真正进入了对抗细菌感染的新时代。

第二节　大环内酯类抗生素

一、概述

大环内酯类抗生素（macrolide antibiotics）是由链霉菌产生的弱碱性抗生素。分子中含有一个十四元、十五元或十六元的大环内酯环，并通过内酯环上的羟基和去氧氨基糖或 6- 去氧糖缩合成碱性苷。因此，大环内酯类抗生素具有碱性，可与酸成盐；含有苷键，在酸性条件下易水解；含有内酯结构，在碱性条件下则易水解开环，从而丧失或降低抗菌活性。按其结构的不同，可把大环内酯类抗生素分为十四元环大环内酯类抗生素、十五元环大环内酯类抗生素和十六元环大环内酯类抗生素。红霉素（erythromycin）及其半合成衍生物为十四元环大环内酯类抗生素，阿奇霉素为十五元环大环内酯类抗生素，十六元环大环内酯类抗生素有麦迪霉素类（midecamycins）、螺旋霉素类（spiramycins）等。

红霉素是从红色链丝菌培养液中分离出来的，包括红霉素 A、红霉素 B 和红霉素 C，其中红霉素 A 为抗菌主要成分。红霉素 B 和红霉素 C 的活性弱且毒性高，因此通常所说的红霉素是指红霉素 A，而红霉素 B 和红霉素 C 被视为杂质。

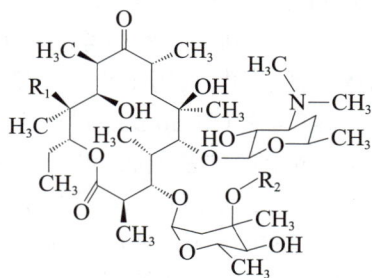

红霉素A	R_1=OH	R_2=CH$_3$
红霉素B	R_1=H	R_2=CH$_3$
红霉素C	R_1=OH	R_2=H

红霉素的结构

红霉素类药物水溶性较小，只能口服，但在酸中不稳定，易被胃酸破坏。为了增加药物的稳定性，提高药物的生物利用度，需对红霉素类药物进行结构修饰。

1. 为了增加红霉素在水中的溶解性，用红霉素与乳糖醛酸成盐，得到红霉素乳糖醛酸盐（erythromycin lactobionate），可供注射使用。为了增加红霉素的稳定性，将红霉素与硬脂酸成盐，得到红霉素硬脂酸盐（erythromycin stearate），不溶于水，但在酸中较红霉素稳定，可以口服。

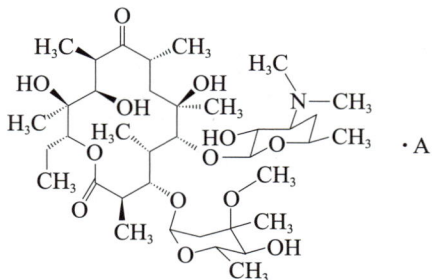

红霉素乳糖醛酸盐	A=C$_{12}$H$_{22}$O$_{12}$
红霉素硬脂酸盐	A=CH$_3$(CH$_2$)$_{16}$COOH

2. 将 5 位氨基糖上的 2′- 羟基与各种酸成酯,制成各种酯的衍生物。如依托红霉素(erythromycin estolate),在酸中稳定并适于口服;琥乙红霉素(erythromycin ethyl succinate)可使红霉素苦味消失,适于儿童服用;它们虽然在水中几乎不溶,但在体内水解后可释放出红霉素,发挥药效。

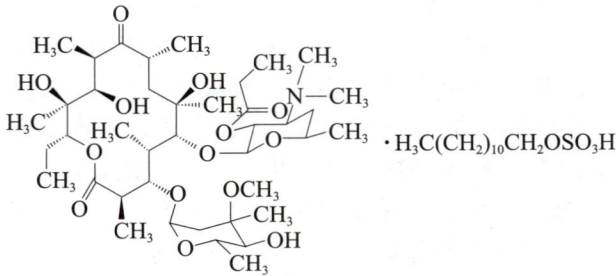

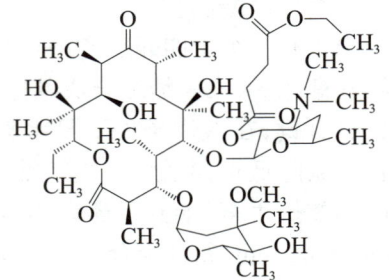

依托红霉素   琥乙红霉素

3. 红霉素在酸性条件下主要发生 C-6 羟基和 C-9 羰基脱水环合,导致进一步反应而失活。因此,在研究红霉素半合成衍生物时,通过改变 C-6 羟基、C-9 羰基及 C-8 氢,阻断降解反应的发生,可以提高药物对酸的稳定性,得到一系列红霉素的半合成衍生物。如将红霉素 6 位上的羟基甲基化得到的克拉霉素(clarithromycin),抗菌活性增强;将红霉素 9 位上的羰基先制成肟再进行醚化得到的罗红霉素(roxithromycin),抗菌作用强,对酸稳定,口服吸收快,现为临床广泛应用;利用生物电子等排原理,将红霉素 8 位上的氢原子用氟原子置换得到的氟红霉素(flurithromycin),具有耐酸、半衰期长及对肝脏几乎无毒性等特点;将红霉素 9 位上的羰基成肟,再经贝克曼重排扩环,得到第一个十五元环大环内酯类抗生素阿奇霉素(azithromycin)。该药一个突出优点是具有独特的药代动力学特性,吸收后可被运转到感染部位,达到较高的血药浓度,主要用于多种病原微生物所致的感染,如敏感细菌所引起的支气管炎、肺炎等下呼吸道感染,皮肤和软组织感染,急性中耳炎,鼻窦炎、咽炎、扁桃体炎等上呼吸道感染等。

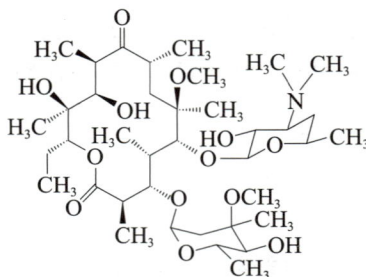

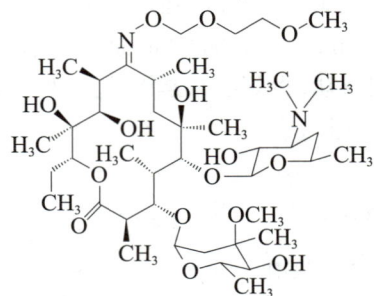

克拉霉素   罗红霉素

氟红霉素

阿奇霉素

　　麦迪霉素是含有十六元环的内酯与碳霉胺糖和碳霉糖缩合成的碱性苷,包括麦迪霉素 A_1、麦迪霉素 A_2、麦迪霉素 A_3 和麦迪霉素 A_4 四种成分,其中麦迪霉素 A_1 为主要抗菌成分,药用为麦迪霉素 A_1、麦迪霉素 A_2、麦迪霉素 A_3、麦迪霉素 A_4 的混合物,对革兰氏阳性菌及某些革兰氏阴性菌均有较强的抗菌活性,临床主要用于敏感菌所致的呼吸道、皮肤、软组织感染。

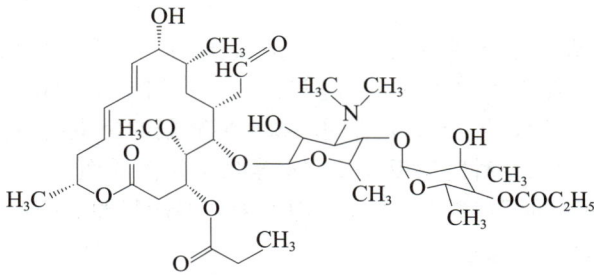

麦迪霉素 A_1

　　螺旋霉素是由螺杆菌新种产生的一类抗生素,主要含有螺旋霉素Ⅰ、螺旋霉素Ⅱ、螺旋霉素Ⅲ三种成分。国产螺旋霉素主要包含螺旋霉素Ⅱ和螺旋霉素Ⅲ。螺旋霉素的基本结构与麦迪霉素相似,不同的是大环内酯的 C-9 位羟基与去氧氨基糖缩合成碱性苷。为了改善螺旋霉素的口服吸收效果,增加其稳定性,将螺旋霉素碳霉糖的 3 位和 4 位乙酰化即为乙酰螺旋霉素(acetylspiramycin)。乙酰基的引入,使得亲脂性提高,抗菌作用增强。

乙酰螺旋霉素Ⅱ

二、典型药物

红霉素（erythromycin）

本品为白色或类白色的结晶或粉末；无臭，味苦；微有引湿性。

本品易溶于甲醇、乙醇或丙酮中，极微溶于水中。在无水乙醇溶液中（20 mg/ml）比旋度为 $-71°\sim-78°$。

本品在干燥状态时稳定，水溶液在中性时稳定；过酸、过碱时则苷键或内酯环均易被水解。

本品含有氨基糖结构，具有碱性，能与酸成盐，临床上用乳糖醛酸盐供注射用。

在酸性条件下，红霉素 C-6 位的羟基与 C-9 位的酮基形成半缩酮的羟基，再与 8 位上的氢消去一分子水，形成 8,9- 脱水 -6,9 半缩酮的衍生物，进一步环合、脱水并水解成红霉胺和红霉糖，这种降解反应使红霉素失去抗菌活性。

本品与硫酸作用，即显红棕色；本品的丙酮溶液遇盐酸即显橙黄色，渐变为紫红色，转溶于三氯甲烷溶液中显蓝色。

本品对各种革兰氏阳性菌和某些阴性菌、支原体等有较强的作用，为治疗耐药的金黄色葡萄球菌和溶血性链球菌引起感染的首选药物。

微课：
红霉素的结构、性质和结构改造

课堂讨论

简述红霉素的缺点和红霉素的结构修饰方法。

第三节　氨基糖苷类抗生素

一、概述

氨基糖苷类抗生素（aminoglycoside antibiotics）是由链霉菌、小单孢菌及放线菌产生的一类抗生素。这类抗生素的抗菌谱广，对葡萄球菌、革兰氏阴性杆菌、结核分枝杆菌等都有很好的抗菌活性。用于临床的主要有天然氨基糖苷类抗生素和半合成的氨基糖苷类抗生素。

天然氨基糖苷类抗生素有链霉素、庆大霉素（gentamycin）和卡那霉素（kanamycin）等。其中，链霉素是 1944 年从链霉菌中分离得到的第一个氨基糖苷类抗生素；庆大霉素是从小单胞菌发酵液中得到的混合物，《中国药典》(2020 年版)收载的硫酸庆大霉素是以庆大霉素 C_1、庆大霉素 C_{1a}、庆大霉素 C_2、庆大霉素 C_{2a} 等组分为主混合物的硫酸盐；卡那霉素是从放线菌产生的抗生素,已分离出卡那霉素 A、卡那霉素 B、卡那霉素 C 三种,卡那霉素 A 是卡那霉素的主要成分,《中国药典》(2020 年版)收载的卡那霉素即为卡那霉素 A。

庆大霉素 C_1　　　　　　　　　　　　卡那霉素 A

半合成的氨基糖苷类抗生素有阿米卡星(amikacin)、奈替米星(netilmicin)及依替米星(etimicin)等。其中,阿米卡星是在卡那霉素分子的链霉胺部分引入氨基羟丁酰基侧链得到的衍生物,突出优点为对铜绿假单胞菌、大肠埃希菌和金黄色葡萄球菌产生的转移酶稳定。依替米星为新一代半合成氨基糖苷类抗生素,为我国研制并拥有自主知识产权的一类新药,具有安全、高效、广谱及交叉耐药性少等特点。

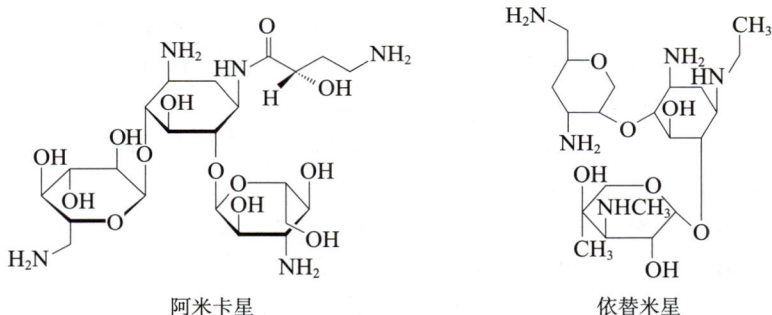

阿米卡星　　　　　　　　　　　　　依替米星

氨基糖苷类抗生素都是由碱性氨基环己醇和氨基糖(单糖或双糖)通过苷键缩合形成的苷,因此有共同的理化性质。

1. 结构中具有苷键,易发生水解反应,在酸性条件下可水解为原来的苷元和氨基糖。

2. 该类抗生素含多个羟基,为极性化合物,水溶性较大,在胃肠道很难吸收,需注射给药。

3. 由于结构中含有氨基,呈现碱性,故可与酸形成水溶性的盐,临床常用其硫酸盐。

🧷 知识链接

氨基糖苷类抗生素的毒性

本类抗生素毒性较大,主要作用于第Ⅷ对颅脑神经,可引起不可逆的听力损害,甚至耳聋,对儿童的毒性更大;由于本类药物与血清蛋白结合率低,体内很少代谢,主要以原药形式经肾小球过滤排泄,故对肾脏可产生毒性,尤其是老年人用药需酌情减量并定期检查肾功能。此外,该类药物可穿过胎盘屏障进入胎儿组织,有引起胎儿听力损害的可能,故孕妇慎用。

二、典型药物

硫酸链霉素(streptomycin sulfate)

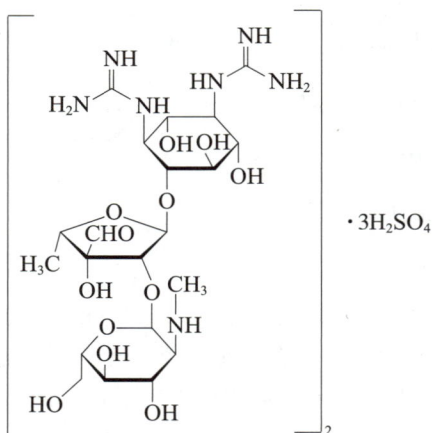

本品化学名为 O–2–甲氨基–2–脱氧–α–L–葡吡喃糖基–(1→2)–O–5–脱氧–3–C–甲酰基–α–L–来苏呋喃糖基–(1→4)–N^1,N^3–二脒基–D–链霉胺硫酸盐。

本品为白色或类白色的粉末,无臭或几乎无臭,味微苦,有引湿性。

本品易溶于水,不溶于乙醇或三氯甲烷。

链霉素由链霉胍、链霉糖和 N–甲基葡萄糖胺组成。其分子结构中有三个碱性中心,可以与酸成盐,临床用其硫酸盐。

本品的干燥品在室温下稳定,潮解后易变质。其水溶液在 pH 5.0~7.5 时最稳定,在强酸性或强碱性环境中均能水解失效。本品在酸性条件下苷键水解生成链霉胍和链霉双糖胺,后者可进一步水解为链霉糖和 N–甲基葡萄糖胺。

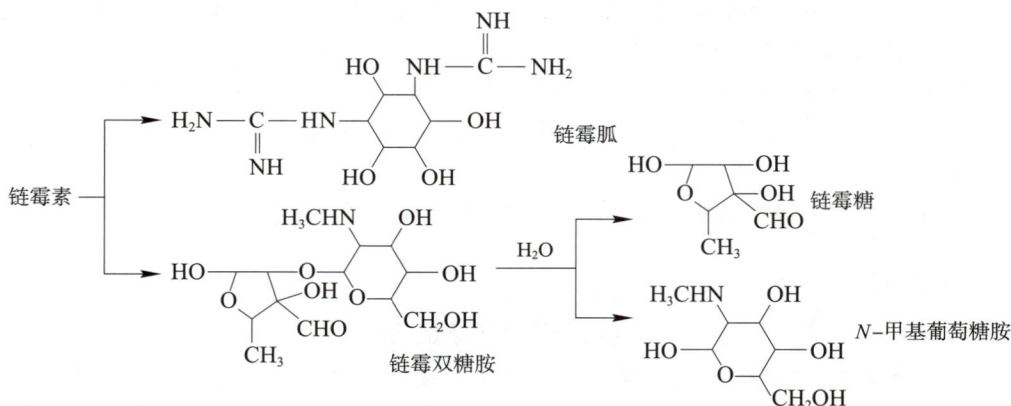

本品在碱性条件下水解生成的链霉糖,经脱水重排生成麦芽酚,在酸性溶液中与硫酸铁铵试液反应形成紫红色络合物,这一反应称为麦芽酚反应,为链霉素的专属性反应,用于药品鉴别。

麦芽酚　　　　　　　　　　　　　紫红色络合物

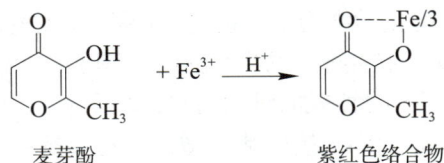

本品水解产物链霉胍与 8- 羟基喹啉乙醇液和次溴酸钠试液反应,显橙红色,此为坂口(Sakaguchi)反应,可用于鉴别。

本品分子中含有醛基,使得本品既有还原性又有氧化性。当遇维生素 C 等还原剂时能还原为双氢链霉素,毒性增加;遇高锰酸钾、氯酸钾等氧化剂则被氧化生成链霉素酸而失效。

本品主要用于治疗各种结核病,对尿路感染、肠道感染、败血症等也有效。但易产生耐药性,多与其他合成抗结核药联合使用作为抗结核病的一线药物。

第四节　四环素类抗生素

一、概述

四环素类抗生素(tetracycline antibiotics)是放线菌产生的一类广谱抗生素,包括天然的四环素类和半合成四环素类抗生素。该类抗生素抗菌谱广,广泛地应用于革兰氏阳性菌和革兰氏阴性菌、衣原体、支原体、立克次体等引起的感染。

四环素类抗生素具有氢化并四苯的基本结构,不同四环素类药物结构差异是母核结构上 5、6 或 7 位上取代基的不同。

天然四环素类抗生素有金霉素(chlotetracycline)、土霉素(oxytetracycline)和四环素(tetracycline),主要用于革兰氏阳性菌和革兰氏阴性菌的感染,对立克次体、支原体等感染也有效。但易产生耐药性,作用时间短,现临床应用较少。

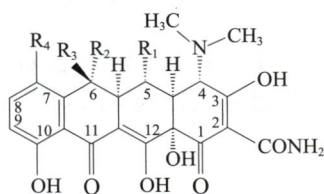

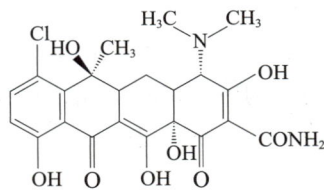

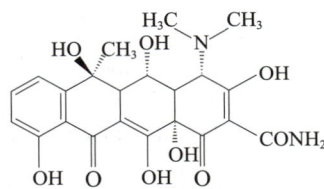

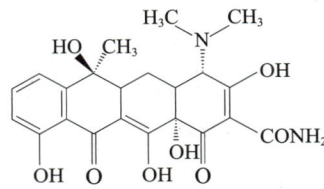

微课:
四环素的
结构和性质

四环素类结构通式

金霉素

土霉素

四环素

天然四环素类抗生素的化学结构不够稳定,且易产生耐药现象,通过对其进行结构修饰,得到半合成的四环素类抗生素。如将 6 位叔醇基除去,得到多西环素(doxycycline;强力霉素),抗菌活性增强,稳定性增加,继而将多西环素 6 位上的甲基除去,7 位引入二甲氨基则得米诺环素(minocycline),抗菌活性增强。这类抗生素亲脂性更强,有利于细胞吸收。

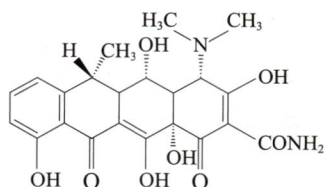

多西环素

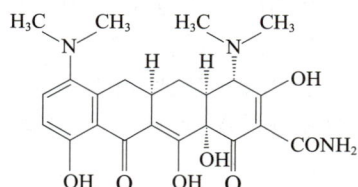

米诺环素

四环素类抗生素含有共同的基本结构,因此具有类似的理化性质。

1. 均为黄色结晶性粉末,味苦,在水中溶解度很小。

2. 结构中含有酸性酚羟基、烯醇型羟基和碱性的二甲氨基,故这类抗生素都是酸碱两性化合物。

3. 本类药物在干燥状态下稳定,遇光变色。天然四环素类药物的稳定性受 pH 影响较大。

在强酸(pH<2)条件下,结构中的 C-6 位上的羟基与 C-5α 位上的氢发生消除反应生成橙黄色无活性的脱水物。

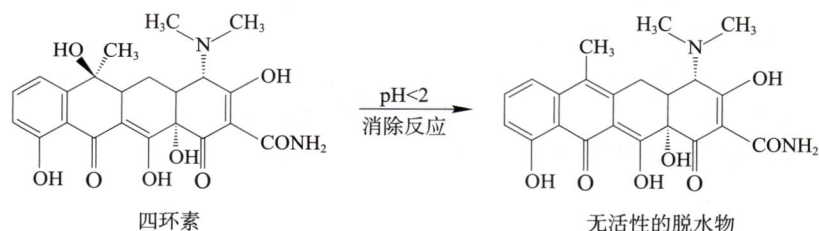

四环素   无活性的脱水物

在酸性(pH 2~6)条件下,C-4 位上的二甲氨基可发生差向异构化反应,生成肾毒性较大的差向异构体。磷酸根、醋酸根等阴离子可促进差向异构体的生成,因此要注意与其配伍的药物酸性不能过强。

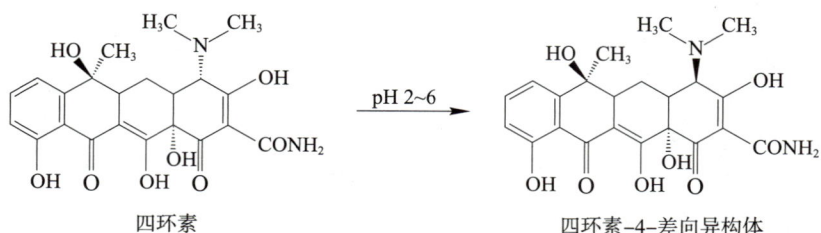

四环素   四环素-4-差向异构体

在碱性条件下,C-6 位上的叔醇基能形成氧负离子,与 C-11 位上的羰基发生分子内亲核反应,经电子转移,环破裂,生成内酯结构的异构体。

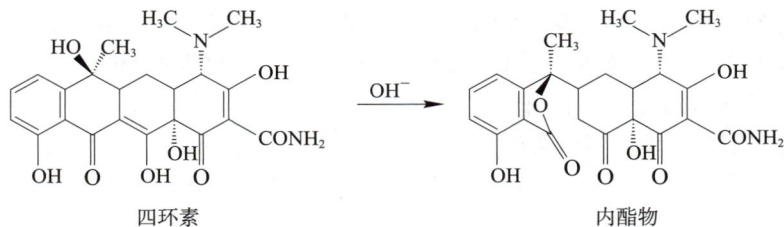

四环素　　　　　　　　　　　　　　　　　　内酯物

四环素类药物结构中的 C-10 位上酚羟基、C-12 位上烯醇羟基及 C-11 位上羰基是富电子体系,在近中性条件下能与多种金属离子形成不溶性的有色络合物。如与钙离子、镁离子形成不溶性的黄色钙盐或镁盐;与铁离子形成红色络合物。

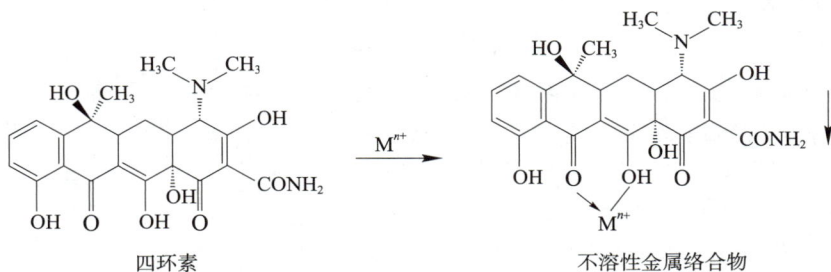

四环素　　　　　　　　　　　　　　　　不溶性金属络合物

依据天然的四环素类抗生素的理化通性,C-6 位上的羟基是引起本类药物不稳定的主要因素,不仅可导致四环素类药物形成脱水物和内酯异构体,还可通过降低药物的脂溶性影响其在体内的吸收。因此,改造此部位可以得到对酸、碱较稳定的半合成四环素,比如米诺环素和多西环素,其半衰期延长,抗菌活性增强。

岗位对接 ▶▶▶▶

药品检测

2001 年,某省发生一起致人以严重危害且中毒人数众多的"梅花 K"假药案件。某厂生产的"梅花 K"黄柏胶囊为用于治疗泌尿系统疾病的消炎药,许多患者服用该药后出现呕吐、腹泻、消化道出血等症状,甚至出现肾衰竭、心搏骤停等严重后果。经检测认定该产品为假药。检测表明:该产品添加了过期变质的四环素,其中四环素降解产物的含量远远超过国家允许的安全范围。

试分析"梅花 K"黄柏胶囊引起患者中毒的主要原因。

二、典型药物

盐酸米诺环素(minocycline hydrochloride)

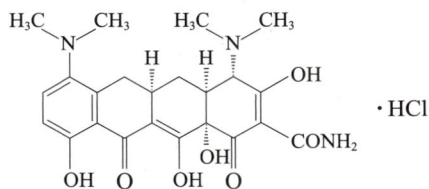

化学名为[4S-(4a,4aα,5aα,12aα)]-4,7- 双(二甲氨基)-1,4,4a,5,5a,6,11,12a-八氢 -3,10,12,12a- 四羟基 -1,11- 二氧代 -2- 并四苯甲酰胺盐酸盐。

本品为黄色结晶,无臭,有引湿性。

本品可溶解于甲醇中,略溶于水中,微溶于乙醇中,几乎不溶于乙醚中。

本品将四环素分子中的 C-6 位上的甲基和羟基除去,并在 7 位引入二甲氨基,不会发生脱水和重排成内酯的反应,增加了药物的稳定性和药效。

本品抗菌活性较强,口服吸收迅速,血药浓度高,$t_{1/2}$ 约为 16 h。临床上用于泌尿系统、消化系统、皮肤软组织感染及妇科感染。

🔖 拓展阅读

四 环 素 牙

四环素能和钙离子形成黄色络合物,在体内易沉积在骨骼和牙齿上,小儿服用会发生牙齿变黄,孕妇服用后可能通过胎盘影响胎儿期发育的乳牙牙色,甚至可能影响婴幼儿时期发育的恒牙牙色,即出现所谓"四环素牙",因此儿童和孕妇应慎用该类药物。因为四环素类药物可与多种金属离子形成不溶性有色络合物,故不宜和含金属离子的药物一起服用,例如治疗缺铁性贫血的药物、中和胃酸的含铝制剂等。四环素类药物也不宜与牛奶等富含微量重金属离子的食品及保健品同时服用。患者一定要在医师和药师的指导下合理用药。

第五节　其他类抗生素

抗生素的种类较多,化学结构类型也各不相同,除了本章前面介绍的几大类别的抗生素外,目前应用的其他类别抗生素主要有氯霉素类、多肽类、林可霉素及其衍生物以及万古霉素等。

一、氯霉素类

(一) 概述

氯霉素是 1947 年由放线菌属的委内瑞拉链丝菌培养液中分离得到的广谱抗生素,因结构相对简单,次年即用化学方法合成制得,现临床所用的氯霉素均由人工合成制得。将氯霉素分子中的硝基用甲砜基取代得到氯霉素的衍生物甲砜霉素。

(二) 典型药物

📱微课:

氯霉素类抗
生素

氯霉素（chloramphenicol）

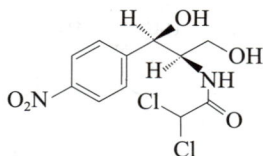

化学名为 D- 苏式 -(-)-N-[α-(羟基甲基)-β- 羟基 - 对硝基苯乙基]-2,2- 二氯乙酰胺。

本品为白色至微带黄绿色的针状、长片状结晶或结晶性粉末；味苦。

本品微溶于水，易溶于甲醇、乙醇及丙酮或丙二醇，不溶于苯、石油醚及植物油中。在无水乙醇（50 mg/ml）中比旋度为 +18.5°~ +21.5°；在乙酸乙酯中比旋度为 -25.5°。

本品的结构中含有对硝基苯基、丙二醇及二氯乙酰氨基，研究认为二氯乙酰氨基与抗菌活性有关。本品含有两个手性碳原子，有四个光学异构体，其中仅 1R,2R-(-)- 异构体或 D-(-)- 苏阿糖型有抗菌活性，为临床使用的氯霉素。合霉素是氯霉素的外消旋体，疗效为氯霉素的 50%。

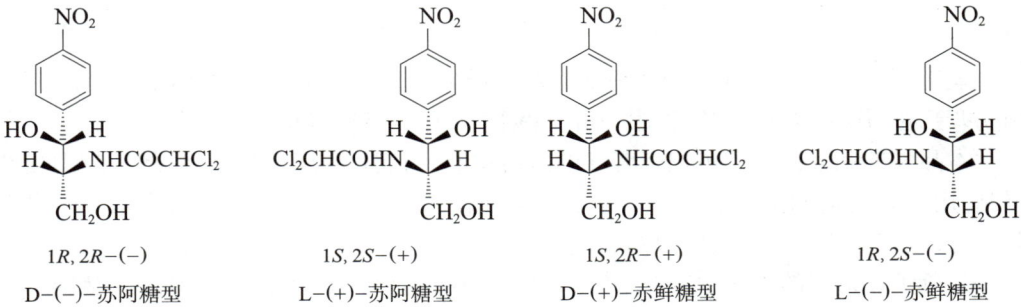

| 1R,2R-(-) | 1S,2S-(+) | 1S,2R-(+) | 1R,2S-(-) |
| D-(-)-苏阿糖型 | L-(+)-苏阿糖型 | D-(+)-赤鲜糖型 | L-(-)-赤鲜糖型 |

本品性质较稳定，耐热，在干燥状态下可保持抗菌活性 5 年以上，在弱酸性和中性溶液（pH 4.5~7.5）中亦较稳定，水溶液煮沸 5 h 未见分解。

但在强酸（pH<2）、强碱性（pH>9）的水溶液中，结构中的酰胺键和二氯键均可水解失效。有机氯可水解生成无机氯化物，遇硝酸银试液即产生白色凝乳状沉淀。

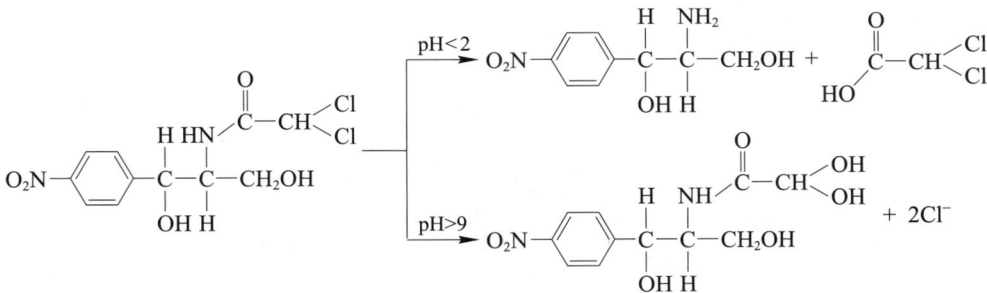

本品含有芳香硝基结构，经锌粉和氯化钙还原为羟胺化合物，在醋酸钠存在的情况下与苯甲酰氯反应，生成的酰化物与三氯化铁试液作用，生成紫红色的配合物。

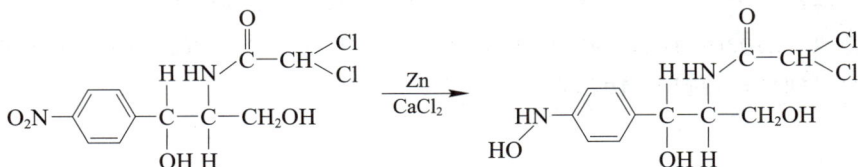

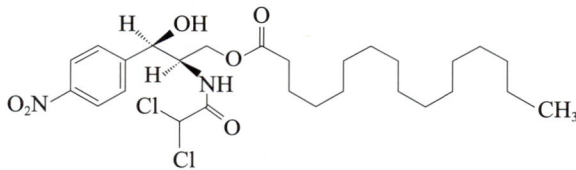

氯霉素对革兰氏阴性菌的效力比对革兰氏阳性菌强。临床上主要用于治疗伤寒、副伤寒、斑疹伤寒,对百日咳、沙眼、细菌性痢疾及尿路感染等也有效。

本品长期和多次应用可损坏骨髓的造血功能,引起再生障碍性贫血,故其应用受到限制,用药时应定期检查血象。本品虽然毒性较大,但在控制伤寒、斑疹伤寒方面仍是首选药,是其他抗生素无法比拟和取代的。

为避免氯霉素的苦味,增加抗菌活性,延长作用时间,减少毒性,对其进行结构修饰得到了酯类前药如棕榈氯霉素(chloramphenicol palmitate;无味氯霉素)和琥珀氯霉素(chloramphenicol succinate)等。

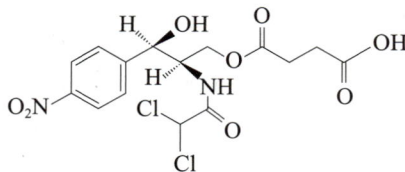

棕榈氯霉素

琥珀氯霉素

将氯霉素分子中的硝基用强吸电子基甲砜基取代后,得到甲砜霉素,抗菌谱与氯霉素基本相似。消旋体与左旋体的抗菌作用基本一致,主要用于敏感菌所致呼吸道感染、尿路感染、败血症、脑膜炎、伤寒和副伤寒等。

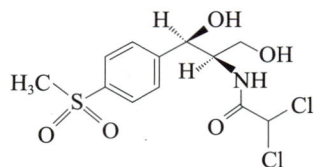
甲砜霉素

二、多肽类

多肽类抗生素具有多肽的结构特征,比如环孢素、万古霉素等。环孢素是一种微生物来源的免疫抑制剂。环孢素的出现,使器官移植的存活率大大提高,给器官移植医学带来了革命性的变化,环孢素被广泛用于预防器官移植排斥作用。

环孢素(cyclosporin)

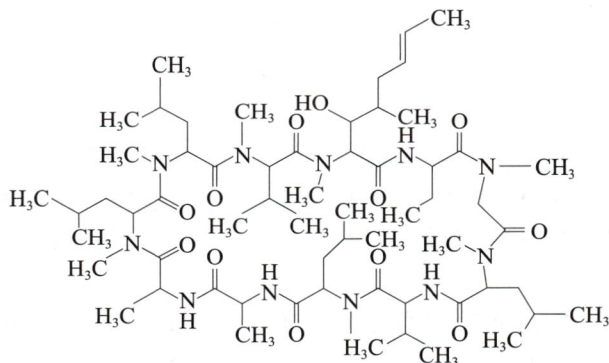

环孢素是含有 11 个氨基酸的环状多肽,是土壤中一种真菌的活性代谢物。

本品为白色或类白色粉末;无臭。

本品极易溶解于甲醇、乙醇或乙腈中,易溶于醋酸乙酯中,溶解于丙酮或乙醚中,几乎不溶于水中。本品在甲醇中(10 mg/ml)的比旋度为 $-185° \sim -193°$。

环孢素为反式异构体,可选择性地作用于 T 淋巴细胞,主要用于器官移植或组织移植后排斥反应的防治和自身免疫疾病的治疗。

三、林可霉素及其衍生物

林可霉素(lincomycin,又称洁霉素),由链霉菌发酵产生,具有弱碱性,可与酸形成盐供药用。该药对革兰氏阳性菌和厌氧菌作用较强,但体内吸收不完全,具有微臭或特殊臭。因此,将林可霉素结构中的羟基以氯原子取代从而得到克林霉素,临床上用其盐酸盐或其磷酸酯供注射使用。克林霉素磷酸酯(clindamycin phosphate)为一前药,给药后在体内很快水解代谢为克林霉素发挥作用。

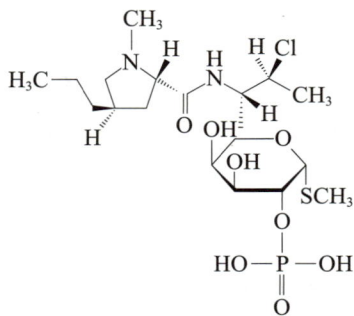

林可霉素　R=OH　R₁=H
克林霉素　R=H　　R₁=Cl

克林霉素磷酸酯

盐酸克林霉素（clindamycin hydrochloride）

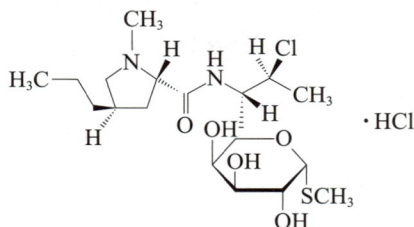

化学名为 6-（1- 甲基 - 反 -4- 丙基 -L-2- 吡咯烷甲酰氨基）-1- 硫代 -7- 氯 -6,7,8- 三脱氧 -L- 苏式 -α-D- 半乳辛吡喃糖甲苷盐酸盐；又名盐酸氯洁霉素。

本品为白色结晶性粉末，无臭；极易溶于水，易溶于甲醇或吡啶，微溶于乙醇，几乎不溶于丙酮或三氯甲烷。

本品具有多个手性碳原子，具有光学异构体，药用品为右旋体，在水溶液（40 mg/ml）中比旋度为 +135°～+150°。

本品化学稳定性较好，对光稳定，其水溶液稳定性与溶液 pH 相关，pH 3.0～5.0 时最稳定。

本品的水溶液显氯化物的鉴别反应。

本品适用于链球菌属、葡萄球菌及厌氧菌所致的中、重度感染。

考证聚焦 〉〉〉〉

1. β- 内酰胺类抗生素的分类与结构特征。
2. 青霉素类药物的结构特征、构效关系与应用。
3. 头孢菌素类药物的结构特征、构效关系与应用。

课后练一练 〉〉〉〉

一、问答题

1. 简述抗生素的分类，每类各举一个典型药物。

2. 试述青霉素 G 的缺点,并举例说明青霉素 G 的结构修饰。

3. 简述阿莫西林和克拉维酸钾合用的作用机制。

4. 为什么四环素类抗生素不能和牛奶等富含金属离子的食物一起使用?

二、案例分析

患者,女,28 岁,妊娠 5 个月。因感冒诱发支气管炎而肌内注射链霉素 3 天,结果分娩后新生儿被诊断为先天性耳聋,听力缺失。

1. 该新生儿为什么会患先天性耳聋?

2. 试根据链霉素的结构特点分析其主要的化学性质。

3. 孕妇、儿童和老年人是否可以用链霉素等氨基糖苷类抗生素? 为什么?

（孟　姝　袁　文）

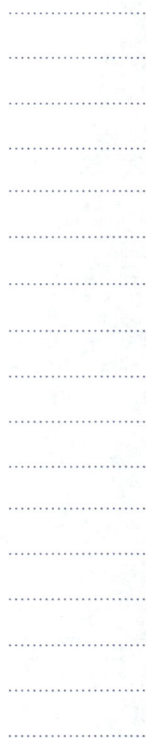

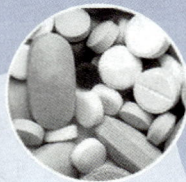

第十一章

抗肿瘤药物

>>>> 学习目标

知识目标:掌握烷化剂、抗代谢药典型药物的化学结构、理化性质及作用特点,氮芥类药的基本结构、类型与脂肪氮芥、芳香氮芥的作用原理,抗代谢药的类型;熟悉烷化剂的作用原理、结构类型和构效关系,抗代谢药的作用原理和磺巯嘌呤钠的特点;了解抗肿瘤药的发展与设计、分类和药物的毒性;金属抗肿瘤药的结构特点与作用特点;天然抗肿瘤药的类型和对应药物。

能力目标:能够识别环磷酰胺、氟尿嘧啶、巯嘌呤等典型药物的化学结构,根据其结构特点分析理化性质;学会运用典型药物的结构特点和理化性质,解决该类药物的调剂、制剂、贮存、保管和使用等问题。

素养目标:通过了解氮芥类药物的发现过程,培养安全用药和合理用药的意识;通过发现顺铂的故事,培养科学严谨、积极探索、不断创新的精神。

>>>> 课前导读

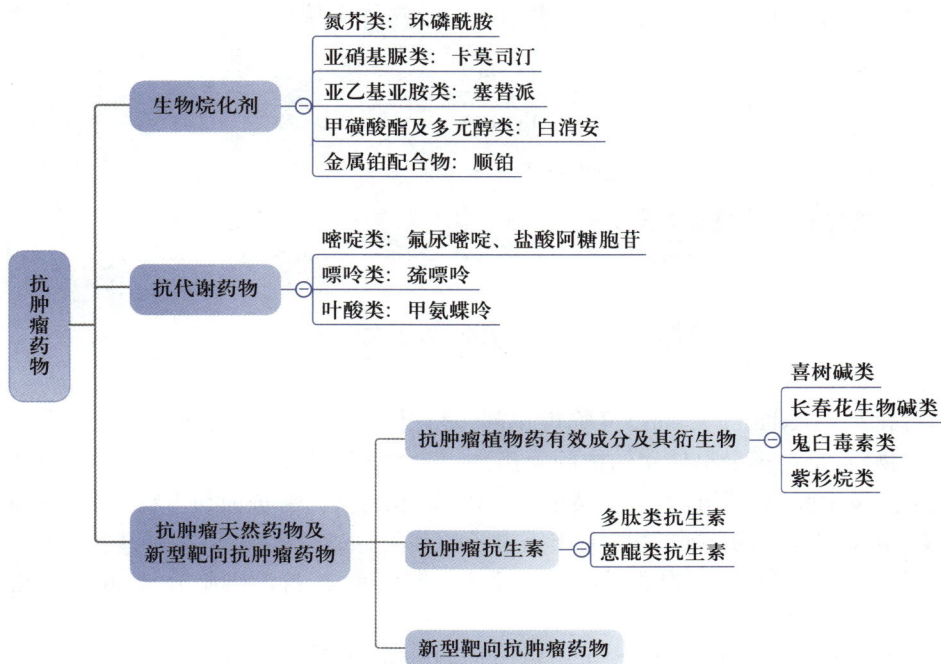

>>>> 基础理论

　　抗肿瘤药物（antineoplastic agents）是指用于治疗恶性肿瘤的药物，又称抗癌药。按照作用机制，抗肿瘤药物可以分为：干扰 DNA 合成的药物，如 5- 氟尿嘧啶；直接作用于 DNA 的药物，如环磷酰胺；作用于 RNA 合成的药物，如放线菌素 D；干扰微管蛋白合成的药物，如紫杉醇；基于肿瘤信号传导分子为靶点的药物，如喜树碱；表观遗传学类抗肿瘤药物，如地西他滨。按照作用原理和来源，抗肿瘤药物又可以分为：烷化剂、抗代谢药物、抗肿瘤抗生素、抗肿瘤植物药有效成分及其衍生物等。

　　抗肿瘤药物的研究开发从传统的细胞毒药物转向针对肿瘤发生发展过程中的多环节多靶点的新型抗肿瘤药物。

　　中国抗肿瘤药物的研究工作近年来发展很快，研究内容主要涉及天然抗肿瘤活性物质的开发，寻找新的药物作用靶点，运用新技术及新方法深入探讨抗肿瘤药物的分子作用机制等。

🔖 案例导入

氮芥类药物的起源

　　案例：芥子气，化学名为 $\beta,\beta'-$ 二氯二乙硫醚，号称"毒气之王"，第一次世界大战期间使用过该化学武器，造成大规模伤亡。科学家研究芥子气的致死原理，结果发现无一例外，这些人体内淋巴细胞几乎全部被破坏。既然芥子气能杀死正常淋巴细胞，是否也能杀死淋巴癌细胞呢？后来,化学家发现,以氮原子取代硫原子后形成的氮芥毒性降低,可供注射使用。1943 年美国耶鲁大学的药理学家吉尔曼和古德曼采用氮芥成功进行了淋巴瘤治疗的临床试验,揭开了现代肿瘤化学治疗的序幕。

$$S\begin{array}{l}CH_2CH_2Cl\\CH_2CH_2Cl\end{array}$$

讨论:1. 芥子气在结构上和氮芥类烷化剂有相似之处吗?
　　　2. 通过氮芥类药物的发现,你受到了什么启发?

第一节　生物烷化剂

生物烷化剂(alkylating agents)又称烷化剂,是在体内能与生物大分子起烷化反应的一类化学物质,是一类最早使用的抗肿瘤药物。这类药物化学性质很活泼,在体内能形成缺电子活泼中间体或其他具有活泼的亲电性基团的化合物,进而与生物大分子(如 DNA、RNA 或某些重要的酶类)中含有丰富电子的基团(如氨基、巯基、羟基、磷酸基等)进行亲电反应共价结合,使细胞的结构和生理功能发生变异,抑制细胞分裂,从而导致细胞死亡。

由于这类药物大多选择性不高,不仅可以抑制肿瘤细胞或破坏增生较快的肿瘤细胞,对增生活跃的正常细胞如骨髓细胞、肠上皮细胞和生殖细胞等,也有抑制和毒害作用,故称为细胞毒类药物。这类药物会产生许多严重的副反应,如恶心、呕吐、骨髓抑制、脱发等。同时,易产生耐药性而失去治疗作用。

烷化剂按化学结构可分为:氮芥类、亚硝基脲类、亚乙基亚胺类、甲磺酸酯及多元醇类、金属配合物类及其他类等。

一、氮芥类

(一) 概述

氮芥类是最早用于临床的生物烷化剂,是 $\beta-$ 氯乙胺类化合物的总称,常含有双 $-(\beta-$ 氯乙基)氨基。其通式为:

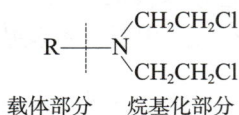

$$R\!-\!N\begin{array}{l}CH_2CH_2Cl\\CH_2CH_2Cl\end{array}$$

载体部分　　烷基化部分

通式中双 $-(\beta-$ 氯乙基)氨基为烷基化部分,又称氮芥基,是烷化剂与肿瘤细胞中的有关成分发挥烷化作用的必需结构部分,是抗肿瘤作用的功能基团;R 为载体部分,虽不是直接发生烷化作用的部分,但与氮芥基的活性密切相关。载体部分的变化可以用于改善该类药物在体内的吸收、分布以及提高药物的稳定性、选择性和抗肿瘤活性,并使其毒性降低。

根据载体的不同，氮芥类又可分为脂肪氮芥、芳香氮芥、氨基酸氮芥、杂环氮芥和甾体氮芥等（表 11-1）。

表 11-1　氮芥类药物的结构类型及主要用途

结构类型	药物名称	药物结构	主要用途
脂肪氮芥	盐酸氮芥 chlormethine hydrochloride	$H_3C-N\begin{smallmatrix}CH_2-CH_2-Cl\\CH_2-CH_2-Cl\end{smallmatrix}\cdot HCl$	淋巴肉瘤、网状细胞肉瘤
芳香氮芥	苯丁酸氮芥 chlorambucil	$\begin{smallmatrix}ClCH_2CH_2\\ClCH_2CH_2\end{smallmatrix}N-\langle\rangle-CH_2CH_2CH_2COOH$	慢性淋巴细胞白血病
氨基酸氮芥	溶肉瘤素 melphalan	$\begin{smallmatrix}ClCH_2CH_2\\ClCH_2CH_2\end{smallmatrix}N-\langle\rangle-CH_2\underset{NH_2}{CH}COOH$	卵巢癌、乳腺癌、淋巴肉瘤
杂环氮芥	环磷酰胺 cyclophosphamide	$\begin{smallmatrix}O\\\|\\P\end{smallmatrix}$ 结构 $\cdot H_2O$	广谱抗癌药，如恶性淋巴瘤等
甾体氮芥	泼尼莫司汀 prednimustine	甾体结构 $ClH_2CH_2C-N-CH_2CH_2Cl$	恶性淋巴瘤、慢性淋巴细胞白血病

氨基酸氮芥类的设计是基于肿瘤细胞在生长过程中所需的苯丙氨酸作为载体引入氮芥分子中，旨在浓集药物浓度于肿瘤组织中及提高抗肿瘤作用的选择性，如表 11-1 中的溶肉瘤素（美法仑），适用于治疗多发性骨髓瘤及晚期卵巢腺癌。将美法仑侧链的氨基甲酰化得到氮甲（甲酰溶肉瘤素），为我国科学家所研制，其选择性高，毒性低于美法仑，可口服，在临床上主要适用于睾丸精原细胞癌，对多发性骨髓癌疗效较明显。

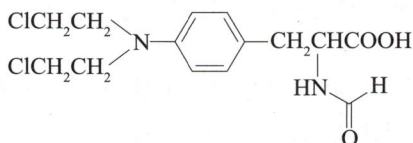

$$\begin{smallmatrix}ClCH_2CH_2\\ClCH_2CH_2\end{smallmatrix}N-\langle\rangle-CH_2CHCOOH$$

氮甲

杂环氮芥类是载体部分含有杂环的药物，常用的有环磷酰胺和异环磷酰胺（ifosfamide），其中，异环磷酰胺较环磷酰胺的治疗指数高，毒性小，与其他烷化剂无交叉耐药性。两者抗瘤谱广，且皆为前药，在体外几乎无抗肿瘤活性，分别在肝脏初步活化为 4- 羟基环磷酰胺或 4- 羟基异环磷酰胺而发挥细胞毒活性作用。

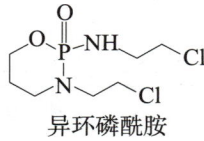

异环磷酰胺

(二) 典型药物

环磷酰胺（cyclophosphamide）

化学名为 $P-[N,N-$ 双 $(\beta-$ 氯乙基$)]-1-$ 氧 $-3-$ 氮 $-2-$ 磷杂环己烷 $-P-$ 氧化物一水合物，又名癌得星。

本品含一个结晶水时为白色结晶或结晶性粉末，失去结晶水即液化为油状液体。本品在乙醇中易溶，在水或丙酮中溶解，本品不经干燥，熔点为 48.5～52.0 ℃。

本品水溶液不稳定，在 pH 4.0～6.0 时，磷酰基不稳定，遇热更易分解，从而失去生物烷化作用，故一般应在溶解后尽快使用，注射使用时应制成粉针剂。

本品与无水碳酸钠加热熔融后，冷却，滤过，滤液加硝酸使其成酸性后，显磷酸盐与氯化物的鉴别反应。

🔘 课堂讨论

环磷酰胺的注射剂为什么制成粉针剂且溶解后需立即使用？

环磷酰胺是一个前体药物，由于氮芥部分上连有一个吸电子的环状磷酰基，降低了烷基化的能力，在体外几乎无抗肿瘤活性，进入体内后在肝中被细胞色素 P450 氧化酶氧化生成 4- 羟基环磷酰胺，通过互变异构与醛基平衡存在。在正常组织中环磷酰胺氧化为无毒的代谢物，对正常组织无影响。肿瘤组织缺乏正常组织所具有的酶，不能进行上述转化，代谢物经 β- 消除产生磷酰氮芥和丙烯醛，磷酰氮芥可以进一步转化为去甲氮芥，三者都是较强的烷化剂。

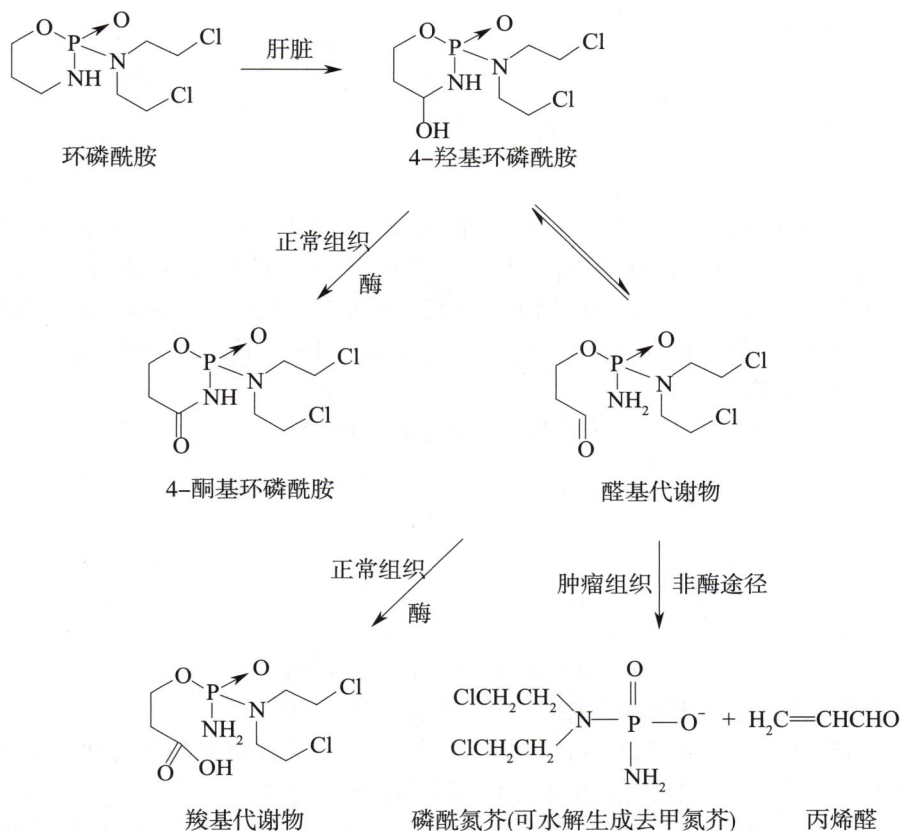

环磷酰胺 → 肝脏 → 4-羟基环磷酰胺 → 正常组织酶 → 4-酮基环磷酰胺 → 醛基代谢物 → 正常组织酶 → 羧基代谢物 / 肿瘤组织 非酶途径 → 磷酰氮芥(可水解生成去甲氮芥) + 丙烯醛

环磷酰胺对肿瘤细胞或组织有高度的选择性,对人体的毒性比其他氮芥类药物小。环磷酰胺的抗肿瘤谱较广,临床上主要用于恶性淋巴瘤、急性淋巴细胞白血病、多发性骨髓瘤等,对卵巢癌、乳腺癌、鼻咽癌也有疗效。

岗位对接 》》》

药物合理应用

案例:有些抗肿瘤药物在使用中有可能导致癌症,环磷酰胺就是一个典型的实例。环磷酰胺有膀胱毒性,可能造成膀胱炎,甚至膀胱癌。

分析:环磷酰胺虽然在正常细胞中的代谢物没有毒性,但在肿瘤细胞中的代谢物毒性大。随着肿瘤细胞的死亡,有毒代谢物释放至组织间进入血液,最终从肾脏排泄至体外,因此对机体尤其是膀胱造成很大的刺激和伤害。

二、亚硝基脲类

(一) 概述

亚硝基脲类具有 β- 氯乙基亚硝基脲结构,N- 亚硝基的存在使该氮原子与邻近羰基之间的键变得不稳定,在生理 pH 下易发生分解,生成亲电性基团,与 DNA 发生烷基化而起治疗作用。

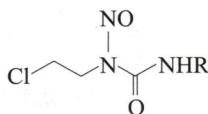

$$\begin{array}{c} NO \\ | \\ ClCH_2CH_2-N-C-NHR \\ \| \\ O \end{array}$$

亚硝基脲类药物结构中含有 β- 氯乙基,在生理 pH 下不解离,具有较强的脂溶性,易透过血 – 脑屏障进入脑脊液中,因此适用于脑瘤、转移性脑瘤、中枢神经系统肿瘤和恶性淋巴瘤等的治疗,主要副作用为迟发性骨髓抑制。用于临床的药物有卡莫司汀(carmustine)、洛莫司汀(lomustine)、司莫司汀(semustine)和尼莫司汀(nimustine)等。

(二) 典型药物

卡莫司汀(carmustine)

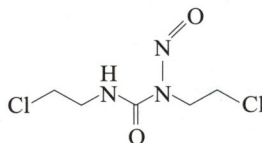

$$\begin{array}{c} O \\ \| \\ \quad\quad N=O \\ H \quad | \\ ClCH_2CH_2-N-C-N-CH_2CH_2Cl \\ \| \\ O \end{array}$$

化学名为 1,3- 双(2- 氯乙基)-1- 亚硝基脲,又名卡氮芥。

本品为无色、微黄或微黄绿色结晶或结晶性粉末;无臭。

本品脂溶性高,在甲醇或乙醇中溶解,在水中不溶,其注射液的制备常用聚乙二醇的灭菌溶液作为溶媒。熔点为 30~32 ℃,熔融同时分解。

本品对酸、碱均不稳定,在氢氧化钠条件下水解,经稀硝酸酸化后,再加硝酸银试液,可生成氯化银白色沉淀。

临床上本品主要用于脑瘤及转移性脑瘤、淋巴肉瘤、肺癌等,与其他抗肿瘤药物合用时可增强疗效。

三、亚乙基亚胺类

(一) 概述

在研究氮芥类药物构效关系中发现,氮芥类药物尤其是脂肪氮芥类在体外多无抗肿瘤作用,必须在体内经酶活化转变为亚乙基亚胺活性中间体而发挥烷基化作用,因此合成了一系列亚乙基亚胺类药物。临床上常用的药物有替派(tepa)和塞替派(thiotepa)。

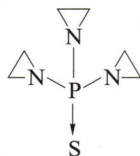

(二) 典型药物

塞替派(thiotepa)

$$\begin{array}{c} \triangle \\ | \\ N \\ | \\ \triangle N-P-N \triangle \\ \| \\ S \end{array}$$

化学名为 1,1′,1″- 硫次膦基三氮丙啶。

本品为白色鳞片状结晶或结晶性粉末;无臭或几乎无臭。

本品在水、乙醇或三氯甲烷中易溶,略溶于石油醚,难溶于己烷。熔点为 52~57 ℃。

本品不稳定,遇酸乙烯亚胺环易开环生成聚合物而失效。溶液须新鲜配制,并避光保存。

本品水溶液与硝酸共热后,分解产生磷酸盐,加入钼酸铵试液,产生淡黄色沉淀,放置后变成蓝绿色。

本品水溶液加入稀硝酸和高锰酸钾,分子中的硫原子被氧化为硫酸盐,再加氯化钡则产生硫酸钡白色沉淀。

本品主要用于治疗乳腺癌、膀胱癌和消化道癌,是治疗膀胱癌的首选药。可直接注入膀胱,疗效较好。

知识链接

前体药物塞替派

塞替派由于含有体积较大的硫代磷酰基,脂溶性大,对酸不稳定,不能口服,在胃肠道吸收较差,须通过静脉注射。本品进入人体后,在肝脏中被 P450 酶系代谢生成替派而发挥作用,因此可认为塞替派是替派的前药。

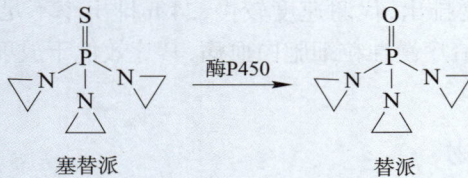

塞替派　　　　　　　　　替派

四、甲磺酸酯及多元醇类

(一) 概述

甲磺酸酯及多元醇的衍生物是一类非氮芥类的烷化剂,是在氮芥类药物临床应用以后寻找到的新的结构类型的抗肿瘤药物。

在研究磺酸酯类药物时发现,1~8 个次甲基的双甲磺酸酯具有抗肿瘤活性,且是双功能烷化剂,其中活性最强的是含有 4 个次甲基的白消安(busulfan)。甲磺酸酯是较好的离去基团,能生成碳正离子或与生物大分子发生亲核取代反应而发挥烷基化作用。

临床应用的多元醇类药物主要是卤代多元醇,进入体内后能转化为烷基化能力很强的双环氧化物。如二溴甘露醇(dibromomannitol, DBM)和二溴卫矛醇(dibromodulcitol, DBD)。前者主要用于慢性粒细胞白血病的治疗,后者对某些实体瘤,如肺癌、胃癌和乳腺癌有一定的疗效。

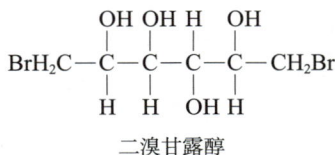

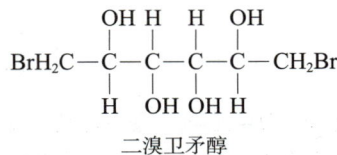

二溴甘露醇　　　　　　　　　二溴卫矛醇

（二）典型药物

白消安（busulfan）

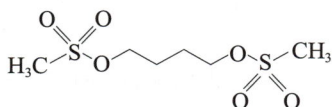

$$H_3C-\overset{\overset{\displaystyle O}{\|}}{\underset{\underset{\displaystyle O}{\|}}{S}}-O-CH_2CH_2CH_2CH_2-O-\overset{\overset{\displaystyle O}{\|}}{\underset{\underset{\displaystyle O}{\|}}{S}}-CH_3$$

化学名为 1,4-丁二醇二甲磺酸酯，又名马利兰。

本品为白色结晶性粉末；几乎无臭。

本品在丙酮中溶解，在水或乙醇中微溶。熔点为 114~118 ℃。

本品在碱性条件下不稳定，易水解而失效，加热会加速水解。水解液遇氯化钡试液可产生白色沉淀。

本品在氢氧化钠的条件下可水解生成丁二醇，再经脱水生成具有特臭的四氢呋喃。

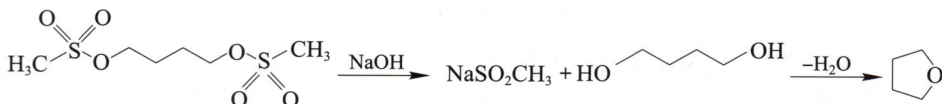

$$H_3C-\overset{\overset{\displaystyle O}{\|}}{\underset{\underset{\displaystyle O}{\|}}{S}}-O-CH_2CH_2CH_2CH_2-O-\overset{\overset{\displaystyle O}{\|}}{\underset{\underset{\displaystyle O}{\|}}{S}}-CH_3 \xrightarrow{NaOH} NaSO_2CH_3 + HO-CH_2CH_2CH_2CH_2-OH \xrightarrow{-H_2O}$$ （四氢呋喃）

本品含有磺酸酯，口服吸收后迅速分布到各组织中。本品在体内发生水解代谢生成甲磺酸，自尿液中缓慢排出，代谢速度较慢，24 h 排出率不足 50%，反复用药可引起蓄积。临床上主要用于治疗慢性粒细胞白血病，其疗效优于放射治疗，主要不良反应为消化道反应和骨髓抑制。

五、金属铂配合物

（一）概述

自 1969 年首次报道顺铂（cisplatin）对动物肿瘤有强烈的抑制作用后，引起人们对金属配合物抗肿瘤研究的重视，合成大量的金属化合物，其中有金、铂、锡、钌等元素的配合物，尤其铂的配合物引起了人们的极大关注。

顺铂是第一个用于临床的铂类抗肿瘤药物。研究证实，其进入机体后，部分或全部水解成水合或羟基合络合离子，与 DNA 的两个鸟嘌呤碱基 N_7 络合成一个封闭的五元络合环（螯合环），从而破坏两条核苷酸链上嘌呤碱基和嘧啶碱基之间的氢键，扰乱 DNA 正常的双螺旋结构，结果使其丧失复制能力，最终导致肿瘤细胞死亡。顺铂水溶性差，且只能注射给药，缓解期短，并伴有严重的肾、胃肠道毒性、耳毒性及神经毒性，长期使用会产生耐药性。为了进一步增强抗肿瘤活性和降低毒副作用，后又相继开发了卡铂（carboplatin）、奈达铂（nedaplatin）以及奥沙利铂（oxaliplatin）等其他金属铂配合物。

（二）典型药物

顺铂（cisplatin）

$$\begin{array}{c} Cl \diagdown \quad \diagup NH_3 \\ Pt \\ Cl \diagup \quad \diagdown NH_3 \end{array}$$

化学名为(Z)-二氨二氯铂，又名顺氯氨铂。

本品为亮黄色或橙黄色的结晶性粉末；无臭。

本品易溶于二甲亚砜,略溶于二甲基甲酰胺,微溶于水,不溶于乙醇。

本品水溶液不稳定,可逐渐水解和转化为反式异构体而失效,因此供药用的是含有甘露醇和氯化钠的冷冻干燥粉,pH 在 3.5 ~ 5.5。

本品加硫酸即显灰绿色。

本品水溶液加硫脲后加热显黄色。

本品属于周期非特异性药物,进入细胞后水解成阳离子水化物,具有类似烷化的双功能基团的作用。

本品对膀胱癌、肺癌、乳腺癌、恶性淋巴瘤和白血病,以及黑色素瘤等实体瘤都有效,是当前联合化疗中最常用的药物之一。

🔖 拓展阅读

抗肿瘤药顺铂的发现史

顺铂(cisplatin,DDP),这一在抗肿瘤史上占据重要地位的药物,其发现历程充满了偶然与挑战。早在 1845 年,意大利化学家佩纶(Michel Peyrone)就合成了顺铂,但当时并未发现其医药用途。1893 年,配位化学的创始人维尔纳(Alfred Werner)解析了顺铂的分子结构,但同样未能揭示其医疗潜力。20 世纪 60 年代初,美国密执安州立大学教授罗森伯格(Barnett Rosenberg)等人在进行电流对细菌生长影响的实验时,意外发现大肠埃希菌在实验中异常增长,且分裂受到抑制。他们深入研究发现,这种效应是与实验中使用的"惰性"铂电极上产生的化合物有关,这种化合物正是顺铂。1965 年,罗森伯格等人首次报道了顺铂对老鼠肿瘤细胞的较强抑制作用。随后,顺铂进入临床试验,并展现出强大的广谱抗肿瘤作用。1978 年更是获得了美国食品药品监督管理局(FDA)的批准上市,从此开启了其在抗肿瘤领域的广泛应用。

顺铂的发现史不仅是一段科学探索的历程,更是对人类智慧和勇气的颂歌。它带给我们的启示将激励我们在未来的科学研究中继续前行,为人类的健康事业贡献更多的智慧和力量。

第二节　抗代谢药物

抗代谢药物(antimetabolism agents)是利用代谢拮抗原理设计,通过干扰细胞脱氧核糖核酸(DNA)合成中所需要的叶酸、嘌呤、嘧啶及嘧啶核苷的利用途径,从而抑制增生较快的肿瘤细胞的生存和复制所需的代谢途径,进而导致肿瘤细胞死亡。

抗代谢类抗肿瘤药物在肿瘤的药物治疗上占有较大的比重,约为 40%。目前仍未发现肿瘤细胞具有独特的代谢途径。由于正常细胞与肿瘤细胞之间存在生长分数的不同,所以理论上抗代谢药物能杀死肿瘤细胞而不影响正常细胞。但本类药物对肿瘤细胞的选择性较差,对增殖较快的正常组织如骨髓、消化道黏膜也具有一定的毒性。抗代谢类抗肿瘤药物的抗瘤谱相对于烷化剂比较窄,目前临床上多用于治疗白血病、绒毛上皮癌,对某些实体肿瘤也有效。

常用的抗代谢类抗肿瘤药物有嘧啶类抗代谢药、嘌呤类抗代谢药及叶酸类抗代谢药。

一、嘧啶类

(一) 概述

嘧啶类抗代谢药主要有尿嘧啶和胞嘧啶衍生物。由于尿嘧啶渗入肿瘤组织的速度比其他嘧啶快,根据生物电子等排原理,用卤原子代替氢原子合成一系列卤代尿嘧啶衍生物,如氟尿嘧啶(fluorouracil),其抗肿瘤活性较强。临床上可作为治疗实体肿瘤的首选药物,但此药物毒性也相对较大。近年来,为了降低其毒性,在此基础上合成了大量的衍生物,如替加氟(tegafur)、双呋氟尿嘧啶(difuradin)、卡莫氟(carmofur)等。

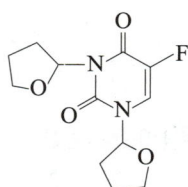

替加氟   双呋氟尿嘧啶   卡莫氟

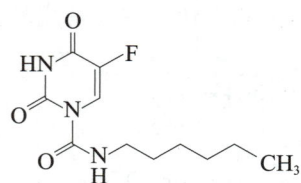

知识链接

抗代谢类抗肿瘤药物的作用机制

由于抗代谢类抗肿瘤药物的化学结构与机体内某些代谢产物的化学结构相似,但不具有代谢产物的功能,它可以渗入肿瘤组织,干扰机体内脱氧核糖核酸(DNA)合成中所需的嘌呤、嘧啶、叶酸及嘧啶核苷的合成和利用,从而阻碍核酸、蛋白质的生物合成,抑制肿瘤细胞的生存和复制,最终导致肿瘤细胞死亡。抗代谢类药物作用于核酸合成过程中不同的环节,按其作用可分为嘧啶类抗代谢药、嘌呤类抗代谢药、叶酸类抗代谢药等。由于肿瘤细胞与正常细胞的生长分数存在差别,所以用抗代谢药能杀死更多的肿瘤细胞,而对正常细胞的影响相对较小,但对增殖较快的消化道黏膜和骨髓等正常组织有毒性。

经进一步的研究发现,将尿嘧啶 4- 位上的氧用氨基取代后得到的胞嘧啶衍生物也具有较好的抗肿瘤作用。如盐酸阿糖胞苷(cytarabine hydrochloride)为嘧啶核苷拮抗剂,可抑制脱氧胸腺嘧啶三磷酸核苷酸渗入 DNA 中,干扰 DNA 合成。盐酸阿糖胞苷主要用于治疗急性白血病,特别是对急性粒细胞白血病效果尤为显著,后来又研制了阿糖胞苷的前体药物环胞苷(cyclocytidine),用于治疗各种类型的急性白血病,也可用于虹膜炎和单胞病毒性角膜炎的治疗。

盐酸阿糖胞苷   环胞苷

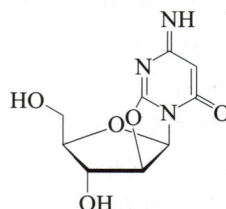

（二）典型药物

氟尿嘧啶（fluorouracil）

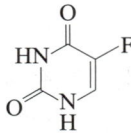

化学名为 5-氟 -2,4(1H,3H)-嘧啶二酮,简称 5-FU。

本品为白色或类白色结晶或结晶性粉末。

本品微溶于乙醇,在常温水中溶解度仅 1%,在沸水中溶解度较大,可溶解于稀盐酸或氢氧化钠溶液。熔点为 281~284 ℃,熔融时同时分解。

本品应用生物电子等排原理,以原子半径与—H 相似的—F 替代尿嘧啶分子中的 5 位氢而得,能竞争性地抑制胸苷酸合成酶,干扰脱氧胸苷酸的合成,而后者是 DNA 复制中的 4 种底物之一。抗代谢药物氟尿嘧啶分子的体积与代谢物尿嘧啶分子的体积几乎相等,而且碳氟键很稳定,在代谢过程中不易分解,因此抗代谢药物能在分子水平代替正常代谢物。

本品在空气及水溶液中都非常稳定,在亚硫酸钠水溶液中较不稳定,遇强碱溶液,酰亚胺结构可水解开环。

本品结构中有不饱和双键,遇溴试液可发生加成反应,使溴试液褪色。

本品与碱熔融破坏后的水溶液显氟化物的特殊反应。

本品抗瘤谱较广,对绒毛膜上皮癌、恶性葡萄胎等疗效显著,是治疗实体肿瘤的首选药物。

盐酸阿糖胞苷（cytarabine hydrochloride）

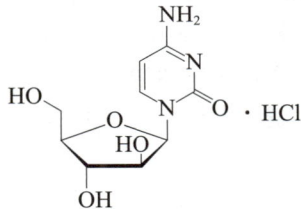

化学名为 1-β-D-阿拉伯呋喃糖基 -4-氨基 -2(1H)-嘧啶酮盐酸盐。

本品为白色细小针状结晶或结晶性粉末。

本品在水中极易溶解,在乙醇中略溶,几乎不溶于乙醚。熔点为 189~195 ℃,熔融时同时分解。

本品水溶液显氯化物的鉴别反应。

本品口服吸收较差,需注射给药。该药在体内迅速被肝脏的胞嘧啶脱氨酶作用脱氨,生成无活性的代谢物尿嘧啶阿糖胞苷,因此需要静脉连续滴注给药,才能得到较好的效果。为了减少脱氨基失活,将氨基用长链脂肪酸酰化,如依诺他滨（enocitabin）和棕榈酰阿糖胞苷（N-palmitoy-arac）,其在体内代谢为阿糖胞苷而起作用,抗肿瘤作用比阿糖胞苷强而持久。

本品在临床上主要用于治疗急性粒细胞白血病,与其他抗肿瘤药合用可提高疗效。

二、嘌呤类

(一) 概述

嘌呤类抗代谢药主要是鸟嘌呤和次黄嘌呤的衍生物。次黄嘌呤是腺嘌呤和鸟嘌呤合成的重要中间体,而腺嘌呤和鸟嘌呤是脱氧核糖核酸(DNA)和核糖核酸(RNA)的重要组成部分。最早应用于临床的药物是巯嘌呤(mercaptopurine),其结构与黄嘌呤相似,在体内经酶的作用转变为有活性的 6- 硫代次黄嘌呤核苷酸(硫代肌苷酸),干扰嘌呤类核苷酸的生物合成,影响 DNA 和 RNA 的合成,从而对肿瘤细胞产生细胞毒作用。但其存在耐药、水溶性差和起效慢的缺点。为改善溶解性,在巯基上引入磺酸基得到水溶性强的磺巯嘌呤钠(sulfomercaprine sodium),其在体内遇酸或巯基化合物均可分解成巯嘌呤而发挥作用。

(二) 典型药物

巯嘌呤(mercaptopurine)

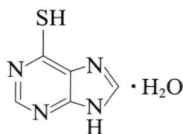

化学名为 6- 嘌呤硫醇一水合物,简称 6-MP。

本品为黄色结晶性粉末,含一分子结晶水,无臭,味微甜。

本品在乙醇、乙醚中几乎不溶,在水中微溶解,在热水中稍溶,易溶于碱性水溶液中,但不稳定,分子中含有巯基,应避光密闭保存。

本品的乙醇溶液与醋酸铅试液作用,生成巯嘌呤铅盐的黄色沉淀。

本品分子中的巯基可被硝酸氧化生成 6- 嘌呤亚磺酸,进一步被氧化为 6- 嘌呤磺酸,再与氢氧化钠反应生成黄棕色的磺酸钠盐。

本品还可与氨水反应生成铵盐而溶解,遇硝酸银试液生成不溶于热硝酸的白色巯嘌呤银沉淀。

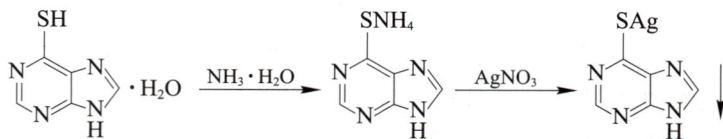

本品用于治疗各种类型的急性白血病、绒毛膜上皮癌和恶性葡萄胎,对恶性淋巴瘤和多发性骨髓瘤也有效。

三、叶酸类

(一) 概述

叶酸(folic acid)是核酸生物合成的代谢产物,也是红细胞发育的重要因子,临床上常用于抗贫血及预防畸胎。当叶酸缺乏时,白细胞减少,因此叶酸拮抗剂能有效地缓解急性白血病。现已合成多种叶酸拮抗剂,如甲氨蝶呤(methotrexate)。甲氨蝶呤与二氢叶酸还原酶结合,使二氢叶酸还原为四氢叶酸受阻,从而影响辅酶 F 的生成,干扰胸腺嘧啶脱氧核苷酸和嘌呤核苷酸的合成,进而抑制 DNA 和 RNA 的合成,阻碍肿瘤细胞的生长。三甲曲沙(trimetrexate)与甲氨蝶呤相似,为二氢叶酸还原酶抑制剂,该药物对甲氨蝶呤敏感性细胞系和耐甲氨蝶呤的细胞系都有效。

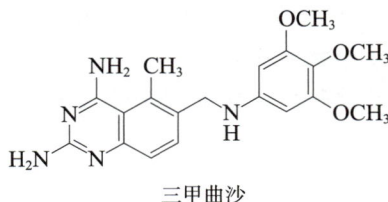

叶酸　　　　　　　　　　　　　　　三甲曲沙

(二) 典型药物

甲氨蝶呤(methotrexate)

化学名为 L-(+)-N-[4-[[(2,4-二氨基-6-蝶啶基)甲基]甲氨基]苯甲酰基]谷氨酸,简称 MTX。

本品为橙黄色结晶性粉末。

本品几乎不溶于水、乙醇、三氯甲烷或乙醚,溶于稀盐酸,易溶解于稀碱溶液。

本品在强酸性溶液中不稳定,酰胺基会水解,生成蝶呤酸和谷氨酸而失去活性。

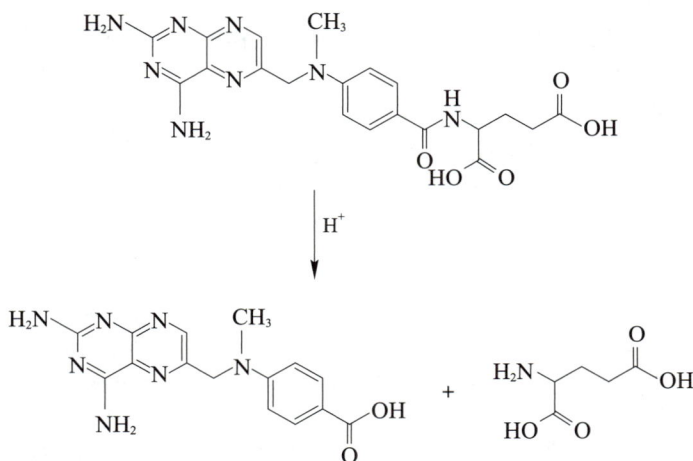

本品在临床上主要用于治疗急性白血病、绒毛膜上皮癌、恶性葡萄胎等,为联合化

疗方案中常用的周期特异性药物。

🗂 知识链接

亚叶酸钙的解毒作用

甲氨蝶呤通过干扰叶酸的代谢过程来发挥抗肿瘤作用,但大剂量使用可能导致肾毒性、骨髓抑制等严重的毒性作用。亚叶酸钙又名甲酰四氢叶酸钙,能够恢复叶酸的正常代谢,在临床上主要用于预防甲氨蝶呤过量或大剂量治疗后所引起的严重毒性作用,以及治疗由叶酸缺乏所引起的巨幼细胞贫血。此外,它还可以与氟尿嘧啶联合应用,用于治疗晚期结肠癌、直肠癌等恶性肿瘤。

第三节　抗肿瘤天然药物及新型靶向抗肿瘤药物

抗肿瘤天然药物主要有抗肿瘤植物药有效成分和抗肿瘤抗生素两大类。

一、抗肿瘤植物药有效成分及其衍生物

抗肿瘤植物药是指来源于植物的具有抗肿瘤作用的药物,其有效成分以生物碱占多数,如作用于微管和微管蛋白的长春碱和紫杉类,作用于拓扑异构酶的喜树碱和鬼臼毒素类,抑制肿瘤细胞 DNA 合成的三尖杉酯碱类等。目前,从植物中寻找抗肿瘤药物,已成为国内外学者进行抗肿瘤药物研究的重要组成部分。这些药物结构复杂,天然来源有限,虽然表现出良好的抗肿瘤活性,但是毒副作用大,因此,对天然药物的有效成分进行结构修饰,得到一些疗效更好、毒性较小的半合成衍生物。近年来这些药物已成为抗肿瘤药的一个重要组成部分。

本节主要介绍喜树碱类、长春花生物碱类、鬼臼毒素类、紫杉烷类等有效成分及其衍生物。

(一) 喜树碱类

该类药物是从喜树中分离得到的一类抗肿瘤生物碱类,其基本母核结构如下。

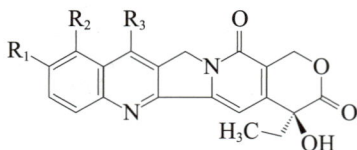

R_1	R_2	R_3	药物
—H	—H	—H	喜树碱
—OH	—H	—H	羟基喜树碱
—OH	—CH$_2$N(CH$_3$)$_2$	—H	拓扑替康

从喜树中分离出的生物碱主要有喜树碱(camptothecin)和羟喜树碱(hydroxycamptothecin),本类药物对消化系统肿瘤有效,如胃癌、结肠癌、直肠癌等,对绒

毛膜上皮癌、恶性葡萄胎和白血病也有一定的疗效。拓扑替康（topotecan）为喜树碱的半合成衍生物，水溶性较好。

（二）长春花生物碱类

该类药物是从夹竹桃科植物长春花中分离出来的一类具有抗肿瘤活性的生物碱。主要有长春碱（vinblastine）和长春新碱（vincristine）及半合成衍生物长春地辛（vindesine）。

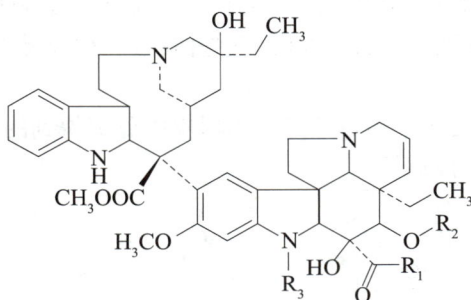

R_1	R_2	R_3	药物
—OCH$_3$	—COCH$_3$	—CH$_3$	长春碱
—OCH$_3$	—COCH$_3$	—CHO	长春新碱
—NH$_2$	—H	—CH$_3$	长春地辛

前两者对淋巴细胞白血病有较好的治疗作用；长春地辛主要适用于急性淋巴细胞白血病、恶性淋巴瘤及绒毛膜上皮癌，具有毒性小的优点。

（三）鬼臼毒素类

鬼臼毒素（podophyllotoxin）为美鬼臼和喜马拉雅鬼臼根茎中分离得到的生物碱，因毒性较大，不能应用于临床，须经结构改造获得其半合成衍生物而用于临床。

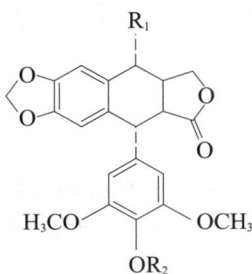

R_1	R_2	药物
—OH	—CH$_3$	鬼臼毒素
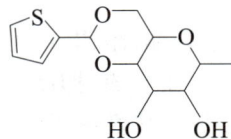	—H	替尼泊苷

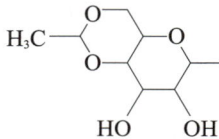

其中,依托泊苷(etoposide)对单核细胞白血病有效,特别是对小细胞肺癌有显著疗效,为小细胞肺癌化疗的首选药物;替尼泊苷(teniposide)脂溶性高,因其可通过血–脑屏障,主要用于治疗小细胞肺癌、急性淋巴细胞白血病、神经母细胞瘤和淋巴瘤。

(四)紫杉烷类

本类药物是从美国西海岸的短叶红豆杉树皮中分离得到的具有紫杉烯环的二萜类化合物。其基本母核结构如下。

R₁	R₂	药物
—COCH₃	—C₆H₅	紫杉醇
—H	—OC(CH₃)₃	多西他赛

紫杉醇(paclitaxel)主要用于治疗乳腺癌、卵巢癌及非小细胞肺癌。紫杉醇在植物中的含量很低(最高约0.02%),且红豆杉生长缓慢,树皮剥去后不能再生,树木将死亡,因此其来源受到限制。多西他赛(docetaxel,又称紫杉特尔)为紫杉醇的半合成衍生物,该药以10-去乙酰基浆果赤霉素Ⅲ为前体进行合成得到,能加强微管蛋白聚合作用和抑制微管解聚作用,导致形成稳定的非功能性微管束,从而破坏肿瘤细胞的有丝分裂。

与紫杉醇比较,多西他赛具有水溶性好、抗瘤谱广等优点,主要用于晚期乳腺癌、卵巢癌、非小细胞肺癌等的治疗,对胃癌、胰腺癌、黑色素瘤等也有一定的疗效。

二、抗肿瘤抗生素

抗肿瘤抗生素是由微生物产生的具有抗肿瘤活性的物质。目前已发现多种抗肿瘤抗生素,这类抗生素大多直接作用于DNA或RNA,干扰模板的功能,属于细胞周期非特异性药物。

根据其化学结构可分为多肽类抗肿瘤抗生素和蒽醌类抗肿瘤抗生素。

(一)多肽类抗生素

本类药物主要包括放线菌素D(dactinomycin D)、博来霉素(bleomycin)和平阳霉素(bleomycin A₅)等。

放线菌素D又称更生霉素,能与DNA结合形成复合体,阻碍RNA多聚酶的功能,抑制RNA的合成,特别是mRNA的合成,从而阻碍蛋白质合成,抑制肿瘤生长,属于细胞周期非特异性药物。放线菌素D抗瘤谱较窄,主要用于恶性淋巴瘤、霍奇金病、绒毛膜上皮癌、肾母细胞瘤、恶性葡萄胎等的治疗。副作用主要为骨髓抑制，胃肠道反应较重，局部刺激性较大。

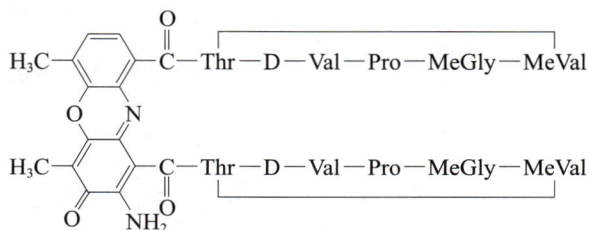

放线菌素D

博来霉素又称争光霉素，是一类天然存在的糖肽类抗肿瘤抗生素，能直接作用于肿瘤细胞的 DNA，引起 DNA 单链断裂，抑制 DNA、RNA 及蛋白质合成，最终导致肿瘤细胞死亡，属于细胞周期非特异性药物。博来霉素是含有 10 余种组分的复合物，主要成分为博来霉素 A_2（bleomycin A_2），临床用其混合物的盐酸盐，主要用于治疗鳞状上皮细胞癌、宫颈癌和脑癌等，与放射治疗合并应用可提高疗效。

平阳霉素是从我国浙江平阳县土壤的放线菌培养液中分离得到的抗肿瘤抗生素，主要成分为单一的博来霉素 A_5，临床用其盐酸盐，主要用于治疗头颈部鳞癌、淋巴瘤、乳腺癌和宫颈癌等。

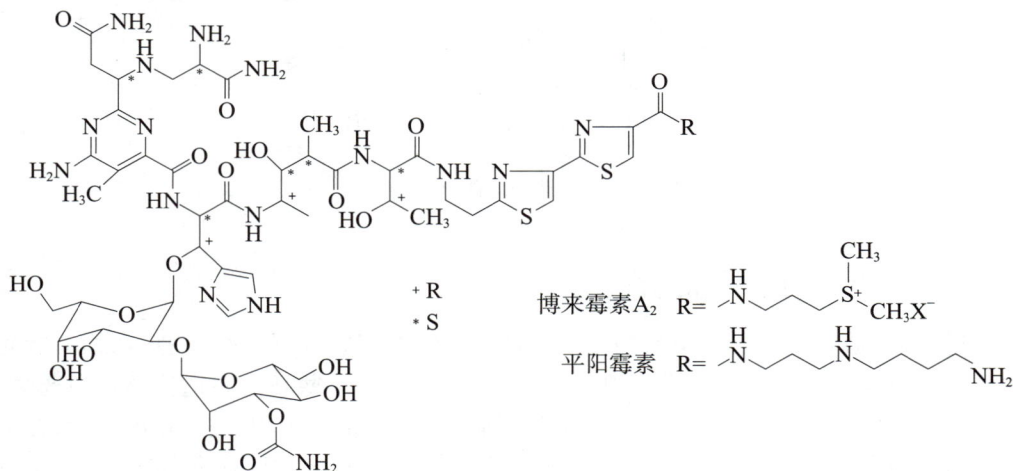

（二）蒽醌类抗生素

本类药物是 20 世纪 70 年代发展起来的一类抗肿瘤抗生素，主要有柔红霉素（daunorubicin）、多柔比星（doxorubicin）、表柔比星（epirubicin）等，均为苷类抗生素（表 11–2）。

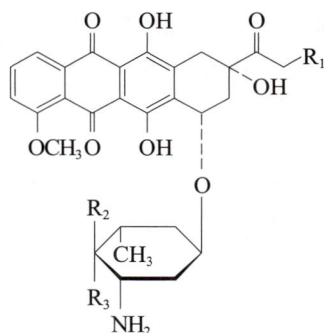

表 11-2   蒽醌类抗生素

R	药物	用途
$R_1 = R_3 = -OH$ $R_2 = -H$	多柔比星	乳腺癌、甲状腺癌、肺癌、卵巢癌等
$R_1 = R_2 = -H$ $R_3 = -OH$	柔红霉素	急性粒细胞白血病
$R_1 = R_2 = -OH$ $R_3 = -H$	表柔比星	白血病

米托蒽醌（mitoxantrone）是人工合成的蒽醌类衍生物,其抗癌活性为多柔比星的5 倍,心脏毒性小,临床用于治疗晚期乳腺癌和成人急性非淋巴细胞白血病复发,可与很多抗肿瘤药物合用。

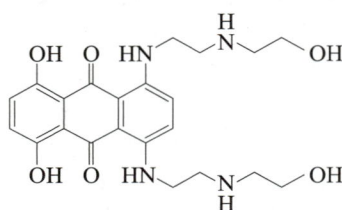

米托蒽醌

三、新型靶向抗肿瘤药物

近年来,随着生命科学学科的发展,抗肿瘤药物正从传统的化学治疗药物向针对肿瘤发生机制和特征的新型分子靶向药物发展,产生了一些新的高选择性靶向药物,主要针对恶性肿瘤病理生理发生、发展的关键靶点进行治疗干预,实现精准治疗,在临床实践中取得了显著的疗效。目前已经有数十个分子靶向抗肿瘤药物上市,由于具有相对较高的选择性和较轻的不良反应,其在临床抗肿瘤治疗上发挥越来越重要的作用。

已经上市的新型分子靶向抗肿瘤药物可分为小分子化学药物和生物技术药物。前者主要由各种激酶小分子抑制剂组成,2001 年首个靶向 BCR-ABL 蛋白激酶抑制剂甲磺酸伊马替尼（imatinib mesylate）获准上市,用于慢性粒细胞白血病（CML）的治疗,成为小分子靶向抗肿瘤药物发展的里程碑。此外,还包括蛋白酶抑制剂如硼替佐米（bortezomib）、组蛋白去乙酰化酶抑制剂如伏立诺他（vorinostat）等多种类别。近些年,以单抗为代表的生物技术药物也逐渐成为抗肿瘤治疗的中坚力量,比如血管内皮生长因子受体抑制剂贝伐珠单抗（bevacizumab）。

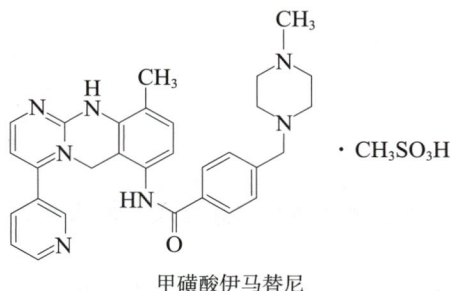

甲磺酸伊马替尼

然而,伊马替尼和其他小分子激酶抑制剂具有一个共同缺点,即临床使用一段时间后会产生获得性耐药。耐药的机制比较复杂,包括靶蛋白突变、下游信号分子激活和旁路效应等多种原因。其中,BCR-ABL 激酶域突变是伊马替尼获得性耐药的主要原因。因此,需要不断研制新一代的药物,用于对已有药物耐药的慢性粒细胞白血病患者的治疗。目前针对耐药性已有多个作用于 BCR-ABL 激酶的药物上市,比如达沙替尼(dasatinib)、尼洛替尼(nilotinib)等。

🔖 拓展阅读

国产第三代 "格列卫"

2018 年 7 月电影《我不是药神》在国内上映,引发了巨大反响,使大家关注到一种治疗慢性粒细胞白血病(CML)的药物格列卫(gleevec),即甲磺酸伊马替尼。在这款药物出现之前,CML 患者的 5 年生存率仅为 30%,伊马替尼将这一数字提高到 89%。这部影片在让无数人叹息动容的同时,"天价救命药"如何能让普通患者也能可及,成为公众普遍关注的话题。

自 2001 年 5 月第一代 BCR-ABL 抑制剂伊马替尼问世,正式开启了抗肿瘤分子靶向药时代,一代格列卫仿制药出现,多个二代格列卫接连上市,价格大大降低,可及性提高,目前格列卫已经演进了三代。奥雷巴替尼是中国第一个,也是唯一一个第三代 BCR-ABL 抑制剂,有效地解决了中国耐药 CML 患者无药可医这一重大社会问题,填补了临床急需产品的国内空白。我国本土创新药企也迎来越来越多的发展机遇,走向世界。

考证聚焦　▶▶▶▶

1. 常用烷化剂抗肿瘤药物的结构特征与应用。
2. 常用抗代谢类抗肿瘤药物的结构特征与应用。
3. 常用天然产物类抗肿瘤药物的结构特征与应用。
4. 靶向抗肿瘤药物的结构特征与应用。

课后练一练　〉〉〉〉

一、问答题

1. 氮芥类抗肿瘤药物的结构由哪两部分组成？写出氮芥类药物的结构通式，并阐述各部分的主要作用。

2. 为什么说环磷酰胺对肿瘤细胞(或组织)有高度的选择性？

二、实例分析

根据下列药物的化学结构并通过查阅文献资料，试分析它属于哪一类抗肿瘤药物及其临床应用情况，说明理由。

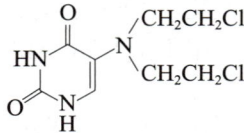

（马　莉　刘广辉）

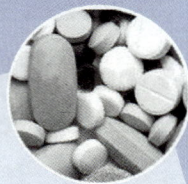

第十二章
内分泌系统药物

知识目标：掌握雌激素、雄激素及蛋白同化激素、孕激素类药物的结构特征与应用，肾上腺糖皮质激素类药物的结构特征、构效关系与应用，胰岛素及其类似物、促进胰岛素分泌药物、胰岛素增敏剂、α–葡萄糖苷酶抑制剂的结构特征与应用，双膦酸盐类药物的结构特征与应用。

能力目标：能够认识典型药物的结构，根据结构特点分析理化性质；能够理解典型药物的理化性质在药物剂型选择、合理用药、贮存保管和质量检测中的应用。

素养目标：通过性激素、胰岛素发现的故事，激发创新思维和科学精神；通过激素的临床用药案例，培养指导患者合理用药的职业素养；通过胰岛素全合成的故事，培养民族自信。

>>>> 课前导读

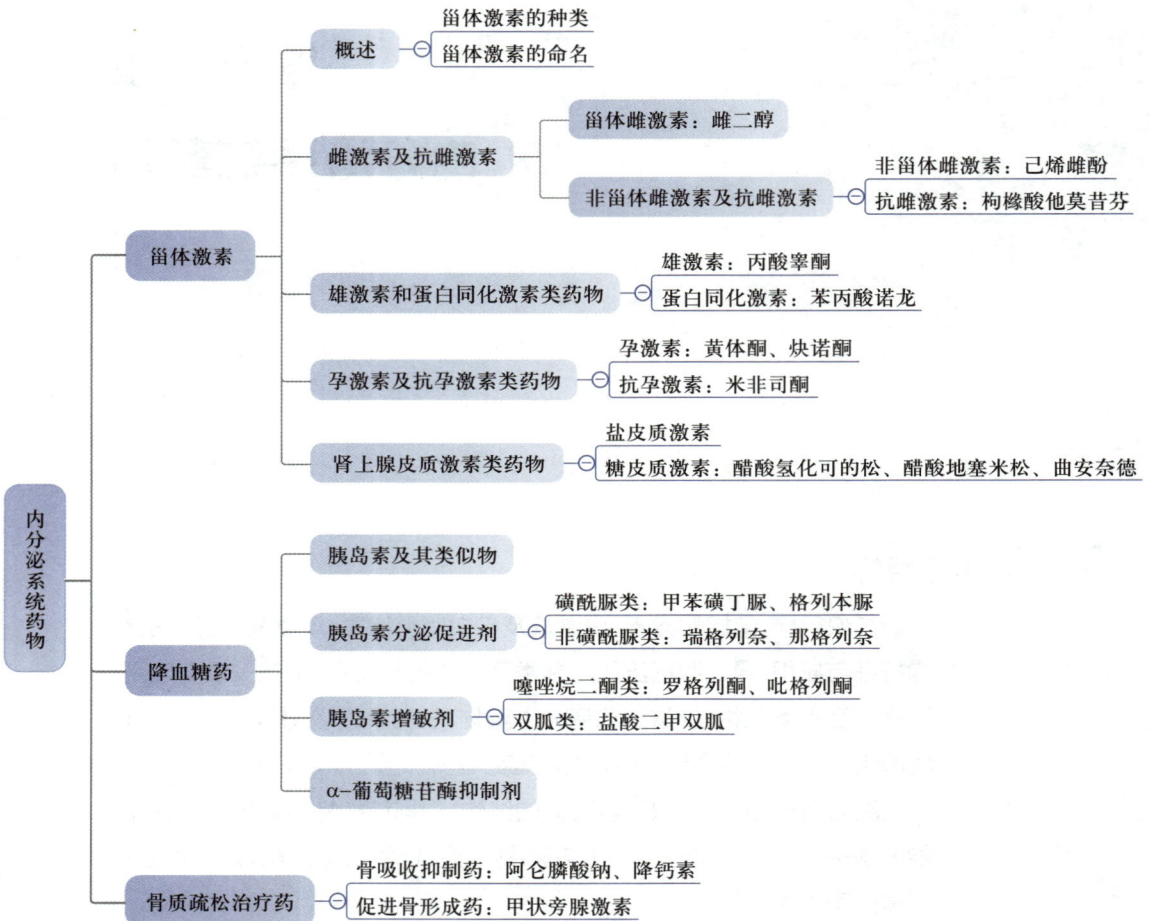

>>>> 基础理论

激素(hormone)是一类化学信使物质,由内分泌腺上皮细胞分泌产生,经血液或淋巴传递至靶器官发挥作用,激素对于维持人类生命、生长发育、调节免疫及治疗疾病等,都起着非常重要的调节作用。

激素的种类繁多,比如褪黑素、促甲状腺激素、生长激素、促性腺激素等,在体内,激素分泌过多或分泌不足均会引起机体内分泌失调而导致疾病。

激素类药物(hormone drugs)则主要是用于调节内分泌失调引起的疾病的各类药物。本章重点介绍甾体激素和胰岛素及骨代谢调节药,因口服降血糖药物与胰岛素生理功能一致,故一并介绍。

案例导入

案例：春夏之交、秋冬季节，天气变化，孩子容易出现咳嗽、喘息，有时候睡觉像"拉风箱"，儿科临床上常采用雾化吸入疗法来治疗。常见的药物组合有吸入性糖皮质激素如布地奈德，短效 β_2 受体激动剂如特布他林，有时根据情况还加入祛痰药。

讨论：1. 布地奈德具有甾体结构，它有哪些特殊的化学性质？
　　　　2. 如果你是一名药师，你觉得上述雾化疗法中的用药还可以怎样替换？

第一节　甾　体　激　素

一、概述

甾体激素（steroid hormone）是一类广泛地存在于动、植物体内的内源性活性物质，在调节性功能，控制生育与发育，调节免疫以及治疗疾病等方面具有明确的生理活性作用，按药理作用分为性激素（雌激素、雄激素和蛋白同化激素、孕激素）和肾上腺皮质激素（肾上腺盐皮质激素、肾上腺糖皮质激素）两个大类五个小类。

甾体激素均含有甾体母核基本结构，甾体母核的化学结构为环戊烷并多氢菲，也称为甾烷，由三个六元脂环和一个五元脂环构成，四个环分别用 A、B、C、D 表示，环上碳原子按固定顺序编号，一般在 C-10 和 C-13 上各连有一个甲基，该甲基称为角甲基，C-17 位上连有碳链，该碳链的碳原子数目在不同激素中各不相同。根据甾烷上取代基的不同，甾烷又可分为雌甾烷、雄甾烷和孕甾烷三个基本母核，分别对应雌激素、雄激素和孕激素三类甾体激素。

雌甾烷在 C-13 上连有一个甲基，该甲基本身编号为 C-18，如雌二醇、炔雌醇等；雄甾烷在 C-13 和 C-10 上各连有一个甲基，两个甲基本身分别编号为 C-18 和 C-19，如甲睾酮、苯丙酸诺龙等；孕甾烷除在 C-13 和 C-10 上各连有一个甲基，两个甲基本身分别编号为 C-18 和 C-19 外，在 C-17 位还有乙基，乙基两个碳分别编号为 C-20、C-21，如黄体酮、地塞米松等。

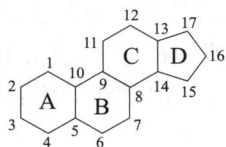

甾烷

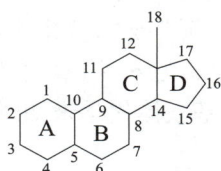

雌甾烷

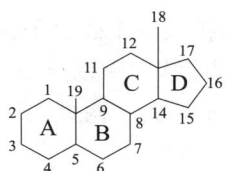

雄甾烷

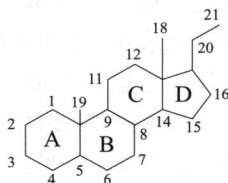

孕甾烷

甾烷的 A、B、C 三个六元环均为椅式构象,D 环的构象取决于该环上取代基的种类和所在的位置。根据 C-5 位上氢原子的相对构型的不同,甾烷又可分为 5α- 系和 5β- 系两大类。5α- 系即甾烷 A、B 环共用的 C-5 上的氢原子与 C-10 上的角甲基在环平面的异侧,书写时 C-5 上的氢原子用点线键表示,即 A 环与 B 环为反式稠合,以"A/B 反"表示;5β- 系即甾烷 A、B 环共用的 C-5 上的氢原子与 C-10 上的角甲基在环平面的同侧,书写时 C-5 上的氢原子用实线键表示,即 A 环与 B 环为顺式稠合,以"A/B 顺"表示。

微课: 甾体激素类药物概述

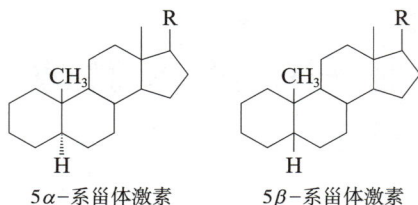

5α-系甾体激素　　　　5β-系甾体激素

甾体激素类药物的结构非常相似,对该类药物的命名主要有普通命名法和系统命名法两种。

普通命名法即选择一个结构类似的已命名的化合物为母体,找出二者在结构上的差异,然后采用以下规则进行二次命名。氢化:表示增加两个氢原子;去氢:表示减少两个氢原子;失氧:表示少一个氧原子;去甲:表示少一个甲基;甲:表示多一个甲基。如睾酮与甲睾酮,可的松与氢化可的松,该命名方法一般为约定俗成,应用范围较窄。

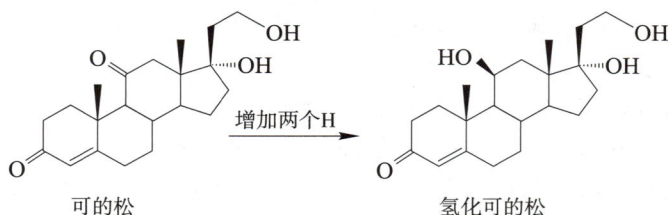

可的松　　　　　　　　氢化可的松

系统命名法则首先选择一个与被命名药物结构最相近的母核作为名称的母体,然后将被命名的结构扣除母核,剩下的部分作为取代基,取代基命名时,若取代基是与母核单键相连的基团,取代基名称一般放在母体名称的前面,若结构中有烯烃或与母核以双键相连的羰基等基团,取代基名称一般放在母体名称的后面,取代基前需标明取代基的取代位置和构型。

系统命名法还需遵循以下规则。

1. 被命名药物结构与母核相比,若环比母核少一个甲基或环缩小一个碳原子,用"失碳"或"降"来表示,若环比母核扩大一个碳原子,用"加碳"或"高"来表示。

2. 取代基位于甾环平面的下方,结构中以点线键表示,为 α- 构型;取代基位于甾环平面的上方,结构中以实线键表示,为 β- 构型,当取代基立体化学未知时,结构式中用波浪线键表示,为 ξ- 构型。

3. 结构中有一个或两个羰基时分别用"酮""二酮"表示;有一个或两个双键时分

别用"烯""二烯"表示。

4. 双键位置的表示方法有两种，一种是在名称中直接写出"碳原子编号－烯"，另一种方法是采用大写希腊字母"Δ"表示双键，并在其右上角标出双键起始碳原子的编号，如果双键结束碳原子不止一种情况，则需在起始编号后加括号标出结束碳原子的编号，如果存在多个双键，则需写出所有双键碳原子的编号，并用逗号隔开。

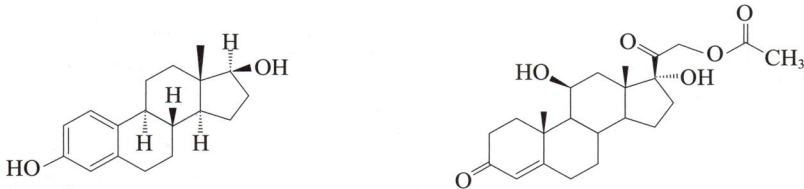

微课：
甾体激素类
药物命名

雌甾-1，3，5(10)-三烯-3，17β-二醇　　　11β，17α，21-三羟基孕甾-4-烯-3，20-二酮-21-醋酸酯

📀 课堂讨论

请同学们试着用系统命名法为下列两个结构命名。

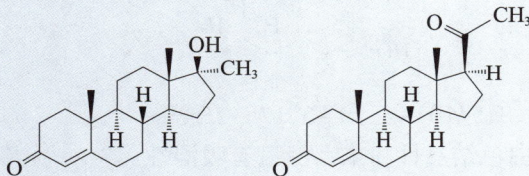

二、雌激素及抗雌激素

微课：
雌激素类
药物

雌激素（estrogens）是最早被发现的甾体激素，由柏林妇产科学家 Selman Aschheim 和 Bernhard Zondek 在 1927 年从孕妇尿液中分离得到，首先分离得到雌酮（estrone），后陆续分离得到雌二醇（estradiol）及雌三醇（estriol），均由雌性动物卵巢分泌产生，其生理作用主要是促进雌性动物第二性征的发育和性器官的成熟并维持第二性征，还与孕激素一起完成性周期、妊娠、哺乳等。雌激素类药物（estrogen drugs）在临床上主要用于治疗雌激素缺乏症、性周期障碍、骨质疏松及乳腺癌、前列腺癌等，可与孕激素组成复方避孕药。该类药物按结构可分为甾体雌激素药物和非甾体雌激素药物两大类。

（一）甾体雌激素

1. 概述　　天然雌激素有雌二醇（estradiol）、雌酮（estrone）及雌三醇（estriol），雌二醇和雌酮直接从卵巢分泌，雌三醇是它们的代谢产物，三种天然雌激素生物活性强度比是 100∶10∶3。在结构上，雌激素的 A 环均为苯环，3 位有酚羟基，17 位氧代或为 β- 羟基。临床上用的雌激素类药物主要是它们的衍生物。

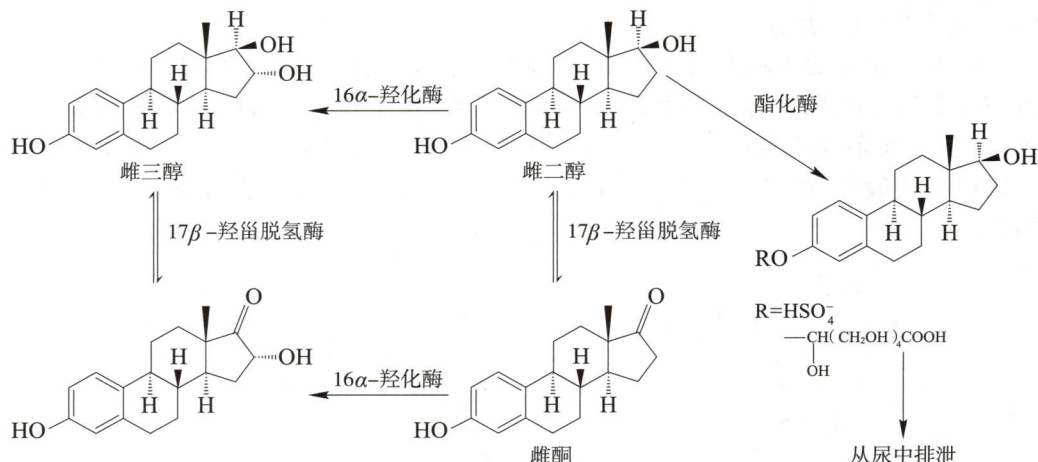

2. 典型药物

雌二醇(estradiol)

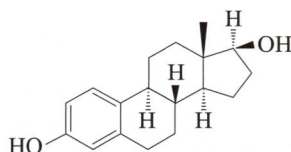

化学名为雌甾 –1,3,5(10)– 三烯 –3,17β– 二醇。

本品为白色或乳白色结晶性粉末,无臭,有吸湿性。

本品在水中不溶,在碱性水溶液中可溶解,在乙醇中略溶,在丙酮、植物油中可部分溶解。

本品与硫酸作用显黄绿色荧光,此为甾体激素与强酸的呈色反应。

本品结构上有酚羟基,具有还原性,见光易被氧化变质。本品遇三氯化铁呈草绿色,再加水稀释,则变为红色。

本品主要用于治疗卵巢功能不全或卵巢激素不足引起的各种疾病,如功能失调性子宫出血、原发性闭经、绝经期综合征,此外,雌二醇还可以用于治疗前列腺癌等。本品在胃肠道及肝脏中迅速失活,因此口服无效,肌内注射起效迅速但作用时间短,长效针剂一般是将雌二醇溶解于植物油中;雌二醇常制成霜剂或透皮剂经皮肤给药,或制成栓剂经阴道给药。

本品生物活性极强,在 $11^{-10} \sim 11^{-8}$ mol/L 浓度下能对靶器官产生作用。因此,以本品为先导化合物进行结构改造的主要目的不在于提高活性,而是为了使用方便,开发可以口服、长效或其他专一用途的药物。

在雌二醇 17α– 位的炔基化结构修饰中,以雌酮为原料制得的炔雌醇(ethinylestradiol)生物活性为雌二醇的 10 ~ 20 倍,17α– 位引入炔基,17β– 位羟基的空间位阻增加,17β–OH 硫酸酯化代谢受阻,同时还可抵御胃肠道中微生物的降解作用。

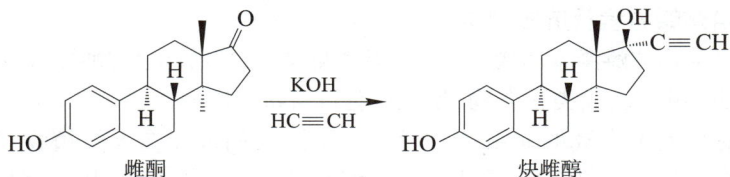

雌酮 → 炔雌醇

在雌二醇 3 位醚化的结构修饰中,将炔雌醇环戊醚化后得到炔雌醚(quinestrol),不但保留了口服活性,脂溶性也增加,可将其作为注射或口服的长效制剂,在体内能贮存于脂肪小球,再慢慢降解出炔雌醇,作用可维持一个月以上。

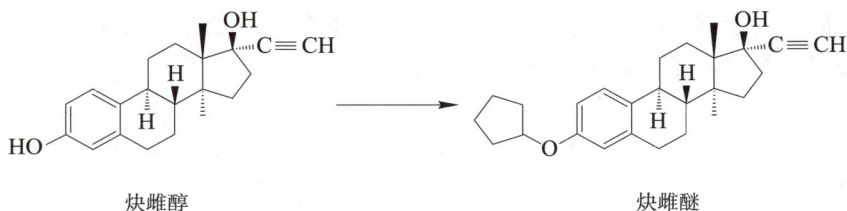

炔雌醇 → 炔雌醚

在雌二醇的酯化结构修饰中,一类是有机酸酯化产物,这一类主要是雌二醇的 3β-羟基或 17β- 羟基发生酯化,如 3β- 羟基的酯化产物苯甲酸雌二醇,17β- 羟基酯化产物戊酸雌二醇,它们都能在植物油中溶解制成长效针剂,注射后慢慢降解出雌二醇发挥作用。另一类是无机酸酯化产物,也称为结合雌激素(conjugated estrogens),即雌激素 3β-羟基的磺酸酯化产物及其衍生物,结合雌激素口服经胃肠道吸收,再释放出雌激素产生作用,如雌酮硫酸单钠盐、17α- 雌二醇硫酸单钠盐。

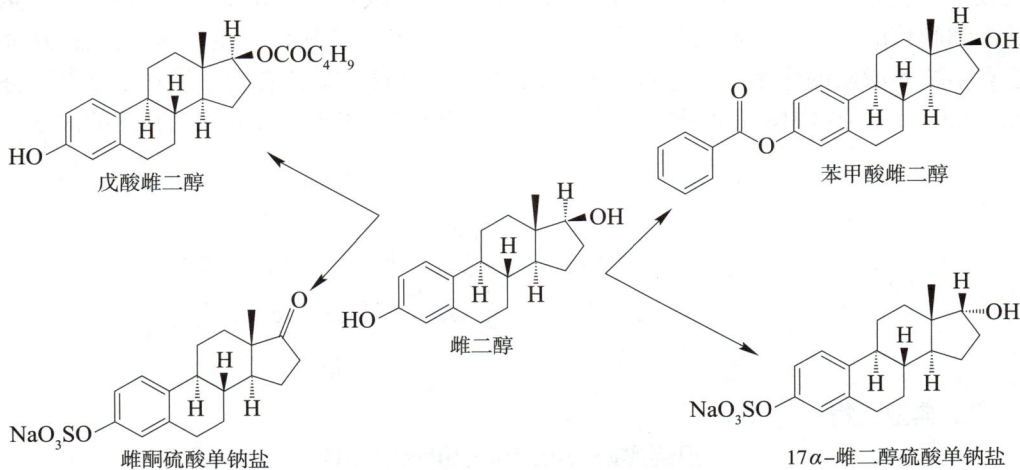

戊酸雌二醇

苯甲酸雌二醇

雌二醇

雌酮硫酸单钠盐

17α-雌二醇硫酸单钠盐

🔊 课堂讨论

在药物的结构修饰过程中,将结构中的羟基或羧基酯化的例子有很多,你能总结归纳更多的例子吗?酯化前后药物的理化性质主要有哪些差异?

(二) 非甾体雌激素及抗雌激素

1. 概述 非甾体雌激素药物主要是二苯乙烯类化合物,如己烯雌酚(diethylstilbestrol);抗雌激素主要是三苯乙烯类化合物,如他莫昔芬(tamoxifen)。

己烯雌酚是人工合成的非甾体雌激素。早期人们未能在天然植物资源中发现 A 环为苯环的甾体来源,虽然有大量的 Δ^4-3- 酮型甾体化合物,但是将其转化为芳香化的 A 环的合成工作非常复杂,导致雌激素来源变得很困难。这促使人们寻找结构简单、制备方便的代用品。通过对雌激素构效关系的研究,合成并筛选得到超过 30 类、1 000 多种有雌激素活性的非甾体化合物,这些化合物都符合 Schueler 提出的雌激素结构活性的基本要求,这些化合物在其刚性母核两端均有羟基、羰基、氨基等富电子基团,且富电子基团之间的硬核部分距离均在 0.855 nm 左右,化合物的分子宽度均在 0.388 nm 左右。己烯雌酚是该类非甾体化合物已成功开发上市的典型代表。

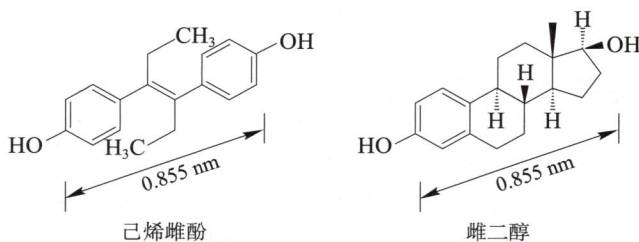

己烯雌酚　　　　　　　　雌二醇

在寻找雌激素的合成代用品的过程中,人们发现二苯乙烯和三苯乙烯类化合物在鼠体内有微弱的雌激素作用,三苯乙烯类化合物氯米芬(clomifene)与雌激素受体有强而持久的结合力,从而在靶细胞中竞争性地阻断雌激素与受体的结合,形成生物活性较低的抗雌激素 - 雌激素受体复合物。该复合物较难进入靶细胞的细胞核,少量进入细胞核的复合物也不能与核染色质的受体部位相互作用而产生雌激素活性,从而起到拮抗雌激素的作用。通过对构效关系的研究,在这一类化合物中发现了他莫昔芬(tamoxifen),该药物因没有严重的不良反应而被广泛地应用于不育症和乳腺癌的治疗。

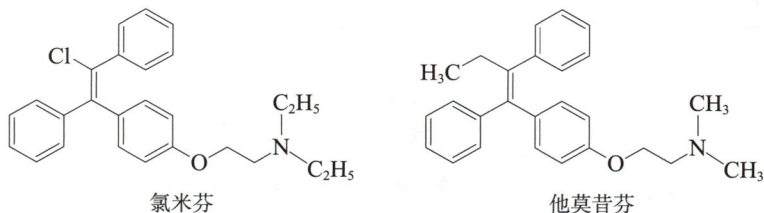

氯米芬　　　　　　　　　　他莫昔芬

2. 典型药物

己烯雌酚 (diethylstilbestrol)

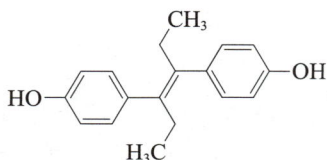

化学名为(E)-4,4′-(1,2-二乙基-1,2-亚乙烯基)双苯酚。

本品为无色结晶或白色结晶性粉末，无臭。

本品在水中几乎不溶，溶于氢氧化钠溶液中；在乙醇、乙醚及脂肪油中溶解，在三氯甲烷中微溶。熔点为169～172 ℃。

本品结构中有酚羟基，见光易氧化变质；其乙醇溶液加三氯化铁，生成绿色配合物，缓缓变成黄色。

本品与硫酸作用显橙黄色，加水稀释后，颜色即消失。

本品反式异构体有效，顺式异构体活性极微弱，反式异构体构型与雌二醇相似，易与激素受体结合，活性为顺式异构体的14倍。

本品结构中的两个酚羟基是活性官能团，用于制备各种衍生物。目前作为商品最常用的是己烯雌酚钠盐、己烯雌酚丙酸酯、己烯雌酚磷酸酯。

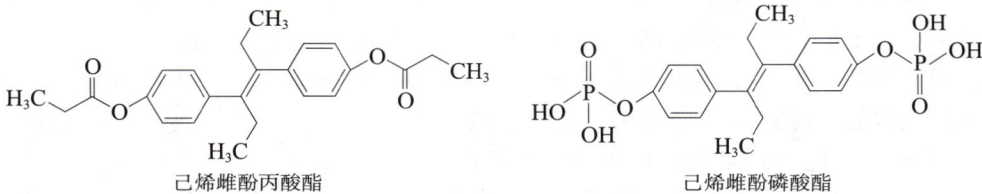

己烯雌酚丙酸酯　　　　己烯雌酚磷酸酯

本品为人工合成的雌二醇的代用品，口服吸收良好，作用为雌二醇的2～3倍。临床用于治疗卵巢功能不全或雌激素不足引起的功能失调性子宫出血、原发性闭经、绝经期综合征、萎缩性阴道炎、老年性外阴干枯症等。

枸橼酸他莫昔芬（tamoxifen citratel）

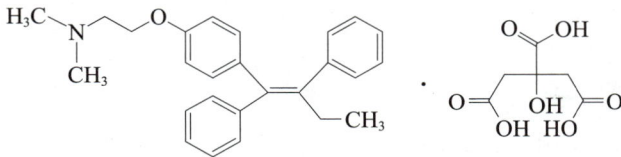

化学名为(Z)-N,N-二甲基-2-[4-(1,2-二苯基-1-丁烯基)苯氧基]-乙胺枸橼酸盐，又名三苯氧胺。

本品为白色或淡黄色结晶性粉末，无臭。

本品在水中几乎不溶，在三氯甲烷中极微溶解，在乙醇或丙酮中微溶，在甲醇或冰醋酸中溶解。他莫昔芬熔点为96～98 ℃，其枸橼酸盐熔点为140～142 ℃。

本品药用为顺式异构体，反式异构体的活性小于顺式异构体。

本品对紫外光敏感，遇光不稳定，特别是在溶液状态时，光解产物为E-型异构体和两种异构体环合而成的菲。

本品在乳腺组织中表现为雌激素受体拮抗剂，而在骨组织、子宫细胞和心血管系统中表现为雌激素受体激动剂。本品用于治疗晚期乳腺癌和卵巢癌，同时还能降低血浆胆固醇、增加骨密度。他莫昔芬对子宫细胞有刺激作用，长期使用易致子宫内膜癌。此外，它还能导致静脉血栓、血管舒张等不良反应。

💿 **课堂讨论**

为什么己烯雌酚的反式异构体活性远高于顺式异构体,而他莫昔芬则是顺式异构体活性高于反式异构体?

三、雄激素和蛋白同化激素类药物

(一) 雄激素

1. 概述　雄激素(androgens)是促进雄性及副性征发育的物质,同时具有蛋白同化活性,使肌肉发达、骨骼粗壮、体重增加。

对于雄性动物而言,雄激素主要是用于维持雄性生殖器官及第二性征的发育,维持正常性欲,促进精子成熟,促进蛋白质合成与骨骼肌生长,刺激红细胞生长和长骨生长,雄激素分泌不足会影响雄性动物的发育,导致性功能低下,男性女性化。

对于雌性动物而言,雄激素中的雄烯二酮(androstenedione)和睾酮(testosterone)是合成雌激素的生物前体,由卵巢和肾上腺皮质合成。若雄激素分泌旺盛,会导致雌激素对抗,使卵巢功能受到抑制而出现闭经,引起内分泌失调,出现痤疮、多毛等症状。

1931 年,Butenandt 从男性尿液中分离出雄素酮(sndrosterone)结晶,但效力较弱;1935 年,David 从公牛的睾丸中分离得到睾酮,活性为雄素酮的 6 ~ 10 倍。这是最早获得的天然雄激素纯品,后经结构阐明为雄甾烷衍生物,同年人工全合成获得成功。

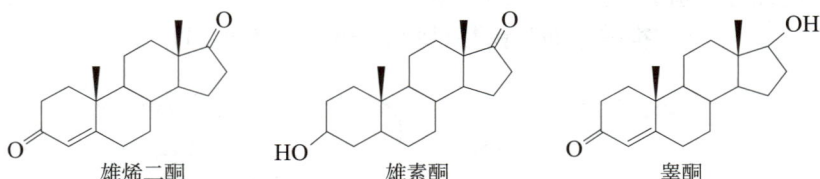

雄烯二酮　　　雄素酮　　　睾酮

睾酮易于代谢,作用时间短暂,而且受到消化道菌群的干扰,故口服无效。为得到可口服使用的雄激素,在睾酮的 17α 位引入甲基,得到甲睾酮(methyltestosterone),其 17 位的空间位阻增加,降低了药物在肝脏中的氧化代谢速度,延长了睾酮的作用时间,甲睾酮是第一个可以口服的雄激素药物,口服吸收快,生物利用度好。

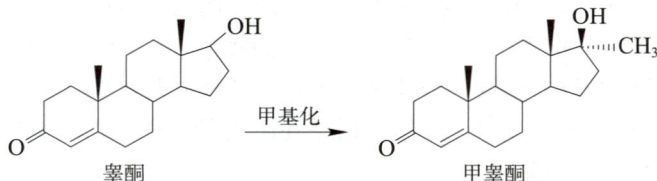

睾酮　　甲基化　→　甲睾酮

为得到长效的雄激素药物,将睾酮的 17β- 羟基酯化修饰成前药,按照选用的酸分别得到丙酸睾酮、十一烯酸睾酮、环戊酸睾酮及苯乙酸睾酮等。这类药物制成油剂,注射后在人体缓慢吸收,逐渐水解释放出原药起作用,它们作为长效药物,每周或每月使用一次。

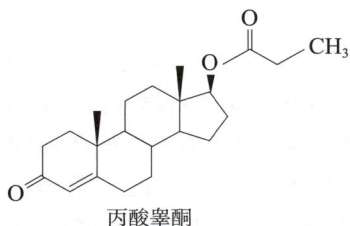

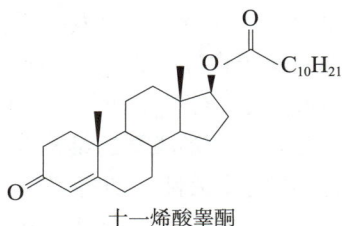

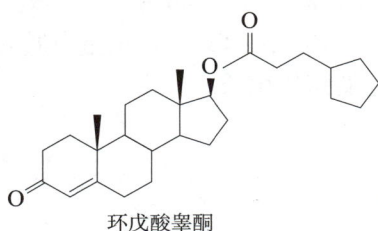

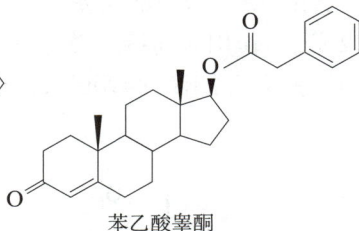

丙酸睾酮　　　　　　　　十一烯酸睾酮

环戊酸睾酮　　　　　　　苯乙酸睾酮

2. 典型药物

丙酸睾酮（testosterone propionate）

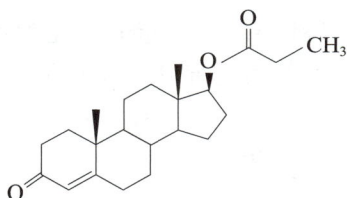

化学名为 17β- 羟基雄甾 -4- 烯 -3- 酮丙酸酯，又名丙酸睾丸素。

本品为白色或类白色结晶性粉末，无臭。

本品几乎不溶于水，可溶于脂肪油，易溶于丙酮和乙醇。本品结构中具有 Δ^4-3- 酮的不饱和酮，具有紫外吸收作用。

本品为睾酮与丙酸酯化产物，结构中不存在易变基团，性质相对较稳定，遇热、光均不易分解，长期密闭存放亦不分解。

丙酸睾酮制成油溶液肌内注射，有长效作用，进入体内后逐渐水解释放出睾酮而起作用。

本品在临床上主要用于雄激素替补疗法及无睾症、隐睾症、月经过多、功能失调性子宫出血、老年骨质疏松等，也可用于绝经前或绝经 5 年以内的晚期癌症，尤其是对伴有骨转移者效果较好。

课堂讨论

为什么要将睾酮制备成丙酸睾酮呢？

（二）蛋白同化激素

1. **概述**　蛋白同化激素（anabolic hormones）是一类能够促进细胞生长与分化，促进蛋白质合成，减少氨基酸分解，使肌肉扩增、骨骼强度增大的甾体激素，属于雄激素家族。临床上主要用于治疗营养不良及病后虚弱。

　　睾酮天然地具有蛋白同化作用,曾直接作为蛋白同化激素用于临床,但其雄激素作用太强,不良反应较大。对雄激素化学结构修饰可得到一些雄性活性很微弱而蛋白同化活性增强的新化合物。雄激素的结构专一性很强,对睾酮的结构稍加变动,就可降低雄性活性,增强蛋白同化活性。如将睾酮 10- 位上编号为 19 的角甲基去掉,雄激素活性大大地降低,蛋白同化活性不变,得 19- 去甲雄激素。再将 19- 去甲雄激素的 17β-羟基与苯丙酸酯化,得到苯丙酸诺龙(nandrolone phenylpropionate),其蛋白同化作用为丙酸睾酮的 12 倍,且作用时间持久,雄激素活性较小,其既能促进蛋白质的合成又能抑制氨基酸分解成尿素,并能使钙磷沉积,促进骨组织生长。

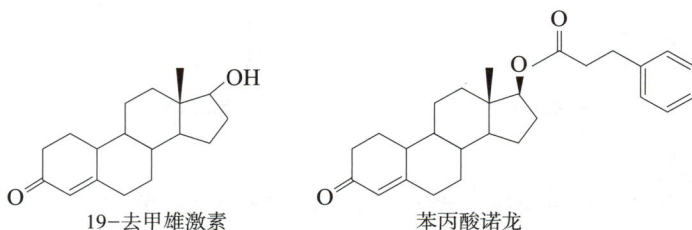

19-去甲雄激素　　　　　　　　苯丙酸诺龙

　　对 A 环进行改造,也可以得到一些较好的蛋白同化激素,如羟甲烯龙(oxymetholone),其蛋白同化作用是甲睾酮的 3 倍多,雄激素作用减弱 50%;司坦唑醇(stanozolol)的蛋白同化作用是甲睾酮的 30 倍。

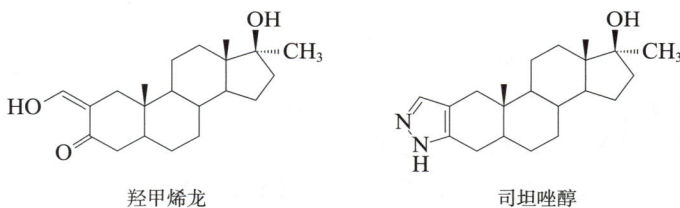

羟甲烯龙　　　　　　　　　　司坦唑醇

　　目前,雄激素活性仍然是蛋白同化激素的主要副作用,要做到完全没有雄激素活性还十分困难。

2. 典型药物

苯丙酸诺龙(nandrolone phenylpropionate)

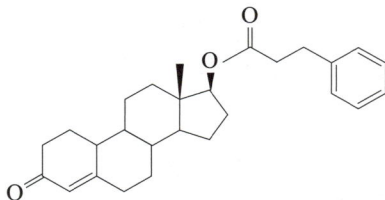

化学名为 17β- 羟基雌甾 -4- 烯 -3- 酮苯丙酸酯。

本品为白色或类白色结晶性粉末。

本品几乎不溶于水,略溶于植物油,溶解于乙醇。

本品的甲醇溶液与盐酸氨基脲综合,生成缩氨脲衍生物,熔点为 182 ℃,可用于鉴别。

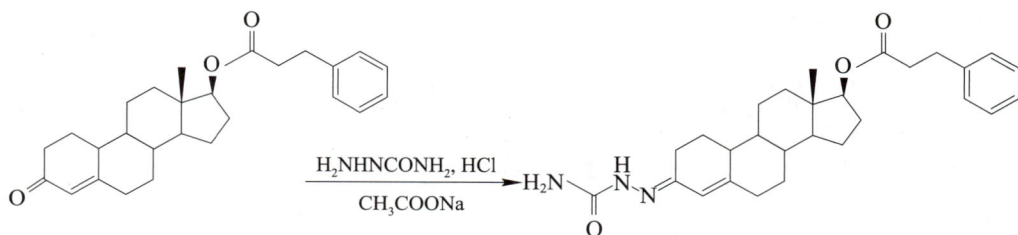

本品在临床上主要用于严重灼伤,骨折不易愈合以及慢性消耗性疾病,骨质疏松,发育不良等。

四、孕激素及抗孕激素类药物

(一) 孕激素

1. **概述**　孕激素(progestogens),由雌性哺乳动物卵泡排卵后形成的黄体所分泌,以黄体酮(progesterone)为主,又称为"女性激素",对子宫内膜的分泌转化,蜕膜化过程,维持性周期及妊娠等发挥重要作用。在生理上,孕激素与雌激素共同作用,用于维持女性生理周期和妊娠。在临床上,孕激素主要用于保护妊娠,预防先兆流产,它与雌激素配伍用作口服避孕药,也在雌激素替补治疗中作为抵消副作用的药物。

1903 年,科学家首先发现,哺乳动物妊娠后,若将其黄体移去,妊娠迅速终止;1934 年,从孕妇尿液中首次分离得到黄体酮,并发现其有维持妊娠的作用,一年后确定其化学结构是具有 Δ^4–3– 酮结构的甾体。

黄体酮口服易代谢失活,仅能注射给药,在寻找口服孕激素的研究中,第一个口服有效的孕激素药物不是黄体酮衍生物,而是睾酮衍生物乙炔睾酮,即炔孕酮(ethisterone)。当时在睾酮的 17α 位引入乙炔基后,发现雄激素活性减弱,而口服后孕激素活性比黄体酮强 15 倍,但仍具有约 1/10 睾酮的雄激素活性。1944 年,科学家进一步发现,若将炔孕酮的 C–19 甲基去掉,得到的炔诺酮(norethindrone)口服活性比炔孕酮强 5 倍,而雄激素活性仅为睾酮的 1/20,在治疗剂量很少显示男性化的副作用。这一成功促使人们后来又合成了一系列睾酮类孕激素,如异炔诺酮(norethynodrel)、炔诺孕酮(norgestrel)等,这些药物被统称为 19– 去甲基睾酮类。

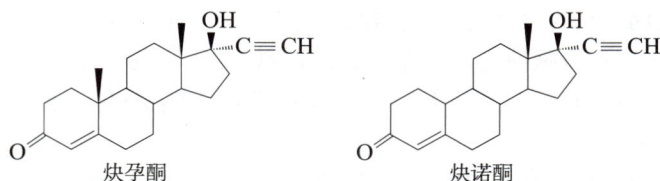

炔孕酮　　　　　　　炔诺酮

为了得到可供口服的孕激素,对以黄体酮为先导化合物的结构进行改造研究,也得到一大类高活性的药物,称为孕酮类。因为孕酮类失活的主要途径是 6 位羟基化,16 位和 17 位氧化,或 3,20– 二酮被还原成二醇,故结构改造主要是在 C–6 位及 C–16 位引入占位基团,得到 17α– 乙酰氧基黄体酮的 6α– 甲基衍生物,即醋酸甲羟孕酮(medroxyprogesterone acetate),Δ^6–6– 甲基衍生物醋酸甲地孕酮(megestrol acetate)及 Δ^6–6– 氯衍生物醋酸氯地孕酮(chlormadinone acetat),它们的活性分别是炔诺酮的 20、

12 及 50 倍,是目前常用的口服避孕药。

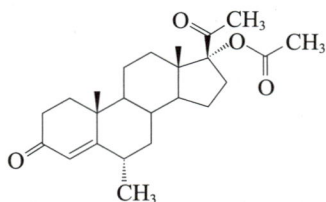

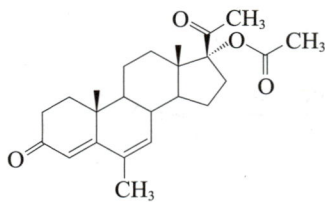

醋酸甲羟孕酮　　　　　　　　　　醋酸甲地孕酮　　　　　　　　　　醋酸氯地孕酮

2. 典型药物

黄体酮(progesterone)

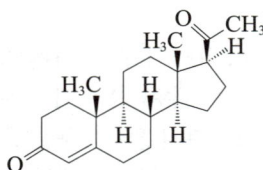

化学名为孕甾 -4- 烯 -3,20 二酮,又名孕酮。

本品为白色结晶性粉末,在水中不溶,在乙醇、乙醚或植物油中溶解,在三氯甲烷中极易溶解。

本品对碱和光较敏感,须避光、密闭保存。

本品的甲醇溶液,加亚硝基铁氰化钠、碳酸钠及醋酸铵,摇匀,一段时间后试剂与结构中 C-17 位甲基酮反应,显蓝紫色,该反应是黄体酮灵敏、专属的鉴别反应。

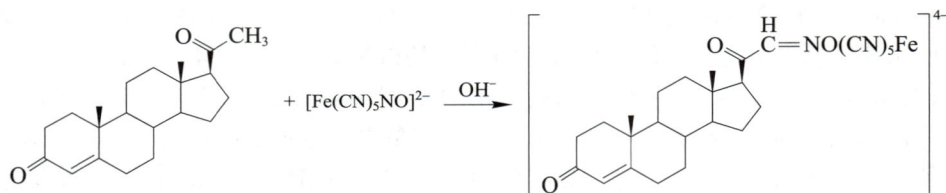

本品与异烟肼缩合生成黄色的异烟腙。

本品在月经周期后期使子宫黏膜内腺体生长、子宫充血、内膜增厚,为受精卵植入做好准备;受精卵植入后则使之产生胎盘,并减少妊娠子宫的兴奋性,抑制其活动,使胎儿安全生长。大剂量时,通过对下丘脑的负反馈作用,抑制垂体促性腺激素的分泌,产生抑制排卵的作用。

本品在临床上主要用于先兆流产、习惯性流产,具有保胎的作用;用于功能失调性子宫出血、月经失调及痛经,与雌激素类药物合用可作避孕药。

🎣 课堂讨论

对比黄体酮与其他甾体激素的结构特点,试述为什么与亚硝基铁氰化钠、碳酸钠及醋酸铵反应是其专有的鉴别反应?

炔诺酮(norethindrone)

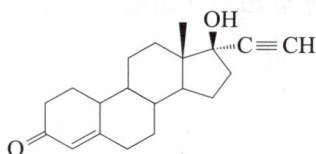

化学名为 17β- 羟基 -19- 去甲 -17α- 孕甾 -4- 烯 -20- 炔 -3- 酮。

本品为白色或类白色结晶性粉末。

本品不溶于水,微溶于乙醇,略溶于丙酮,溶解于三氯甲烷中。

本品与硫酸作用呈红褐色,显黄绿色荧光,加水后出现黄褐色沉淀,此为甾体激素与强酸的呈色反应。

本品乙醇溶液遇硝酸银试液,产生白色炔诺酮银盐沉淀。

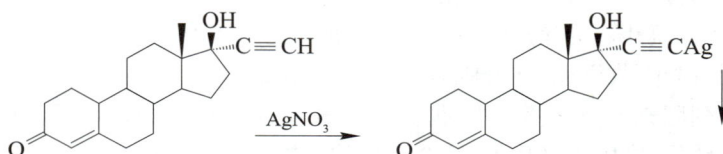

本品与盐酸羟胺及醋酸钠共热生成炔诺酮肟,熔点为 115 ℃。

本品在临床上主要用于治疗功能失调性子宫出血、子宫内膜异位症、妇女不育症等,可与炔雌醇合用作为短效口服避孕药。

孕激素类药物构效关系如图 12-1 所示。

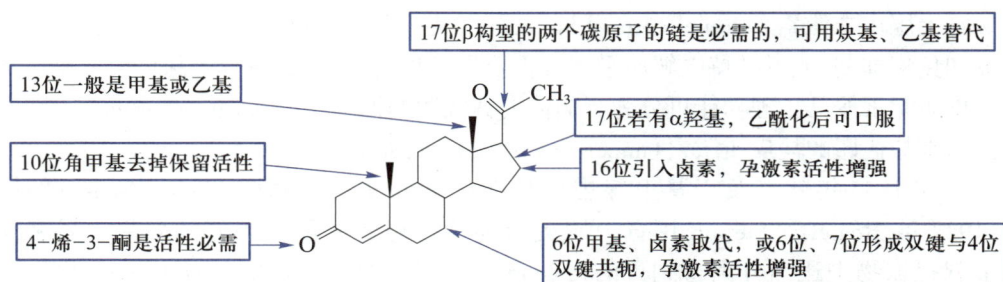

图 12-1　孕激素类药物构效关系

17位β构型的两个碳原子的链是必需的, 可用炔基、乙基替代

13位一般是甲基或乙基

17位若有α羟基, 乙酰化后可口服

10位角甲基去掉保留活性

16位引入卤素, 孕激素活性增强

4-烯-3-酮是活性必需

6位甲基、卤素取代, 或6位、7位形成双键与4位双键共轭, 孕激素活性增强

(二) 抗孕激素

1. 概述　孕激素拮抗剂又称为抗孕激素(antiprogestins),是一类与孕激素受体具有高度亲和力,能在靶器官与孕激素竞争其受体,从而拮抗孕激素发挥作用的药物。该类药物与前列腺素类药物配合使用,用于终止早期妊娠。

1980 年,法国 Roussel–Uclaf 制药公司化学家 Teutsch 在寻找糖皮质激素拮抗剂的过程中合成的一个化合物被发现对家兔的孕激素受体和鼠的皮质激素受体具有高亲和力,于是进一步作为孕激素受体拮抗剂进行开发,1982 年,以通用名米非司酮(mifepristone)上市,这是人类历史上发现的第一个抗孕激素。

2. 典型药物

米非司酮（mifepristone）

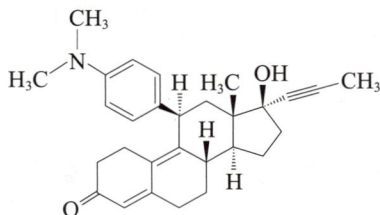

化学名为 11β-［4-（N,N-二甲氨基）-1-苯基］-17β-羟基-17-（α-丙炔基）-雌甾-4,9-二烯-3-酮,又名抗孕酮。

本品为白色或类白色结晶。

本品在水中几乎不溶,在乙醇、乙酸乙酯中溶解,在三氯甲烷、甲醇中易溶。

米非司酮为分子水平的孕激素受体拮抗剂,它与受体结合从而阻断孕酮发挥生理作用,终止早孕,抗着床,诱导月经及促进宫颈成熟等。

米非司酮口服吸收迅速,在肝脏有明显的首过效应。

本品与前列腺素药物序贯合并使用,米非司酮能明显增加妊娠子宫对前列腺素的敏感性,该联合用药可用于终止停经 49 天内的妊娠,可获得 90%～95% 的完全流产率。

本品在临床上用作抗早孕药物,也可用于事后避孕,治疗稽留流产、子宫内膜异位症和子宫肌瘤,以及激素相关型乳腺癌等。

五、肾上腺皮质激素类药物

（一）概述

微课：
肾上腺皮质激素

肾上腺皮质激素（adrenal cortical hormones）是一类具有调控糖、蛋白质、脂质代谢,抗炎和免疫抑制,或者维持电解质平衡等重要生理功能的激素,由肾上腺皮质分泌。肾上腺皮质激素按其生理功能可分为影响体内糖代谢的糖皮质激素（glucocorticoids）和影响体内水盐代谢的盐皮质激素（mineralocorticoids）两大类。

早在 1855 年就有关于肾上腺皮质功能低下的艾迪生病（Addison disease）的描述,1927 年,Rogoff 和 Stewart 用肾上腺提取物治疗患者并取得很好的效果。后来从肾上腺提取物中逐渐分离得到可的松（cortisone）、氢化可的松（hydrocortisone）、皮质酮（corticosterone）、醛固酮（aldosterone）等化合物。它们均具有孕甾烷母核且含有 Δ^4-3,20-二酮、21-羟基官能团,它们大都在 11 位含有羟基或氧;17 位含有羟基的化合物一般命名为可的松类,17 位不含羟基的化合物一般命名为皮质酮类。

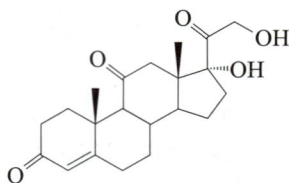

可的松

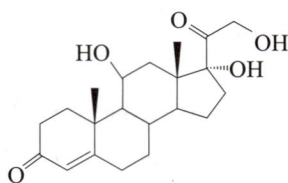

氢化可的松

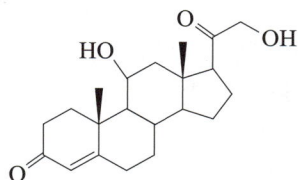

皮质酮

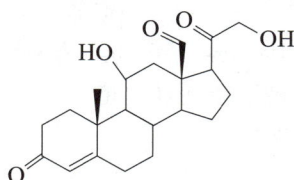

醛固酮

糖皮质激素和盐皮质激素在结构上有明显的区别:糖皮质激素通常同时具有 17α-羟基和 11- 氧(羟基或氧代),而盐皮质激素不同时具有 17α- 羟基和 11- 氧(羟基或氧代)。

盐皮质激素主要调节机体的水、盐代谢和维持电解质平衡,一般只限用于治疗慢性肾上腺皮质功能不全,临床应用较少,开发成药物的化合物屈指可数,如盐皮质激素的代谢拮抗物螺内酯,被开发为利尿药用于临床。糖皮质激素具有广泛的生理作用,如促进糖原异生,减慢葡萄糖的分解,升高血糖;促进蛋白质分解,抑制蛋白质合成;可以激活四肢皮下脂肪酶,使脂肪分解而重新分布在面部及躯干,形成向心性肥胖;具有抗炎和免疫抑制作用;它同时具有的影响水、盐代谢的作用,则被视为糖皮质激素的副作用。本节主要介绍糖皮质激素。

由于天然糖皮质激素的多重应用在临床上往往形成治疗目的之外的副作用,多年来,人们一直在不断修饰糖皮质激素的结构,试图得到一些专一性好、副作用小的药物,主要修饰部位如下。

1. C-1 位的修饰 将可的松和氢化可的松的 C-1 位和 C-2 位脱氢在 A 环引入双键,分别得到泼尼松(prednisone)和泼尼松龙(prednisolone),抗炎作用提高 4 倍,而钠潴留作用不变。A 环 C-1 和 C-2 位引入双键,其构型从原来的半椅式变成船式,提高了与受体的亲和力。

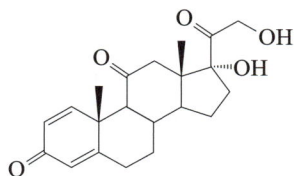

泼尼松

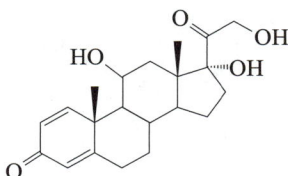

泼尼松龙

2. C-6 位的修饰 在 C-6 位引入氟原子,C-6 位的氧化失活变得困难,其抗炎活性大大地增加,但钠潴留活性增加更多,因此该类药物只能外用于治疗皮肤病,如醋酸氟轻松(fluocinonide acetate)。

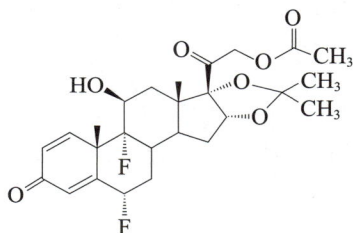

醋酸氟轻松

3. C-9 位的修饰　对皮质激素 C-9 位的修饰是人们偶然发现的,在合成氢化可的松的过程中,中间体 9α- 氟化物经药理筛选发现,其抗炎活性及糖原沉积活性比氢化可的松强 10 倍,但钠潴留活性也增加得更多,导致其只能外用,如用于治疗皮肤病,代表药物如醋酸氟轻松。

🌀 课堂讨论

在药物的结构修饰过程中,在结构中引入氟原子后药效发生明显改变的例子有很多,除了醋酸氟轻松外,你还能再找出其他例子吗?

4. C-16 位的修饰　在使用氢化可的松的肾上腺癌患者的尿液中发现 16α- 羟基代谢产物依然有较高的糖皮质激素活性,而钠潴留作用明显降低。于是在 16α- 羟基代谢物的基础上合成开发了曲安西龙(triamcinolone),将结构中的 16α- 羟基和 17α- 羟基与丙酮缩合得到曲安奈德(triamcinolone acteonide),其糖皮质激素活性增强,盐皮质激素活性降低。

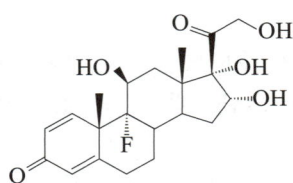
曲安西龙

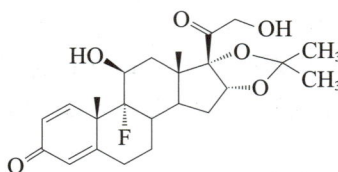
曲安奈德

为了提高侧链的稳定性,用甲基替换 16α- 羟基,发现不仅稳定性提高,同时还增强了抗炎活性并降低了钠潴留作用,16α- 甲基的引入得到地塞米松(dexamethasone),而 16β- 甲基的引入得到倍他米松(betamethasone)。

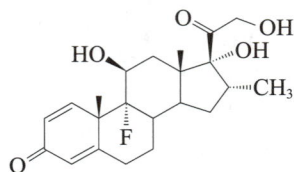
地塞米松

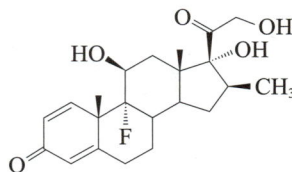
倍他米松

5. C-21 位的修饰　对氢化可的松进行结构改造时发现,其结构中的三个羟基用常规的醋酐或酰氯进行酯化时,只有 C-21 位羟基能被酯化,C-11 位羟基由于 C-13 位及 C-10 位角甲基的位阻,C-17 位羟基由于侧链的位阻均不能顺利酯化。氢化可的松 C-21 位羟基酯化产物醋酸氢化可的松,其稳定性增加,作用时间延长,是氢化可的松的前药。

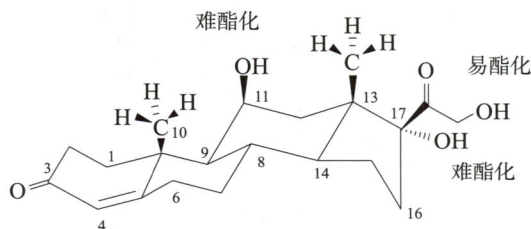

　　C-21 位羟基酯化不改变药物的糖皮质激素活性,长链脂肪酸与 C-21 位羟基酯化后水溶性小,常以口服或局部给药,可延长作用时间。C-21 位羟基的二元有机酸单酯钠盐或磷酸酯盐可制成水溶液供注射用,临床上常用于急救时通过静脉注射或肌内注射给药,如氢化可的松琥珀酸钠、氢化可的松磷酸酯钠等。

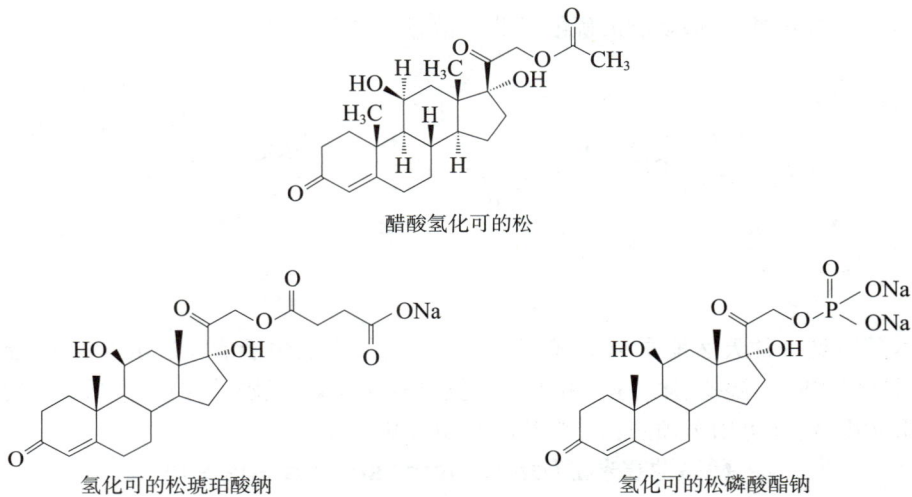

醋酸氢化可的松

氢化可的松琥珀酸钠

氢化可的松磷酸酯钠

　　肾上腺皮质激素类药物构效关系总结如图 12-2。

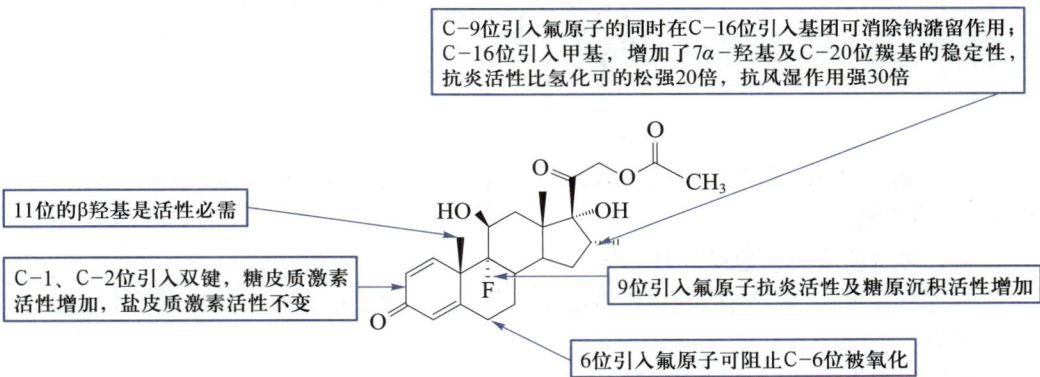

> C-9位引入氟原子的同时在C-16位引入基团可消除钠潴留作用;C-16位引入甲基,增加了7α-羟基及C-20位羰基的稳定性,抗炎活性比氢化可的松强20倍,抗风湿作用强30倍

> 11位的β羟基是活性必需

> C-1、C-2位引入双键,糖皮质激素活性增加,盐皮质激素活性不变

> 9位引入氟原子抗炎活性及糖原沉积活性增加

> 6位引入氟原子可阻止C-6位被氧化

图 12-2　肾上腺皮质激素类药物构效关系

(二) 典型药物

醋酸氢化可的松(hydrocortisone acetate)

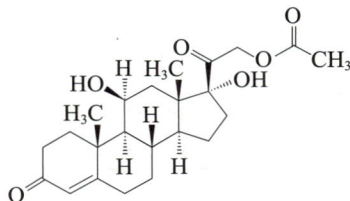

化学名为 $11\beta,17\alpha,21$- 三羟基孕甾 -4- 烯 -3,20- 二酮 -21- 醋酸酯,又名皮质醇。

本品为白色或几乎白色结晶性粉末,无臭。

本品不溶于水,在三氯甲烷中微溶,在乙醇或丙酮中略溶。

本品溶于硫酸溶液后,显黄色至棕黄色,并带绿色荧光。

本品加乙醇制氢氧化钾试液,水浴加热,醋酸酯结构发生水解;冷却,加硫酸煮沸,有乙酸乙酯香气产生。

本品的乙醇溶液,加新制的硫酸苯肼试液,加热即显黄色。

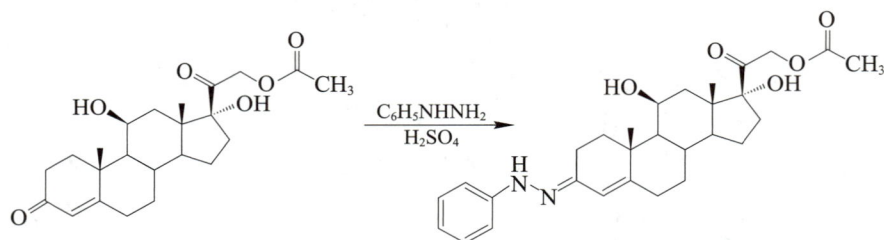

本品原是一种天然皮质激素,现已人工合成,临床上用于治疗过敏性皮炎、脂溢性皮炎、神经性皮炎、湿疹、瘙痒症;可用于抢救中毒性感染、过敏性休克、严重支气管哮喘等危重病患者;并可用于预防和治疗移植物急性排斥反应。

醋酸地塞米松(dexamethasone acetate)

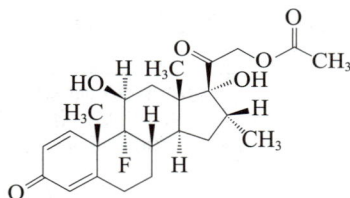

化学名为 $16\alpha-$ 甲基 $-11\beta,17\alpha,21-$ 三羟基 $-9\alpha-$ 氟孕甾 $-1,4-$ 二烯 $-3,20-$ 二酮 $-21-$ 醋酸酯。

本品为白色或类白色结晶性粉末。

本品不溶于水,极微溶于乙醚,略溶于三氯甲烷或乙醇,溶解于甲醇或无水乙醇,易溶于丙酮。

本品经有机破坏后,显氟离子鉴别反应。

本品加乙醇制氢氧化钾试液,水浴加热,醋酸酯结构发生水解;冷却,加硫酸煮沸,有乙酸乙酯香气产生。

本品具有 $17\alpha-$ 醇酮基,具有还原性,溶于甲醇后与碱性酒石酸铜试剂共热,生成砖红色氧化亚铜沉淀。

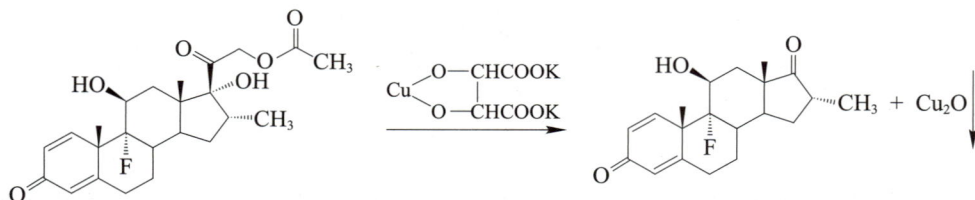

本品固体在干燥空气中稳定,但须避光保存,A 环的 Δ^4-3- 酮在光催化下会发生结构转化。

本品是目前临床上使用的活性最强的糖皮质激素之一,可口服也可外用,口服主要用于治疗风湿热、类风湿关节炎、红斑狼疮和白血病等,外用主要用于治疗湿疹、皮炎等。

曲安奈德(triamcinolone acetonide)

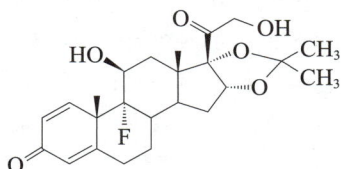

化学名为 11β,21- 二羟基 -9α- 氟 -16α,17α-[(1- 甲基亚乙基)双(氧)]- 孕甾 -1,4- 二烯 -3,20- 二酮,又名曲安缩松。

本品为白色或类白色结晶性粉末,无臭。

本品不溶于水,微溶于甲醇、丙酮、乙酸乙酯,溶于三氯甲烷。

本品显有机氟化物鉴别反应。

本品在酸性条件下不稳定,结构中的缩酮易水解。

本品为长效糖皮质激素,抗炎、抗过敏作用强且持久,肌内注射可维持药效 2~3 周。

本品在临床上主要用于风湿性关节炎、类风湿关节炎、过敏性鼻炎、肩周炎、腱鞘炎、滑囊炎以及神经性皮炎、银屑病、肥厚性瘢痕等皮肤病。

课堂讨论

黄体酮与地塞米松都属于孕甾烷类激素,它们在结构上的差异主要有哪些? 你能用化学方法区别这两种药物吗?

岗位对接　>>>>

药物合理应用

新型冠状病毒流行期间,《新型冠状病毒感染诊疗方案(试行第十版)》中对免疫治疗是这样描述的:对于氧合指标进行性恶化、影像学进展迅速、机体炎症反应过度激活状态的重型和危重型病例,酌情短期内(不超过 10 日)使用糖皮质激素,建议地塞米松 5 mg/d 或甲泼尼龙 40 mg/d,避免长时间、大剂量使用糖皮质激素,以减少副作用。

1. 试述地塞米松的化学结构特点及它是如何从天然糖皮质激素进行结构修饰得到的。

2. 糖皮质激素的副作用主要有哪些? 药学研究人员又是如何通过结构改造来减轻副作用的?

拓展阅读

黄鸣龙：我国甾体激素药物工业奠基人

黄鸣龙，有机化学家，我国甾体激素药物工业的奠基人。20世纪50年代，黄鸣龙利用薯蓣皂素为原料，通过七步反应成功合成了可的松。这一方法不仅填补了我国甾体激素药物工业的空白，大大简化了合成过程，提高了效率，还使我国的合成方法跨进了世界先进行列。黄鸣龙还结合我国国情，积极开展甾体口服避孕药的研究。他带领团队合成了炔诺酮、甲地孕酮和氯地孕酮等药物，其中甲地孕酮是我国首创的口服避孕药，具有显著的避孕效果。在黄鸣龙的带领下，我国还成功研制了黄体酮、睾丸素、泼尼松等多种甾体激素药物，这些药物在医药领域具有广泛的应用价值。

黄鸣龙改良的 Kishner-Wolff 还原法，简称"黄鸣龙还原法"，是以我国科学家命名的重要的有机化学反应的首例，已写入多国有机化学教科书中，彰显了我国学者在有机化学领域的智慧和贡献。

黄鸣龙院士的研究成果不仅推动了我国甾体激素药物工业的发展，还为有机化学领域的发展做出了重要贡献。他的名字将永远铭刻在我国科学发展的史册上。

第二节 降 血 糖 药

糖尿病是一种由不同病因引起的胰岛素分泌不足或作用降低的代谢性疾病，其主要表现是慢性高血糖，伴随糖、蛋白质和脂肪代谢异常，进而造成多器官的慢性病变、功能障碍和衰竭。临床上主要分为1型糖尿病和2型糖尿病。1型糖尿病又称胰岛素依赖型糖尿病（insulin-dependent diabetes mellitus, IDDM），病因复杂，与遗传因素有关，是由胰岛 β 细胞破坏引起的胰岛素绝对缺乏，必须用胰岛素治疗。2型糖尿病又称非胰岛素依赖型糖尿病（non-insulin-dependent diabetes mellitus, NIDDM），约 90% 以上的糖尿病患者属于此类，成年患者大部分伴有肥胖，其病因主要是胰岛素抵抗而致血糖水平升高，严格控制饮食或用口服降血糖药是主要的治疗手段。

一、胰岛素及其类似物

（一）胰岛素概述

胰岛素（insulin）是由胰岛 β 细胞分泌的一种蛋白质激素，能调节糖代谢，从而增强细胞对葡萄糖的摄取利用，进而促进脂肪和蛋白质的合成，是1型糖尿病和胰岛功能显著降低的2型糖尿病的有效治疗药物。

1926 年，Abel 首次从动物胰脏中提取分离得到胰岛素结晶；1955 年，牛胰岛素的全部氨基酸序列的一级结构被阐明；1965 年，我国科学家成功全合成胰岛素，这一重大突破是人工合成蛋白质时代的开端。

作为药物使用的胰岛素主要有牛胰岛素、猪胰岛素和人胰岛素。猪胰岛素和人的最相似，临床用得最多的是猪胰岛素。人胰岛素由 A、B 两条多肽链的 16 种共 51 个氨基酸组成，其中 A 链含 11 种共 21 个氨基酸，B 链含 15 种共 30 个氨基酸，两条多肽链

微课：

胰岛素

之间以两个二硫键连接。

(二) 典型药物

胰岛素(insulin)

```
Glu—Val—Ile—Gly—H
Gln—Cys—Cys—Thr—Ser—Ile—Cys—Ser—Leu—Tyr—Gln—Leu—Glu—Asn—Tyr—Cys—Asn—OH
Gln—His—Leu—Cys—Gly—Ser—His—Leu—Val—Glu—Ala—Leu—Tyr—Leu—Val—Cys—Gly—Glu
Asn—Val—Phe—H                    HO—Thr—Lys—Pro—Thr—Tyr—Phe—Phe—Gly—Arg
```

本品为白色或类白色的结晶性粉末。在水、乙醇、三氯甲烷、乙醚中几乎不溶,在稀酸和稀碱中易溶。胰岛素能与氧化锌形成金属蛋白复合物,成为结晶胰岛素,熔点为233 ℃。

胰岛素具有典型的蛋白质性质,酸碱两性,等电点为 pH 5.35~5.45,在弱酸性(pH 为 2.5~3.5)溶液中稳定,在碱性溶液中易被破坏。注射液对热不稳定,应密闭保存,冷冻条件下易变性。

本品可被蛋白酶水解,口服易被消化酶破坏,需注射使用。

胰岛素主要用于治疗 1 型糖尿病,对胰岛素缺乏的各型糖尿病均有效。

📎 课堂讨论

如果你是药师,应建议如何运输和贮存胰岛素注射液? 为什么?

重组人胰岛素类似物通过生物工程合成,目前应用于临床的主要有两类,一类是速效胰岛素类似物,在模拟餐时胰岛素分泌模式上获得了重要进展,主要制剂有门冬胰岛素、赖脯胰岛素。另一类是超长效胰岛素类似物,与速效胰岛素类似物联合应用,能很好地模拟正常人的生理学胰岛素分泌,使糖尿病患者的血糖水平在 24 h 内得到理想控制。

二、胰岛素分泌促进剂

胰岛素分泌促进剂可使胰岛 β 细胞分泌更多胰岛素,从而降低血糖水平。按化学结构可分为磺酰脲类和非磺酰脲类。常见的为磺酰脲类口服降血糖药。

(一) 磺酰脲类

1. **概述** 第二次世界大战期间,用磺胺类抗菌药物磺胺异丙基噻二唑治疗伤寒病时发现患者出现了低血糖反应。1955 年磺酰脲类化合物氨苯磺丁脲首先作为降血糖药使用,但因有骨髓抑制及肝毒性而被停用。

磺胺异丙基噻二唑

氨苯磺丁脲

　　氨苯磺丁脲被发现以后,大量毒性较低的衍生物随之被合成,甲苯磺丁脲作为第一代磺酰脲类衍生物首先用于临床,其他第一代磺酰脲类降血糖药物还有氯磺丙脲、醋酸己脲等。至 20 世纪 70 年代研制出第二代磺酰脲类降血糖药,其特点是作用更好,副作用更少,且用量较小,如格列本脲属于强效降血糖药,用于中、重度 2 型糖尿病患者,其他第二代磺酰脲类降血糖药还有格列吡嗪、格列齐特、格列本脲等。20 世纪 80 年代出现了用量较小、更安全的第三代磺酰脲类口服降血糖药,如格列美脲,尤其适用于对其他磺酰脲类降血糖药无效的糖尿病患者。

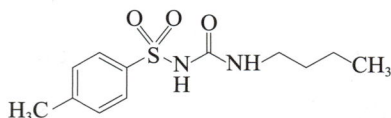

甲苯磺丁脲

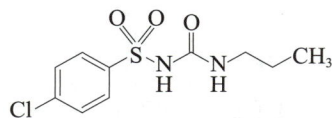

氯磺丙脲

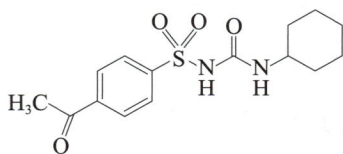

醋酸己脲

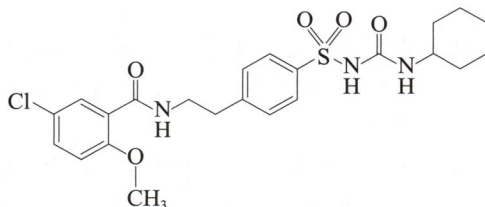

格列本脲

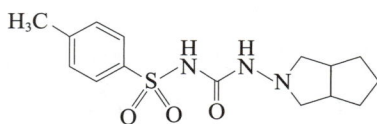

格列齐特

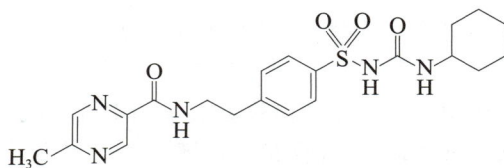

格列吡嗪

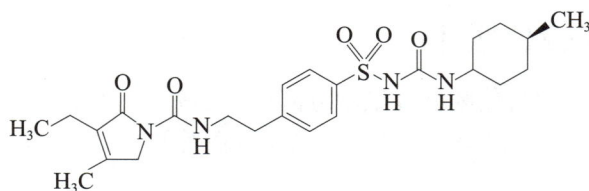

格列美脲

　　磺酰脲类口服降血糖药均具有苯磺酰脲的基本结构,不同之处在于苯环和脲基上取代基不同。这些取代基导致药物的作用强度和作用持续时间存在差异。第一代磺酰脲类的主要代谢方式是苯环磺酰基对位的氧化。在结构上,第二代磺酰脲类药物,苯环磺酰基的对位引入较大的侧链,脲基末端有脂环或含氮脂环。体内代谢方式上不同于第一代的主要是脂环氧化羟基化失活。第三代降血糖药特别适用于对其他磺酰脲类药物失效的患者,降血糖效果与格列本脲相似,但用量小,更安全。

2. 典型药物

甲苯磺丁脲（tolbutamide）

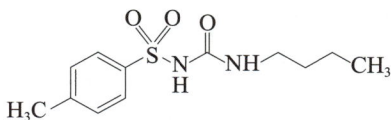

化学名为 1- 丁基 -3-(对甲苯基磺酰基)脲素。

本品为白色结晶或结晶性粉末；无臭，无味。

本品易溶于丙酮或三氯甲烷，可溶于乙醇，几乎不溶于水。熔点为 126～130 ℃，本品含磺酰脲结构，显弱酸性，可溶于氢氧化钠溶液。脲结构不稳定，酸性条件下受热水解生成甲苯磺酰胺。

本品降血糖作用较弱但安全有效，用于治疗轻、中度 2 型糖尿病。

格列本脲（glibenclamide）

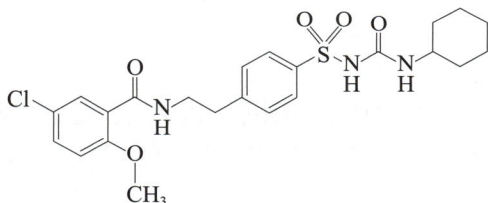

化学名 N-[2-[4-[[[(环己氨基)羰基]氨基]磺酰基]苯基]乙基]-2- 甲氧基 -5- 氯苯甲酰胺，又名优降糖。

本品为白色结晶性粉末，几乎无臭、无味。

本品略溶于三氯甲烷，微溶于甲醇、乙醇，在水、乙醚中不溶。熔点为 170～174 ℃。

本品具磺酰脲结构，在常温、干燥环境中稳定，但易受潮发生水解，贮存过程中要注意防潮。

本品为第二代磺酰脲类口服降血糖药的代表药物，其降血糖作用相当于同等剂量甲苯磺丁脲的 200 倍。口服吸收快速、完全，在肝代谢，主要代谢方式为环己基 3 位或 4 位羟基化，原形及代谢产物约 60% 经肾排泄，40% 由胆汁经肠道排泄。代谢产物仍有活性，肾功能不良者可致低血糖。

临床用于治疗中、重度 2 型糖尿病，但对胰岛功能丧失的糖尿病患者无效。

(二) 非磺酰脲类

本类药物主要有瑞格列奈和那格列奈等，作用机制与磺酰脲类药物有相同之处，均为胰岛素分泌促进剂。但是又有着区别于传统胰岛素分泌促进剂的重要特点，尤其是较其他口服降血糖药起效迅速，作用时间短，使胰岛素的分泌达到模拟人体生理模式——餐时胰岛素迅速升高，餐后及时回落到基础分泌状态，夜间低血糖少，被称为"胰岛素分泌模式调节剂"或"餐时血糖调节剂"。

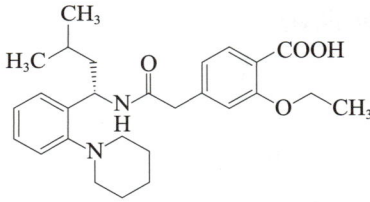

瑞格列奈

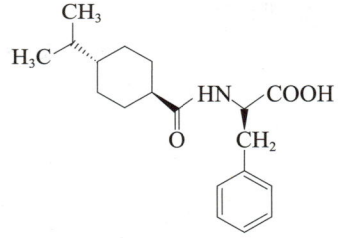

那格列奈

瑞格列奈是氨甲酰基苯甲酸的衍生物,分子中含一个手性碳原子,是第一个餐时血糖调节剂,其作用强度比格列本脲强 3~5 倍,本品口服吸收快,起效迅速,半衰期短。用于饮食控制、降低体重及运动锻炼不能有效地控制高血糖的 2 型糖尿病患者。在肝代谢,代谢物没有活性,主要通过肾排泄。

三、胰岛素增敏剂

胰岛素抵抗是指机体对胰岛素的敏感性下降,而胰岛素抵抗是 2 型糖尿病发病的主要原因。因此,胰岛素增敏剂通过改善胰岛素抵抗治疗 2 型糖尿病。主要有噻唑烷二酮类和双胍类。

(一) 噻唑烷二酮类

此类药物主要有罗格列酮和吡格列酮等。该类药物是以噻唑烷二酮类化学结构为基础的一系列衍生物。本类药物通过减少胰岛素抵抗起作用,能增强人体对胰岛素的敏感性。

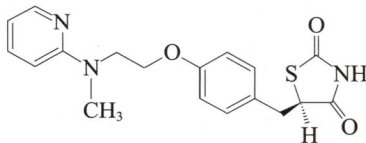

罗格列酮

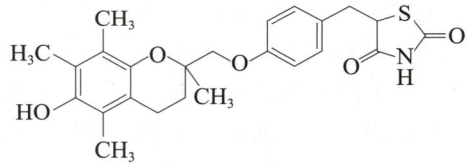

曲格列酮

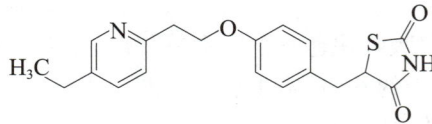

吡格列酮

罗格列酮的降血糖作用是曲格列酮的 100 倍,被认为是药效最强的噻唑烷二酮类药物,其马来酸盐可单独应用或与二甲双胍联用治疗 2 型糖尿病。吡格列酮的降血糖作用与罗格列酮相近,但在降血脂方面的作用更突出。

(二) 双胍类

此类药物对于胰岛功能完全丧失的糖尿病患者仍有降血糖作用,但对正常人无降血糖作用。在临床广泛应用的主要是二甲双胍。

盐酸二甲双胍（metformin hydrochloride）

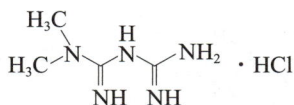

化学名为 1,1- 二甲基双胍盐酸盐。

本品为白色结晶或结晶性粉末，无臭。

本品在水中易溶，在甲醇中溶解，在乙醇中微溶，在三氯甲烷、乙醚和丙酮中不溶。熔点为 220～225 ℃。

本品因含胍基，具有高于一般脂肪胺的强碱性，其 pK_a 值为 12.4。本品 1% 水溶液的 pH 为 6.68，呈近中性。

本品水溶液显氯化物的鉴别反应。

本品的水溶液加 10% 亚硝基铁氰化钠溶液 – 铁氰化钾试液 –10% 氢氧化钠溶液，3 min 内溶液呈红色。

本品口服后迅速由胃吸收，不与血浆蛋白结合，在肝脏代谢很少，几乎全部以原形随尿排泄。

临床主要用于治疗肥胖伴胰岛素抵抗的 2 型糖尿病，为该类患者的首选药物。老年人慎用，肾功能损害者禁用。

双胍类药物属胰岛素增敏剂，常见的该类口服降血糖药还有苯乙双胍和丁福明等。

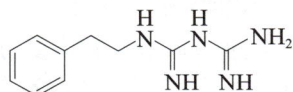

苯乙双胍

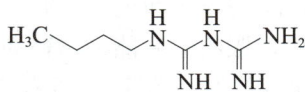

丁福明

四、α- 葡萄糖苷酶抑制剂

α- 葡萄糖苷酶抑制剂通过抑制小肠刷状缘上的各种 α- 葡萄糖苷酶活性，减慢麦芽糖和蔗糖分解为葡萄糖的速度，从而减缓糖的吸收而降低餐后血糖。此类药物多为糖或多糖的衍生物，如阿卡波糖、伏格列波糖和米格列醇等。

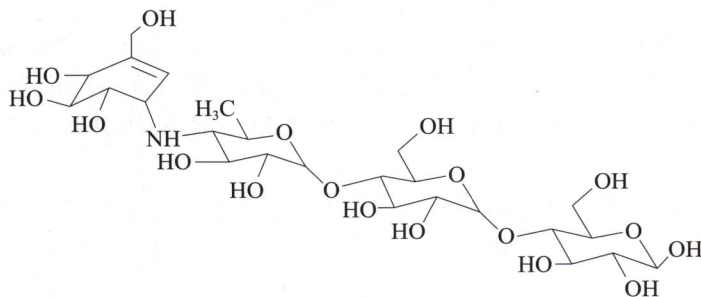

阿卡波糖

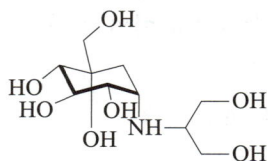

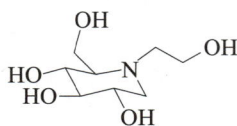

伏格列波糖   米格列醇

阿卡波糖是从放线菌属微生物中分离得到的低聚糖,主要作用于淀粉、葡萄糖水解的最后阶段,它可通过降低单糖的吸收速率而显著降低餐后的血糖水平,减少甘油三酯的生成及肝糖原的生成。临床应用于 1、2 型糖尿病患者。主要副作用为胃肠道反应。对构效关系的多方面研究表明,有活性的抑制剂含有一个共同的活性位点,即包括一个取代的环己烷以及一个 4,6– 双脱氧 4– 氨基 –D 葡萄糖单元,似乎在这个核心结构中的二级氨基基团阻碍了 α– 葡萄糖苷中的一个重要的羰基对底物糖苷氧键的质子化。

近年来,通过对小分子的筛选发现了几种其他的 α– 葡萄糖苷酶抑制剂,其中伏格列波糖和米格列醇已经上市。

伏格列波糖于 1994 年在日本上市。它能降低多聚体物质释放单糖的速度,因而也就可以降低餐后的葡萄糖水平。伏格列波糖还可以将遗传性肥胖大鼠体内的葡萄糖、甘油三酯以及胰岛素维持在一个较低的水平,这表明除糖尿病外,该药对诸如肥胖症等也可能有效。

米格列醇于 1998 年问世,它的治疗效果与阿卡波糖类似。然而,与阿卡波糖不同的是,米格列醇口服给药后能被迅速而且完全地吸收进入血液。它主要分布于细胞外部空间,并能迅速被肾脏清除,但没有证据表明它能被肝脏代谢。它也不会被转运进入中枢神经系统。

此类降血糖药能降低餐后血糖,而对降低空腹血糖无影响,不增加胰岛素的分泌,且在禁食状态下服用该类药不会降低血糖,使用安全。主要用于单用磺酰脲类药物或双胍类药物餐后血糖控制不理想的患者,或单独用于较轻的餐后高血糖患者,临床上常与磺酰脲类药物、双胍类药物或胰岛素联合应用,以较好地控制血糖。

🔘 拓展阅读

胰岛素的发现

1921 年,加拿大医师 Banting 和生理学家 Best 在多伦多大学著名生理学教授 J. J. R. Mcleod 的实验室里从胰岛中提取分离得到了胰岛素,并确定它有抗糖尿病的作用。由于这个贡献,Banting 和 J. J. R. Mcleod 获得了 1923 年诺贝尔生理学或医学奖。

胰岛素的发现挽救了无数糖尿病患者的生命。世界卫生组织和国际糖尿病联合会确定每年 11 月 14 日为"世界糖尿病日",旨在纪念胰岛素发现者 Banting,那一天是他的生日。

第三节　骨质疏松治疗药

一、概述

骨质疏松（osteoporosis，OP）是以骨组织含量减少及骨折危险性升高为特点的代谢性骨病变。骨质疏松症可分为原发性（特发性）和继发性两大类，其中原发性骨质疏松症约占骨质疏松症的 90%，它又可分为两型：Ⅰ型为绝经后骨质疏松症，为高转换型，主要原因为雌激素缺乏；Ⅱ型为老年性骨质疏松症，为低转换型，主要原因是年龄的老化。骨质疏松症还可能继发于药物治疗，如糖皮质激素的使用。用于治疗和阻止骨质疏松症发展的药物分为两大类，第一类为骨吸收抑制药，包括双膦酸盐、降钙素、钙剂、维生素 D 等；第二类为促进骨形成药，包括甲状旁腺激素、合成类固醇等。

骨吸收抑制药主要是通过抑制破骨细胞形成或抑制破骨细胞的活性，从而抑制骨的吸收来减缓骨钙的丢失。由于骨质疏松症患者通常都存在钙吸收不足，若单独应用此类药物则可能造成低钙血症，所以通常都要求与钙和维生素 D 制剂，特别是活性维生素 D 制剂同时服用。

双膦酸盐是 20 世纪 80 年代开始应用于临床的新型骨吸收抑制药，适用于以骨吸收为主的高转化型骨质疏松症，可分为三代：第 1 代有依替膦酸二钠、氯屈膦酸二钠，除抑制骨吸收外，还能抑制正常矿化过程；第 2 代有替鲁膦酸二钠、帕米膦酸二钠，治疗剂量不抑制骨矿化；第 3 代有阿仑膦酸钠、利塞膦酸钠、依班膦酸钠等，不但消除了正常骨矿化的抑制作用，而且抗骨吸收疗效增强。

依替膦酸二钠是最早上市的双膦酸盐药物，能增加骨量，但抗骨折能力不足，治疗面窄。对其进行了结构改造，保留了双膦酸的基本结构，将 C-1 上的甲基换成氨基烷基或其他较复杂的取代基，C-1 上的羟基一般保留，也可换成氯或氢，但与骨矿物结合能力减弱。如为双烃基则不能结合。如 C-1 为双烃基取代，则骨吸收抑制活性消失。

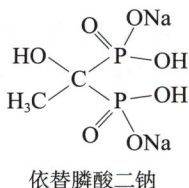

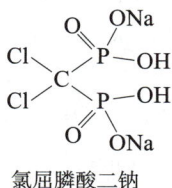

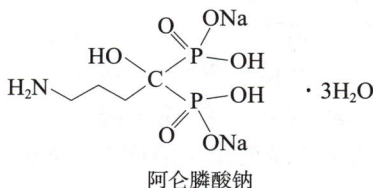

依替膦酸二钠　　　　　氯屈膦酸二钠　　　　　阿仑膦酸钠

二、典型药物

阿仑膦酸钠（alendronate sodium）

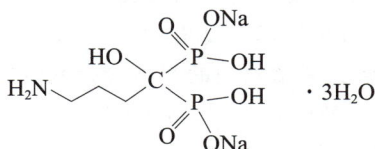

化学名称为(4-氨基-1-羟基亚丁基)-1,1-二膦酸单钠盐三水合物。

本品为白色晶状粉末,不吸湿。

本品微溶于乙醇,几乎不溶于三氯甲烷。

本品口服后主要在小肠内吸收,生物利用度仅为0.5%~1%。吸收后的药物20%~60%被骨组织迅速摄取,未被吸收的以原形经肾脏排出。

本品与骨内羟磷灰石亲和力强,可抑制破骨细胞的活性,减缓骨吸收,防止骨丢失。同时抗骨吸收的活性强,无抑制骨矿化的作用。

本品主要用于治疗绝经后妇女的骨质疏松症。

降钙素(calcitonin)

降钙素是哺乳动物甲状腺中的甲状腺滤泡旁细胞(C细胞)中分泌的多肽激素,由32个氨基酸组成,分子量约为3 600。1967年分离出人降钙素,1968年分离出鲑鱼降钙素,1年后合成成功,1975年开始用于临床。不同种属的降钙素氨基酸排列有较大差异,因此活性也有较大差异,鱼降钙素活性比人降钙素强20~40倍。现在商品应用的降钙素有人降钙素、鲑鱼及鳗鱼降钙素、$Asu^{1,7}$-鳗鱼降钙素(ECT),最常用的是人降钙素和鲑鱼降钙素,均用化学合成法制得。

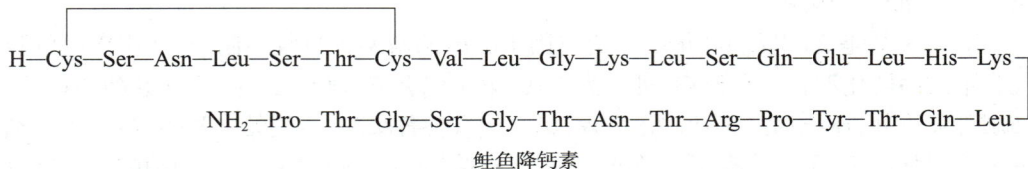

H—Cys—Ser—Asn—Leu—Ser—Thr—Cys—Val—Leu—Gly—Lys—Leu—Ser—Gln—Glu—Leu—His—Lys

NH_2—Pro—Thr—Gly—Ser—Gly—Thr—Asn—Thr—Arg—Pro—Tyr—Thr—Gln—Leu

鲑鱼降钙素

鲑鱼降钙素是白色或类白色吸湿性粉末,溶解于水和氢氧化钠,不溶于丙酮、三氯甲烷、乙酸及乙醇。鲑鱼降钙素是最早上市的降钙素产品,由14种32个氨基酸组成,有一个酸性氨基酸(Glu)及一个碱性氨基酸(Arg),另有一个组氨酸(His)及氨基端的存在,故本品略带碱性。

商品降钙素含有3 mol/L的盐酸,10%的醋酸和10%的水,做成冻干制剂,在水、稀酸及稀碱中易溶。与其他多肽药物一样不能口服。

因种属不同,不同降钙素的生物活性有很大差异,以鲑鱼降钙素、鸡降钙素和$Asu^{1,7}$-鳗鱼降钙素活性最高(4 000~6 000 mg),其次是鳗鱼降钙素(2 000~4 000 mg),人降钙素、猪降钙素、绵羊降钙素活性最小(100~200 mg)。

降钙素主要用于治疗高钙血症及骨质疏松症。

考证聚焦 》》》》

1. 肾上腺糖皮质激素类药物的结构特征、构效关系与应用。

2. 雌激素、孕激素、雄激素及蛋白同化激素类药物的结构特征与应用。

3. 胰岛素及其类似物的结构特征与应用。

4. 胰岛素分泌促进剂、胰岛素增敏剂的分类、结构特征与应用。

5. α-葡萄糖苷酶抑制剂的结构特征与应用。

6. 骨代谢调节药物的结构特征与应用。

课后练一练 〉〉〉〉

在线测试：

内分泌系统
药物

问答题

1. 甾体激素药物按化学结构分为哪几类,代表药物有哪些? 请举例说明。
2. 简述肾上腺皮质激素的构效关系。
3. 在雌二醇结构上引入炔基的目的是什么?
4. 如何用化学方法区分下列药物:雌二醇、黄体酮、炔诺酮和地塞米松。
5. 胰岛素需要冷藏,为什么? 保存温度越低越好吗?

(赵东升)

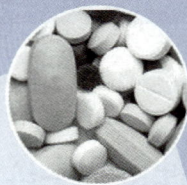

第十三章

维生素

>>>>> 学习目标

　　知识目标:掌握脂溶性维生素类中维生素 A 醋酸酯、维生素 D_3、维生素 E 醋酸酯、维生素 K_3,水溶性维生素类中维生素 B 族(维生素 B_1、维生素 B_2、维生素 B_6)和维生素 C 的化学结构特点、理化性质、鉴别方法及临床作用;熟悉维生素类药物的分类,常用维生素类药物的名称、结构特征、作用特点及代谢特点;了解各类维生素类药物的发展状况。

　　能力目标:学会分析典型药物的结构特征,会用药物的理化性质解决药物在合理应用、制备制剂、分析检验、贮存养护、使用等方面的问题。

　　素养目标:通过维生素类药物的临床使用案例,培养指导患者合理用药的职业素养。

> **课前导读**

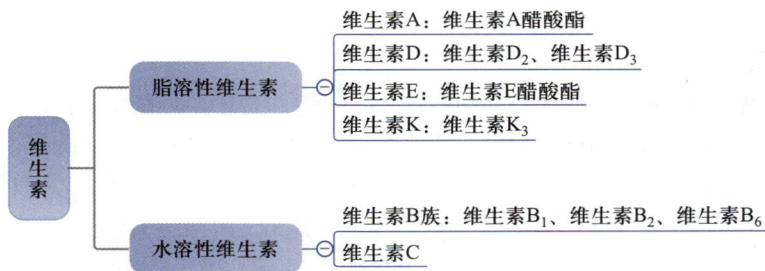

> **基础理论**

维生素（vitamin）是维持机体正常代谢所必需的一类微量有机物质或小分子有机物质，作为许多酶的辅酶起着调节和控制能量和物质代谢的作用。维生素不是细胞的组成部分，在人体内不能合成或合成的量很少，主要来源于食物，是人类食物中必需的六大营养素（糖类、蛋白质、脂肪、水、矿物质、维生素）之一。如果体内维生素不足或缺乏，就会引起一系列营养代谢病，称为维生素缺乏症，包括单一维生素和多种维生素缺乏症（综合性维生素缺乏症）。如维生素 A 缺乏可能会患眼干燥症、夜盲症等；维生素 D 缺乏可能会出现佝偻病等。反之，维生素供给过多，也会引起营养代谢病，称为维生素过多症或维生素中毒。

目前已发现的维生素有 60 余种，维生素种类较多，生理功能亦不尽相同，其化学结构又缺乏类缘关系，故根据其溶解性分为脂溶性和水溶性维生素两大类。又根据维生素发现的先后顺序以英文字母排序，将其命名为维生素 A、维生素 B、维生素 C、维生素 D、维生素 E、维生素 K 等。脂溶性维生素（包括维生素 A、维生素 D、维生素 E、维生素 K 等）可以在体内贮存或蓄积，排泄比较缓慢。水溶性维生素（包括维生素 B_1、维生素 B_2、维生素 B_3、维生素 B_5、维生素 B_6、维生素 B_{12}、维生素 C、叶酸、生物素等）不能在体内贮存，且易从体内排出。

动画：
维生素
缺乏症

> **案例导入**

案例：曾某，男，50 岁。因糖尿病并发症，发热数日。某医院医师开出处方用胰岛素和维生素 C 混合后静脉滴注治疗。

讨论：1. 维生素 C 制成注射剂需要注意哪些问题？

2. 如果你是一名药师，你觉得案例中医师的用药合理吗？

第一节　脂溶性维生素

脂溶性维生素（fat soluble vitamins）在食物中与脂类共存，并随脂类一同被吸收进入机体内，易溶于大多数有机溶剂，大多不溶于水，包括维生素 A、维生素 D、维生素 E、维生素 K 等。因脂溶性维生素在机体内排泄较慢,若摄取过多则可引起积蓄中毒。

一、维生素 A

(一) 概述

维生素 A(vitamin A)于 1913 年被科学家发现存在于动物的肝、奶、肉类及蛋黄中。1931 年,Karrer 从鱼肝油中分离提纯得到了维生素 A_1,又名视黄醇(retinol),并确定了其化学结构。后来人们又从淡水鱼的肝脏中分离得到维生素 A_1 的类似物(3- 脱氢视黄醇),命名为维生素 A_2,其结构与维生素 A_1 比较,均为多烯烃一元醇,只是环己烯的 3 位多了一个双键,但生物活性仅为维生素 A_1 的 30% ~ 40%,维生素 A 一般指维生素 A_1。

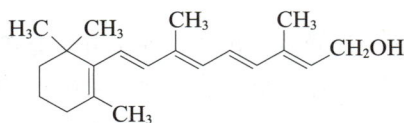

维生素A_1

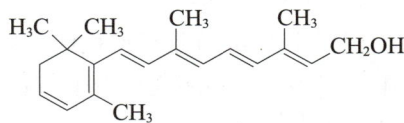

维生素A_2

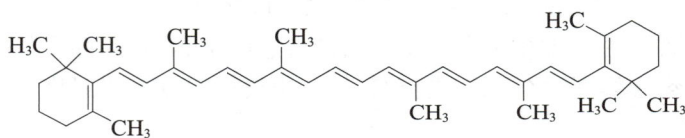

β-胡萝卜素

植物中含有能在机体内转变成维生素 A 的物质,称为维生素 A 原,如胡萝卜素、黄玉米素等。其中,β- 胡萝卜素(β-carotene)最为重要,在人类营养中约 2/3 的维生素 A 来自 β- 胡萝卜素,在体内酶的作用下,理论上一分子的胡萝卜素在体内可转变为两分子的维生素 A。β- 胡萝卜素既可以补充人体缺乏的维生素 A,又可以避免维生素 A 过量中毒,现其制剂已应用于临床。

维生素 A 在体内代谢氧化成视黄醛(retinal),它是构成视觉细胞的感光物质,参与视觉形成。视黄醛再进一步氧化为视黄酸(retinoic acid),即维生素 A 酸(trrtinoin)。其活性为维生素 A 的 1/10,药理作用与维生素 A 相似,可影响骨的形成和上皮组织代谢,促进上皮细胞分化、角质溶解等。本品临床上主要用于治疗寻常痤疮、扁平苔藓、黏膜白斑、脂溢性皮炎、鱼鳞病、毛囊角化病以及其他角化异常类皮肤病。

微课:

维生素 A 类
药物的结构

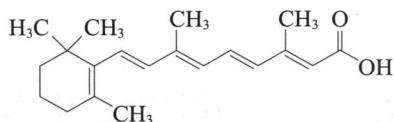

维生素A酸

(二) 典型药物

维生素 A 醋酸酯 (vitamin A acetate)

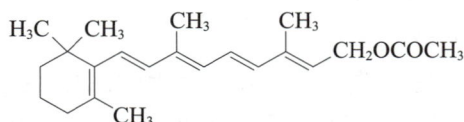

化学名为 (全 –E 型)-3,7-二甲基 -9-(2,6,6-三甲基 -1-环己烯 -1-基)-2, 4,6,8-壬四烯 -1-醇醋酸酯。

本品为淡黄色的油溶液或为结晶与油的混合物 (若加热至 60 ℃应为澄明溶液); 无臭。

本品可以与三氯甲烷、乙醚、环己烷或石油醚以任意比例互溶,微溶于乙醇,不溶于水。

维生素 A 分子结构中含有共轭多烯醇的侧链,所以其化学性质不稳定,易被空气氧化,紫外线、加热、重金属离子等因素均可加速氧化进行,氧化的产物为无活性的环氧化合物。故维生素 A 在油溶剂中比在空气中稳定,《中国药典》(2020 年版) 收载的维生素 A 是用每 1 g 含 270 万单位以上的维生素 A 醋酸酯结晶加精制植物油制成的油溶液。贮存时应装于铝制或其他适宜的容器内,充氮气、密封,在凉暗处保存。

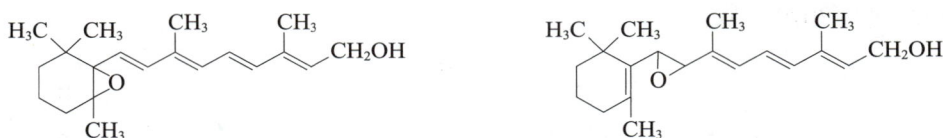

环氧化物

本品为酯类化合物,其化学稳定性比维生素 A 高,在酸或碱的催化下,易发生水解反应,生成维生素 A 和醋酸。维生素 A 含有丙烯醇型结构,遇酸易发生脱水反应,生成脱水维生素 A,其生物活性只有维生素 A 的 0.4%。

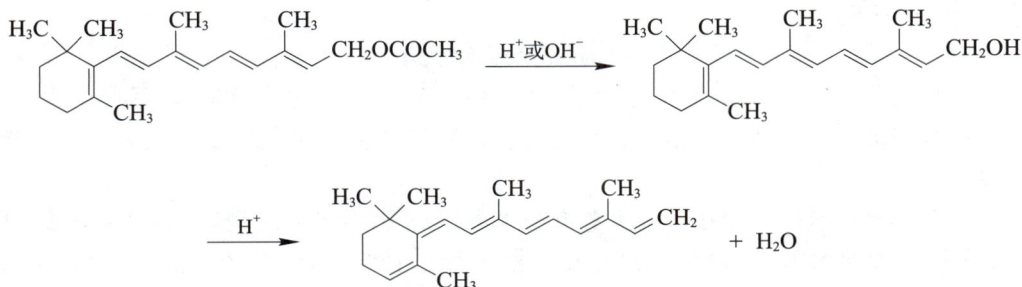

脱水维生素A

本品的三氯甲烷溶液,加入三氯化锑的三氯甲烷溶液后,即显蓝色,逐渐变为紫红色。

微课:

维生素 A
类药物的
理化性质

本品主要用于防治维生素 A 缺乏症,如角膜软化病、眼干燥症、夜盲症等。

二、维生素 D

(一) 概述

维生素 D(vitamin D)是一类抗佝偻病维生素的总称,主要存在于鱼肝油、肝脏、蛋黄和乳汁中。早在 1800 年人们就知道儿童佝偻病与日光照射相关,直到 1922 年,Mccollum 发现了鱼肝油中存在对热不稳定的且不能被皂化的甾体化合物,该化合物对抗佝偻病有效,这种物质被命名为维生素 D。维生素 D 类均属于甾醇的开环衍生物,目前已知的有十多种,其中最重要的为维生素 D_2 和维生素 D_3,它们于 1930 年和 1932 年分别由两位科学家 Askewd 和 Windaus 分离得到,并确定了化学结构。

在人体皮肤内含有维生素 D_3 的前体 7- 脱氢胆固醇,其经日光或紫外线照射后可转化为维生素 D_3,这种方式是人体获得维生素 D 的主要途径,通常人体通过皮肤合成的维生素 D_3 基本能够满足机体的需要。因此,多晒太阳是预防维生素 D 缺乏的主要手段之一。植物和酵母中含有维生素 D_2 的前体麦角甾醇,经日光或紫外线照射可转变为维生素 D_2。

维生素 D 在体内经过肝脏和肾脏两步氧化代谢,转变为 $1\alpha,25-$ 二羟基维生素 D(骨化三醇),即活性维生素 D。骨化三醇在临床上用于治疗甲状旁腺功能减退症及血液透析患者的肾性营养不良,阿法骨化醇在体内经代谢也可转变为骨化三醇,已收载于《中国药典》(2020 年版)。

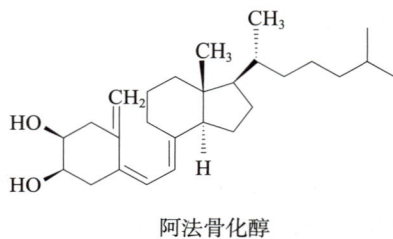

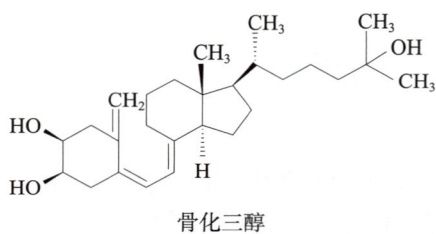

阿法骨化醇　　　　　　　　　　　　骨化三醇

知识链接

骨质疏松症治疗药

骨质疏松症是以骨量减少,骨的微细结构破坏为特征,骨脆性增加,强度受损,骨折危险性增加的一种全身代谢性骨骼疾病。骨质疏松症分为原发性、继发性和特发性三类。

目前骨质疏松症的治疗药物主要有两大类,一类为骨吸收抑制药,如二膦酸盐、钙剂、降钙素、维生素 D 及其衍生物(可升高骨质密度,降低椎体骨折的危险,活性维生素 D 的作用强于普通维生素 D)等;另一类为促进骨形成药,如氟化物、合成类固醇、甲状旁腺激素和维生素 D 及其衍生物等。

（二）典型药物

维生素 D₂（vitamin D₂）

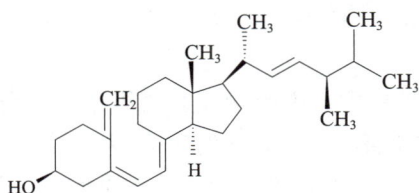

化学名为 9，10- 开环麦角甾 –5，7，10（19），22- 四烯 –3β- 醇，又名骨化醇、麦角骨化醇。

结构特征：开环甾醇、烯键。

本品为无色针状结晶或白色结晶性粉末；无臭，无味。

本品极易溶于三氯甲烷，易溶于乙醇、乙醚和丙酮，略溶于植物油中，不溶于水。熔点为 115～118 ℃（熔融时同时分解）。比旋度为 +102.5°～+107.5°（40 mg/ml，无水乙醇溶液）。

本品分子中因含有较多的双键，对光敏感，在空气和日光照射下，遇酸或氧化剂，均能发生氧化而变质，失去药理活性，毒性增加。故制备时紫外线照射时间不宜太长，贮存时应遮光，充氮、密封在冷处保存。

本品的三氯甲烷溶液加入少许醋酐与硫酸，振摇后，溶液初显黄色，渐变红色，迅速呈紫色，最后变为绿色。这是甾类化合物的通性。

本品促进人体对钙和磷的吸收，并帮助骨骼钙化，临床上主要用于预防和治疗佝偻病和骨质软化病。

维生素 D₃（vitamin D₃）

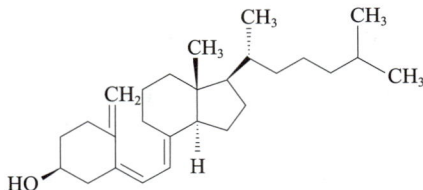

化学名为 9，10- 开环胆甾 –5，7，10（19）- 三烯 –3β- 醇，又名胆骨化醇。

本品为无色针状结晶或白色结晶性粉末；无臭，无味。

本品极易溶于乙醇、丙酮、乙醚和三氯甲烷，略溶于植物油中，不溶于水。熔点为 84～88 ℃（熔融时同时分解），比旋度为 +105°～+112°（5 mg/ml，无水乙醇溶液）。

本品在化学结构上与维生素 D₂ 比较，因侧链上无双键，C-24 上无甲基，故稳定性高于维生素 D₂，但在空气中或遇光等均易变质。故贮存时应遮光，充氮、密封在冷处保存。

本品的三氯甲烷溶液，加入醋酐和硫酸溶液并振摇后，初显黄色，渐变为红色，迅速变为紫色、蓝绿色，最后变为绿色。

本品用途与维生素 D₂ 相同，主要用于调节体内钙、磷的代谢。

三、维生素 E

1922 年 Evans 和 Bishop 发现了一类有抗不育作用的脂溶性物质,将其命名为维生素 E,又名生育酚(tocopherol)。1936 年成功分离出维生素 E,并于 1938 年人工合成获得成功。

维生素 E(vitamin E)是一类与生殖功能有关维生素的总称,在化学结构上属于苯并二氢吡喃的衍生物,C-2 位有一个 16 碳的侧链,苯环上均含有一个酚羟基。维生素 E 类目前已知的有 8 种(表 13-1),各个异构体显示不同的生理活性,其中 α- 生育酚的活性最强。维生素 E 主要存在于植物中,其中以麦胚油、花生油、玉米油、豆类及蔬菜中含量最为丰富。天然型维生素 E 均为右旋体,人工合成品为消旋体,其生物活性为右旋体的 40% 左右。

维生素 E 类基本母核结构

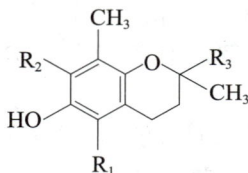

表 13-1　维生素 E 类药物的结构

名称	R_1	R_2	R_3
α- 生育酚	CH_3	CH_3	$C_{16}H_{33}$
β- 生育酚	CH_3	H	$C_{16}H_{33}$
γ- 生育酚	H	CH_3	$C_{16}H_{33}$
δ- 生育酚	H	H	$C_{16}H_{33}$
α- 生育三烯酚	CH_3	CH_3	$C_{16}H_{27}(3',7',11'-三烯)$
β- 生育三烯酚	CH_3	H	$C_{16}H_{27}(3',7',11'-三烯)$
γ- 生育三烯酚	H	CH_3	$C_{16}H_{27}(3',7',11'-三烯)$
δ- 生育三烯酚	H	H	$C_{16}H_{27}(3',7',11'-三烯)$

从化学结构上分析,维生素 E 对光线和氧化剂较敏感,若遇氧化剂如三氯化铁或空气中的氧则可被氧化成 α- 生育酚对苯醌,生成稳定的血红色配合物。因维生素 E 易发生自动氧化,故多制备成维生素 E 的 α- 生育酚醋酸酯或 α- 生育酚烟酸酯。《中国药典》(2020 年版)中收载的维生素 E 为天然型或合成型 α- 生育酚醋酸酯。

课堂讨论

联系所学知识,为什么要将维生素 A 和维生素 E 均制备成醋酸酯的形式?

维生素 E 醋酸酯（vitamin E acetate）

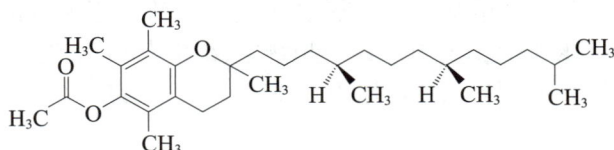

化学名为 (±)-2,5,7,8- 四甲基 -2-(4,8,12- 三甲基 – 十三烷基)-6- 苯并二氢吡喃醇醋酸酯，又名 α- 生育酚醋酸酯。

本品为微黄色至黄色或黄绿色澄清的黏稠液体；几乎无臭，遇光色渐变深。

本品易溶于无水乙醇、丙酮、三氯甲烷、乙醚、植物油，不溶于水。

本品是 α- 生育酚酯类化合物，性质虽比 α- 生育酚稳定，但与氢氧化钾溶液加热可发生水解，生成游离 α- 生育酚。α- 生育酚可与三氯化铁作用，生成对生育醌和二价铁离子，二价铁离子再与 2,2′- 联吡啶作用生成血红色的配合物。

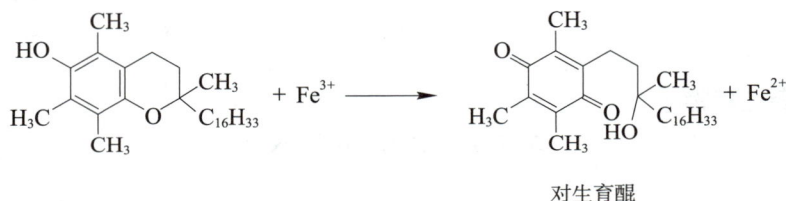

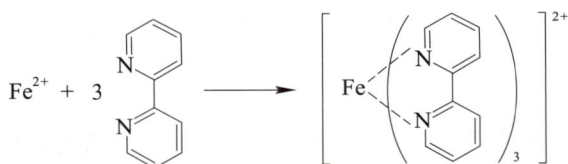

对生育醌

本品加无水乙醇溶解后，再加硝酸并微热约 15 min，生成生育红，其溶液显橙红色。

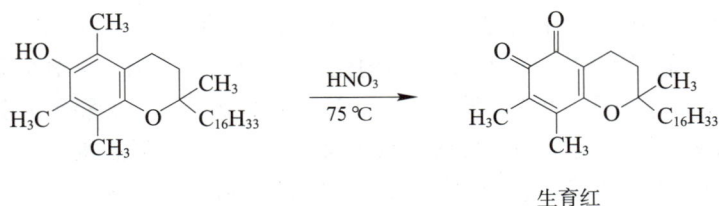

生育红

因本品具有较强的还原性，易被氧化，故应避光、密封，在干燥处保存。

本品具有维持和促进生殖功能的作用，并能增强细胞的抗氧化作用。临床上主要用于习惯性流产、不孕症、进行性肌营养不良等，亦可用于心血管疾病、脂肪肝等。

四、维生素 K

(一) 概述

维生素 K(vitamin K)是一类具有凝血作用的维生素的总称，主要的生理功能是促进肝脏合成凝血因子，加速凝血。维生素 K 广泛地存在于绿色植物中，在菠菜、白菜、萝卜、卷心菜中含量最为丰富。此外，瘦肉、牛肝、猪肝、蛋等的维生素 K 含量也较高，

多数微生物也能合成维生素 K。目前已经发现的维生素 K 有 7 种,即维生素 $K_1 \sim K_7$,其中维生素 $K_1 \sim K_4$ 属于 2- 甲基 -1,4- 萘醌类衍生物;维生素 $K_5 \sim K_7$ 属于萘胺类衍生物。维生素 K_1、维生素 K_2 广泛地存在于绿色植物中,维生素 K_3、维生素 K_4 为化学合成品。其中维生素 K_3 的生物活性最强,广泛地用于临床。

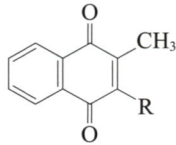

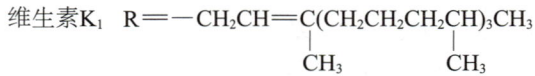

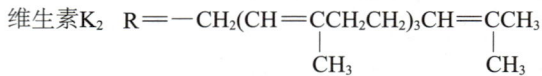

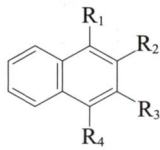

维生素K_1　$R = -CH_2CH=C(CH_2CH_2CH_2CH)_3CH_3$
$\qquad\qquad\qquad\qquad\qquad CH_3 \qquad\qquad CH_3$

维生素K_2　$R = -CH_2(CH=CCH_2CH_2)_3CH=CCH_3$
$\qquad\qquad\qquad\qquad CH_3 \qquad\qquad\qquad CH_3$

	R_1	R_2	R_3	R_4
维生素K_4	$-OCOCH_3$	$-CH_3$	$-H$	$-OCOCH_3$
维生素K_5	$-OH$	$-CH_3$	$-H$	$-NH_2$
维生素K_6	$-NH_2$	$-CH_3$	$-H$	$-NH_2$
维生素K_7	$-OH$	$-H$	$-CH_3$	$-NH_2$

(二) 典型药物

维生素 K_3(vitamin K_3)

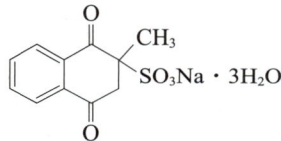

化学名为 1,2,3,4- 四氢 -2- 甲基 -1,4- 二氧 -2- 萘磺酸钠盐三水合物,又名亚硫酸氢钠甲萘醌。

本品为白色结晶性粉末;无臭或微有特臭;有吸湿性。

本品易溶于水(1∶2),在乙醇或乙醚中几乎不溶,水溶液对石蕊试纸呈中性。

本品水溶液遇光和热,部分可发生异构化,产生 2- 甲基 -1,4- 萘氢醌 -3- 磺酸钠和 2- 甲基 -1,4- 萘氢醌,活性降低。为防止这一反应的发生,可保持溶液 pH 在 2~5,并加入亚硫酸氢钠作为稳定剂。反应生成的 2- 甲基 -1,4- 萘氢醌 -3- 磺酸钠与邻二氮杂菲试液作用,产生红色沉淀,而维生素 K_3 不反应,可用于鉴别。

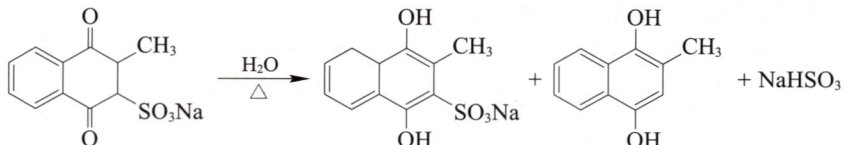

本品水溶液与甲萘醌和亚硫酸氢钠间存在动态平衡,若与空气中的氧气、酸、碱作用时,亚硫酸氢钠分解,平衡被破坏,析出黄色甲萘醌沉淀。光和热也可促进药物的分解,因此本品水溶液不适宜在水中久存,同时加入氯化钠或焦亚硫酸钠可增加稳定性,应遮光、密封,在干燥处保存。

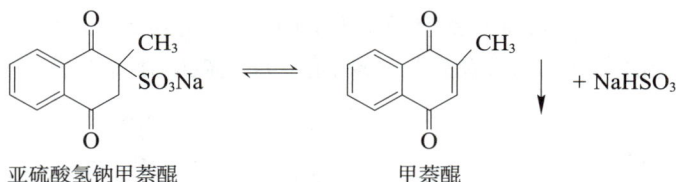

亚硫酸氢钠甲萘醌　　　　　　　　甲萘醌

本品具有凝血作用,临床上主要用于凝血酶原缺乏症、维生素 K 缺乏症和新生儿出血症的防治。

第二节　水溶性维生素

水溶性维生素(water soluble vitamins)通常是指大多数溶于水而不溶于油脂的维生素。但部分水溶性维生素可以微溶于有机溶剂。水溶性维生素主要包括维生素 B 族和维生素 C 等。

一、维生素 B 族

(一) 概述

维生素 B 族(vitamin B)包括很多化学结构和生理活性完全不同的一类物质,但是由于最初是从同一来源中分离得到的,所以将其归为一类。维生素 B 族主要有维生素 B_1(硫胺)、维生素 B_2(核黄素)、维生素 B_6(吡多辛)、维生素 B_{12}(氰钴胺)、烟酸、生物素及叶酸等。

(二) 典型药物

维生素 B_1(vitamin B_1)

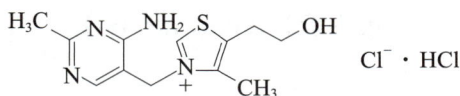

化学名为氯化 4-甲基-3-[(2-甲基-4-氨基-5-嘧啶基)甲基]-5-(2-羟基乙基)噻唑鎓盐酸盐,又称盐酸硫胺。

本品为白色结晶或结晶性粉末;味苦,具有微弱的特臭;干燥品露置在空气中迅速吸收约 4% 的水分。

本品易溶于水,微溶于乙醇,不溶于乙醚。其水溶液显酸性。熔点为 248~250 ℃,熔融时同时分解。

本品固体在干燥环境中性质稳定,如在密闭容器中长期放置或于 100 ℃加热 24 h,均无明显的变化。但本品水溶液遇酸较稳定,当 pH 升高时稳定性下降,若在碱性条件下,则噻唑环被破坏,生成硫醇型化合物而失效。因此,本品遇碱性药物(如苯巴比妥钠、氨茶碱等)易引起变质,故不宜与碱性药物配伍使用。其水溶液与空气接触或在铁氰化钾碱性溶液中,易被氧化成具有荧光的硫色素而失效。遇光、金属离子(如铜、铁、锰)等均能加速其氧化作用。

本品在氢氧化钠溶液中,噻唑环被破坏,生成硫醇型化合物,加入铁氰化钾试液等氧化剂时,则氧化成硫色素,将产物溶于正丁醇中,强力振摇 2 min,醇层显蓝色荧光,加酸成酸性时,荧光消失,再加碱,荧光又显现,这一反应被称为硫色素反应。

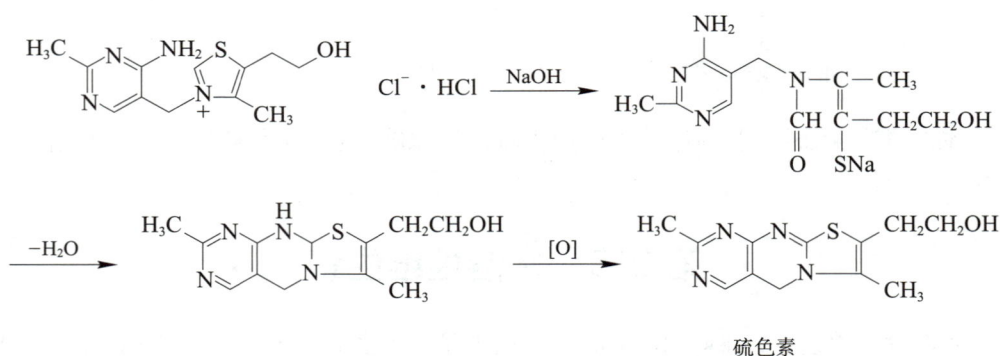

硫色素

本品水溶液在 pH 5.0～6.0 时,遇碳酸氢钠或亚硫酸氢钠均可发生分解,故本品的制剂不能使用碳酸氢钠或亚硫酸氢钠作为稳定剂。

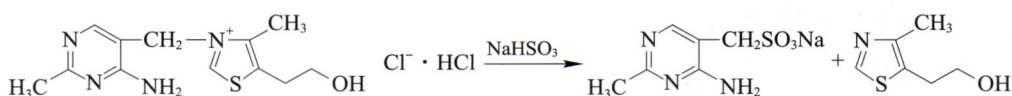

本品分子结构中含有嘧啶环和噻唑环两个杂环,能与多种生物碱沉淀试剂反应生成沉淀。如与碘化汞钾反应生成黄色的沉淀;与三硝基苯酚作用生成扇形结晶;与碘生成红色沉淀。

本品天然品存在于米糠、麦麸、酵母等中,现在主要由人工合成。维生素 B₁ 具有维持糖代谢及神经传导正常的功能,临床用于防治维生素 B₁ 缺乏所致的脚气病、神经炎、消化不良等。

维生素 B₂（vitamin B₂）

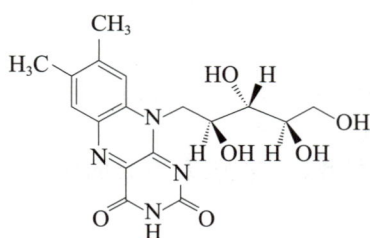

化学名为 7,8- 二甲基 -1-[(2S,3S,4R)-2,3,4,5- 四羟基戊基]-3,10- 二氢苯并蝶啶 -2,4- 二酮,又名核黄素。

本品为橙黄色结晶性粉末,微臭,味微苦。熔点为 280 ℃,熔融时同时分解。不溶于水、乙醇、三氯甲烷、乙醚,在无碳酸钠的 0.05 mol/L 氢氧化钠溶液中溶解稀释制成每 1 ml 中约含 5 mg 的溶液,比旋度为 -115°～-135°。

本品分子中含有酰亚胺和叔胺结构,故本品为两性化合物,既能溶于稀碱,又能溶于稀酸中;其饱和溶液的 pH 为 6。维生素 B₂ 水溶液为非离子型,呈黄绿色荧光,当 pH 为 6.0～7.0 时荧光最强。但加入酸或碱后,荧光将立即消失。

本品固体在干燥时性质稳定,但其水溶液遇光极易分解,且分解的速度随温度和 pH 升高而加快。在碱性条件下分解为感光黄素;在酸性或中性条件下,分解为光化色素。此外,在酸性或碱性溶液中还可生成微量的核黄素-10-乙酸。

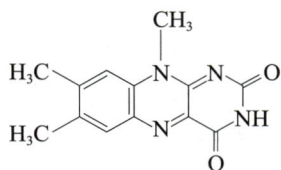
感光黄素

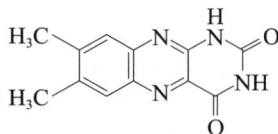
光化色素

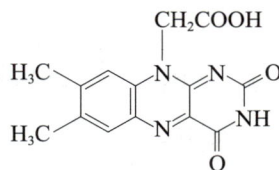
核黄素-10-乙酸

本品在避光条件下,其酸性水溶液较稳定,但在碱性溶液中极易变质。如本品的 1% 氢氧化钠溶液,在 24 h 之内即可完全分解。

本品对一般的弱氧化剂比较稳定,但能被强氧化剂如高锰酸钾或铬酸等所氧化而破坏。此外,若遇还原剂如连二亚硫酸钠或维生素 C 等可被还原为无荧光的二氢核黄素并从水中析出,最后二氢核黄素在空气中又被氧气氧化成核黄素。

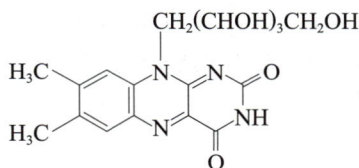
核黄素

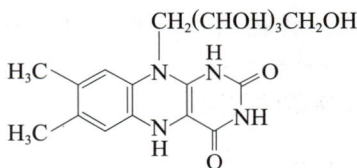
二氢核黄素

本品为体内黄素酶类辅基的组成成分,在生物氧化还原中发挥传递氢的作用。主要用于治疗维生素 B_2 缺乏所致的唇炎、舌炎、脂溢性皮炎、结膜炎等。

维生素 B_6（vitamin B_6）

维生素 B_6 包括吡多辛（pyridoxine）、吡多醛（pyridoxal）、吡多胺（pyridoxamine）。因最初分离得到的是吡多辛,故一般以它作为维生素 B_6 的代表。

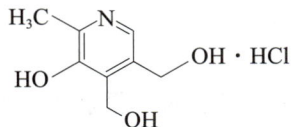

化学名为 5-羟基-6-甲基-3,4-吡啶二甲醇盐酸盐,又名盐酸吡多辛。

本品为白色或类白色的结晶或结晶性粉末;无臭,味微酸苦。遇光渐变质,有升华性。

本品易溶于水,微溶于乙醇,不溶于三氯甲烷或乙醚。熔点为 205~209 ℃,熔融时同时分解。

本品的固体在干燥条件下对光和空气较稳定,但由于分子中具有三个羟基,其水溶液遇空气可被氧化变色,随 pH 升高,氧化速度加快。

本品在酸性溶液中稳定,但其中性或碱性溶液遇光则分解,如中性水溶液加热至 120 ℃左右,可发生两分子聚合而失去活性。

本品结构中的烯醇型羟基可与三氯化铁作用呈红色,其分子中的两个醇羟基可被酯化。此外,本品能与 2,6- 二氯对苯醌氯亚胺作用生成蓝色化合物,数分钟后转为红色。该反应为对位未取代的酚类所共有的反应。

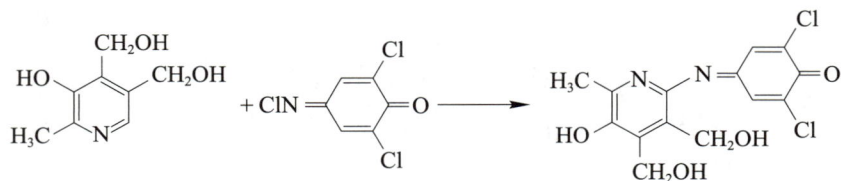

吡多辛可以与吡多醛、吡多胺在体内相互转化。

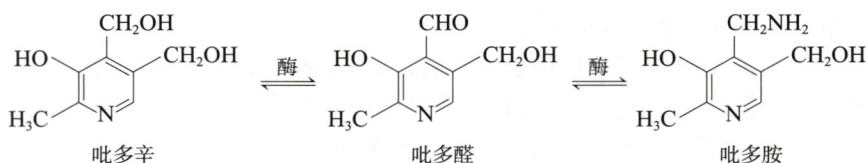

本品进入体内后在酶的作用下被 ATP 磷酸化,再经氧化得到具有生物活性的 5′- 磷酸吡多醛和 5′- 磷酸吡多胺。它们均为转氨酶、氨基酸脱羧酶的辅酶,并参与氨基酸和神经递质的代谢。

临床上本品用于妊娠呕吐,放射病或抗癌药所致的呕吐;防治因大量或长期服用异烟肼和肼屈嗪等引起的周围神经炎等。

二、维生素 C

(一) 概述

维生素 C(vitamin C)广泛地存在于绿叶蔬菜和新鲜水果中,特别是在番茄、橘子、山楂、鲜枣、辣椒等中含量最为丰富。维生素 C 为胶原和细胞间质合成所必需的原料,当摄入不足时可导致坏血病。药用品多由化学合成得到。此外,维生素 C 也被广泛地用于制药和食品工业的抗氧剂或添加剂等。

(二) 典型药物

动画:

维生素 C 的
结构

维生素 C(vitamin C)

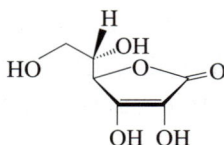

化学名为 L(+)– 苏糖型 –2,3,4,5,6– 五羟基 –2– 己烯酸 –4– 内酯,又名 L– 抗坏血酸。

本品为白色结晶或结晶性粉末;无臭,味酸;久置颜色逐渐变为微黄。

本品易溶于水,略溶于乙醇,不溶于三氯甲烷或乙醚。熔点为 190 ~ 192 ℃,熔融时同时分解。

本品结构中含有两个手性碳原子,有四个光学异构体。其中 L–(+)– 抗坏血酸的活性最强,D–(–)– 异抗坏血酸的活性仅为 L–(+)– 抗坏血酸的 1/20,D–(–)– 抗坏血酸和 L–(+)– 异抗坏血酸几乎无效。

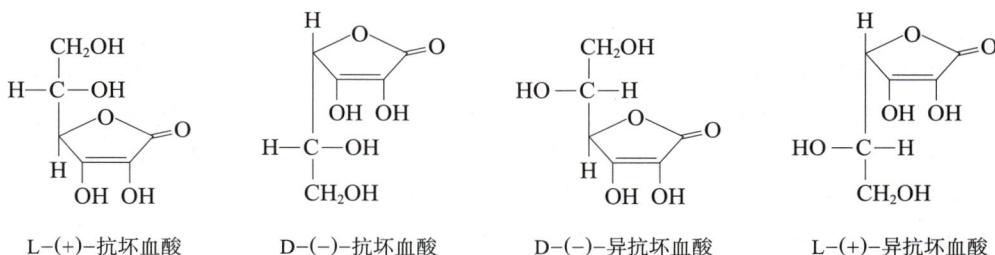

L–(+)–抗坏血酸　　D–(–)–抗坏血酸　　D–(–)–异抗坏血酸　　L–(+)–异抗坏血酸

本品结构中含有连烯二醇结构,其水溶液呈酸性,因为 C–2 上的羟基可与 C–1 的羰基形成分子内氢键,因此 C–2 羟基的酸性(pK_a 11.57)较 C–3 羟基的酸性(pK_a 4.17)弱。C–3 上羟基的酸性较强,可与碳酸氢钠或稀氢氧化钠反应,生成 C–3 烯醇钠盐。但在强碱溶液中,如浓氢氧化钠溶液,因内酯环被破坏,生成酮酸钠盐。

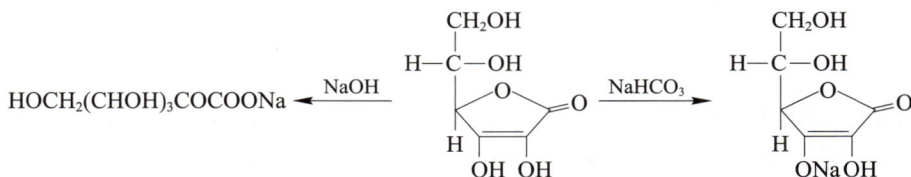

动画:

维生素 C 的酸性

本品分子中含有连烯二醇结构,具有较强的还原性。在水溶液中易被空气中的氧气氧化,也可被硝酸银、碱性酒石酸铜、三氯化铁、碘及 2,6– 二氯靛酚等氧化剂所氧化,生成去氢维生素 C。由于分子中的共轭体系被破坏,使得去氢维生素 C 比维生素 C 更易被水解,生成 2,3– 二酮古糖酸,并可进一步被氧化为苏阿糖酸和草酸而失去活性。在空气中的氧化速度由 pH 和氧气的浓度决定,重金属离子等可催化氧化反应。

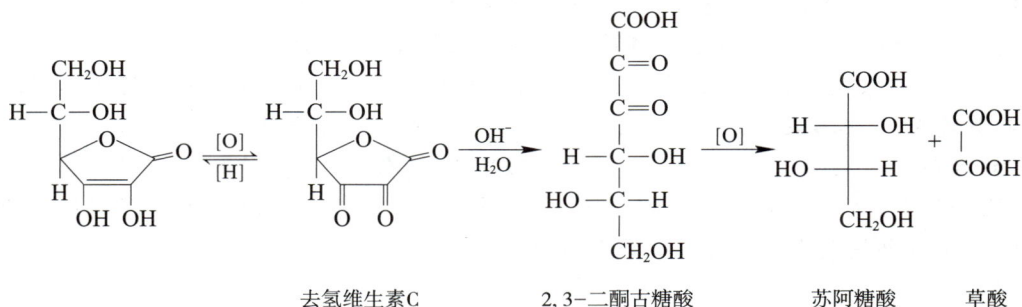

去氢维生素C　　　2,3–二酮古糖酸　　　苏阿糖酸　　草酸

动画:

维生素C的
水解性

本品水溶液,加入硝酸银试剂可发生银镜反应,产生黑色的银沉淀。另外,还可使二氯靛酚试液(试液本身为青色,在酸性溶液中为红色)褪色。

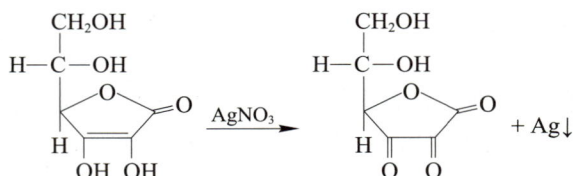

本品在空气、光线、温度等的影响下,氧化生成去氢维生素 C,在一定条件下发生脱水、水解和脱羧反应而生成糠醛,以至聚合呈色。为了避免维生素 C 的分解变质,在制备片剂的过程中,通常采用干法制粒。当制备注射液时,则应使用二氧化碳饱和的注射用水,pH 严格控制在 5.0~7.0,并加入金属离子络合剂 EDTA-2Na 和焦亚硫酸钠等作为稳定剂。此外,还需通入二氧化碳或氮气等惰性气体置换安瓿液面上的空气。若本品的注射液或片剂颜色变为深黄色,则不能供药用。

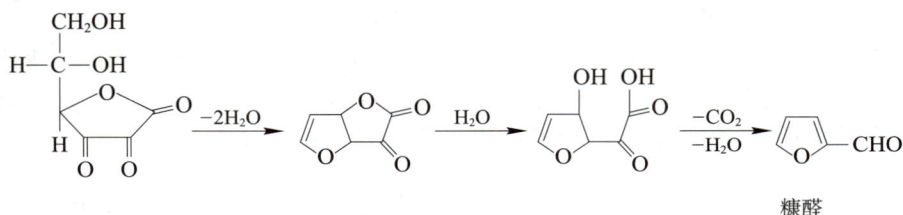

糠醛

本品临床用于防治维生素 C 缺乏症,预防冠心病,大量注射本品可用于治疗克山病。本品也适用于尿的酸化,各种贫血和许多其他疾病的治疗。

岗位对接 〉〉〉〉

药物合理应用

1. 维生素 C 不宜与维生素 B$_2$ 配伍混合口服:维生素 C 具有较强的还原性,在水溶液中尤其在碱性溶液中容易被氧化。维生素 B$_2$ 为两性化合物,氧化性大于还原性。当维生素 C 与维生素 B$_2$ 配伍混合口服时,会因发生氧化还原反应而失效。

2. 维生素 C 不宜与碳酸氢钠配伍使用:维生素 C 因分子结构中含有连烯二醇结构,显酸性,其水溶液不稳定,在碱性溶液中更易被破坏,在空气中易氧化失效。若维生素 C 与碳酸氢钠配伍使用,而碳酸氢钠为碱性药物,在碱性溶液中维生素 C 极易氧化而脱去两个氢原子,形成去氢维生素 C,失去原来的药理作用。另外,氨茶碱、谷氨酸钠(钾)等偏碱性药物也不能与维生素 C 合用。

拓展阅读

坏血病的出现

1497 年 7 月 9 日到 1498 年 5 月 30 日，葡萄牙航海家达伽马（Vasco da Gama）发现绕过非洲到达印度的航线，他的 160 个船员中，有 100 多人死于坏血病。1519 年，葡萄牙航海家麦哲伦率领的远洋船队从南美洲东岸向太平洋进发。3 个月后，有的船员牙床破了，有的船员流鼻血，有的船员浑身无力，待船到达目的地时，原来的 200 多人，活下来的只有 35 人，人们对此找不出原因。坏血病，是几百年前就知道的疾病，但是由于以前人类对它发生的原因不了解，当时被称作不治之症，且死亡率很高。一直到 1911 年，人类才确定它是因为缺乏维生素 C 而引起的。在 18 世纪，坏血病在远洋航行的水手中非常普遍（他们远离陆地，缺乏新鲜水果和蔬菜），也流行于长期困战的陆军士兵、长期缺乏食物的社区居民、被围困的城市居民、监狱犯人和劳工营中。例如，加州的淘金工人和阿拉斯加的淘金工人中都有大批的坏血病病例。

坏血病初始症状为四肢无力、精神消退、烦躁不安，做任何工作都易疲惫，皮肤红肿。患者觉得肌肉疼痛，精神抑郁。然后脸部肿胀、牙龈出血、牙齿脱落、口臭，皮肤下有大片出血（看起来像是严重的打伤）。最后是严重疲惫、腹泻、呼吸困难、骨折、肝肾衰竭而致死亡。早年航海人员因坏血病死亡的灾难不可枚举，因为他们在航行时的食物是面饼、鱼和咸肉，所含维生素 C 很少。

课后练一练　▶▶▶▶

在线测试：

维生素

一、问答题

1. 将维生素 A 和维生素 E 制成醋酸酯的目的是什么？
2. 制备维生素 C 注射液时需要采取哪些措施，以防止其氧化变质？

二、案例分析

某 8 个月大婴儿因生长发育迟缓伴多汗、手足搐搦症、惊厥发作而入院，通过血生化与骨骼 X 线的检查，确诊为维生素 D 缺乏性佝偻病。

1. 根据病情表现，可选用哪类治疗药物？
2. 除了补充维生素 D，还需要补充什么药物？

（石　磊）

实训部分

第一部分　药物化学实训基本知识及基本操作技能

药物化学实训基本知识

药物化学是研究化学药物的化学结构、理化性质、制备方法、构效关系、体内代谢、作用机制以及寻找新药途径与方法的一门综合性学科。药物化学实训是药学教育中不可或缺的一部分，它通过培养学生的实践能力和创新思维，加深学生对药物化学理论知识的理解和应用。通过实训，学生不仅能够掌握药物化学实验的基本技能和方法，还能在实践中锻炼自己的团队协作能力和解决问题的能力。此外，实训还能够激发学生的学习兴趣和创造力，为未来的专业学习和研究打下坚实的基础。为了药物化学实训能够安全、顺利、有效地进行，要求学生必须掌握药物化学实训的基本知识。

一、实验室守则

为了保证药物化学实验正常进行，培养良好的实验习惯，并保证实验室的安全，学生必须遵守药物化学实验室的规则。

1. **实验前准备**　学生上实验课应提前预习，明确实验目的、方法、步骤、有关的操作技术，提前备好实验所需的原料、试剂、仪器和装置等。

2. **实验室环境**　进入实验室，必须遵守各项制度，严格按实验室操作规程实验。熟悉实验室及其周围的环境，熟悉灭火器材、急救设备的放置地点和使用方法。如有意外事故发生，应报告教师处理。

3. **实验纪律**　不准大声喧哗。学生必须在规定时间内在实验室进行实验，应独立完成规定的实验内容，认真做好实验记录，如实完成实验报告。实验过程中不得擅自离开实验室。

4. **严格按照要求进行实验**　遵从教师的指导，严格按照操作规程、实验步骤、试剂的规格和用量进行实验。若要更改，须征求教师同意后，才可改变。

5. **保持整洁**　暂时不用的器材不要放在桌面上，以免碰倒损坏。污水、污物、残渣、火柴梗、废纸、玻璃碎片等分别放在指定的地点，不得乱丢，更不得丢入水槽，废酸和废碱应分别倒入指定的回收装置中。

6. **爱护公物**　爱护公共仪器设备和工具，应在指定的地点使用，并保持整洁。要节约水、电和药品。不得将实验室仪器设备和材料带出实验室。

7. **离开检查**　实验完毕，须对实验设备进行检查、整理、清点。值日生打扫卫生，切断水、电，关好门窗，经指导教师同意后，方可离去。

二、实验室安全规则

药物化学实验所用的试剂有些是有毒、可燃、有腐蚀性或爆炸性的,所用的仪器大部分又是玻璃制品,所以,在药物化学实验过程中,若操作疏忽、使用不当,可能引起仪器损坏、着火、爆炸、中毒、腐蚀等事故,因此,在进行实验时,必须根据化学反应的条件和化学试剂的理化特性,恰当地选择仪器,正确安装,采取必要的安全和防护措施,以保证实验顺利进行。

(一)实验室一般安全规则

1. 实验开始前应检查仪器是否完整无损,装置是否正确稳妥,在征求指导教师同意之后,方可进行实验。

2. 实验进行时,不得离开岗位,要经常注意反应进行的情况和装置有无漏气、破裂的现象。

3. 当进行有可能发生危险的实验时,要根据实验情况采取必要的安全措施,如戴防护眼镜、面罩或橡胶手套等。

4. 试管加热时,切记不要把试管口向着自己或别人。

5. 蒸馏前应加入数粒沸石,以防暴沸导致实验失败或烫伤。

6. 倾注药剂或加热液体时,不要俯视容器,以防溅出。

7. 不要俯向容器去嗅散发的气味。面部应远离容器,用手把离开容器的气流慢慢地扇向自己的鼻孔。

8. 有毒药品(如铅盐、砷的化合物、汞的化合物、氰化物)不得进入口内或接触伤口。剩余的废液也不能随便倒入下水道。

9. 未经许可,绝不允许将几种试剂或药品随意研磨或混合,以免发生爆炸、灼伤等意外事故。

10. 使用易燃易爆药品时,应远离火源。实验试剂不得入口。

11. 严禁用湿手接触电源。水、电、煤气一经使用完毕,立即关闭。点燃的火柴用后立即熄灭,不得乱扔。

12. 严禁在实验室内饮食、吸烟,或把食具带进实验室。实验完毕,必须洗净双手。

13. 熟悉安全用具如灭火器材、砂箱以及急救药箱的放置地点和使用方法,并妥善爱护。

14. 实验室内所有的药品不得带出实验室。用剩的有毒药品应交还给教师。

(二)实验事故的预防和处理

1. 火灾的预防

(1) 使用易燃溶剂应远离火源,尽量不用明火直接加热。切勿用广口容器存放或加热易燃溶剂。

(2) 数量较多的易燃溶剂应放在危险品橱内,而不存放在实验室内。

(3) 回流或蒸馏液体时应放沸石,以防溶液因过热暴沸而冲出。

(4) 回流或蒸馏液体时冷凝水要保持通畅。

(5) 在实验过程中添加或转移易燃溶剂时,应暂时熄火或远离火源。

（6）因事离开实验室时，一定要关闭自来水和热源。

2. 爆炸的预防

（1）蒸馏装置必须正确，不能造成密闭体系。减压蒸馏时，要用圆底烧瓶或吸滤瓶作接收器，不可用三角烧瓶。否则，易爆炸。

（2）使用易燃易爆的气体时，切忌接近火源，需保持空气流通。

（3）使用乙醚时，必须检查有无过氧化物的存在，如发现有过氧化物存在，应立即用硫酸亚铁除去过氧化物再使用。同时乙醚应在通风较好的地方或在通风橱内使用。

（4）对于易爆炸的固体，如重金属乙炔化物、苦味酸金属盐、三硝基甲苯等不能用重物压或撞击，以免引起爆炸，这些物品的残渣，必须小心销毁。

3. 中毒的预防

（1）有毒物品应妥善保管，不许乱放。实验后的有毒残渣必须做有效而妥善的处理。

（2）接触有毒物质必须戴橡胶手套，操作后立即洗手，切勿让有毒物质沾及五官或伤口。

（3）在反应过程中可能生成有毒或腐蚀性气体的实验应在通风橱内进行，使用后的器具应及时清洗。在使用通风橱时，实验开始后不要把头部伸入橱内。

4. 触电的预防

使用电器时，应防止人体与电器导电部分直接接触，不能用湿手或用手握湿的物体接触插头。实验后应切断电源，再将电源插头拔下。

5. 实验事故的处理和急救

（1）火灾的处理

1）防止火势扩展。立即关闭煤气灯，熄灭其他火源，拉断室内总电闸，搬开易燃物质。

2）立即灭火。通常采用隔绝空气的办法灭火，不能用水。在失火初期，不能用口吹，必须使用灭火器、砂、毛毡等。若火势小，可用数层湿布把着火的仪器包裹起来。① 油类着火时，要用砂或灭火器灭火，也可撒上干燥的固体碳酸氢钠粉末来灭火。② 电器着火时，应切断电源，然后再用二氧化碳或四氯化碳灭火器灭火。不能用水和泡沫灭火器灭火，因为水能导电，易导致触电事故。③ 衣服着火时，切勿奔跑，应立即在地上打滚，使之隔绝空气而灭火。

总之，当失火时，应根据起火的原因和火场周围的情况，采取不同的方法扑灭火焰。无论使用哪一种灭火器材，都应从火的四周开始向中心扑灭，把灭火器的喷出口对准火焰的根部。

（2）试剂灼伤的处理

1）酸试剂：立即先用大量水洗，再以 1% 碳酸氢钠溶液洗，最后再用水洗。严重时要消毒，拭干后涂烫伤油膏。

2）碱试剂：立即先用大量水洗，再用 1% 硼酸液洗，最后再用水洗。严重时要消毒，拭干后涂烫伤油膏。

3）溴试剂：立即先用大量水洗，再用乙醇擦至无溴液存在为止，然后涂上烫伤油膏。

4）钠试剂：可见的小块用镊子除去，其余与碱试剂灼伤处理相同。

(3) 割伤的处理　取出伤口中的玻璃或固体物,用蒸馏水洗后涂上碘伏,用绷带包扎或贴上创可贴。大伤口则应先按住主血管以防止大量出血,急送医院治疗。

(4) 烫伤的处理　轻伤涂以烫伤药,重伤涂以烫伤油膏后送医院治疗。

实训项目一　乙酰苯胺的重结晶

【实训目标】

1. 掌握重结晶提纯固态有机化合物的原理和方法。

2. 学会乙酰苯胺重结晶的操作方法。

3. 了解重结晶意义。

【实训原理】

重结晶是利用固体混合物中各组分在某种溶剂中的溶解度不同,使它们相互分离,达到提纯精制的目的。固体物质在溶剂中的溶解度与温度有关,升高温度,通常能增大其溶解度,相反,则降低溶解度。

乙酰苯胺溶于热水而不溶于冷水,其溶解度随着水的温度升高而增加。所以将乙酰苯胺先溶解在热水中,然后使其冷到室温或降至室温以下,即会有晶体析出。利用这一原理可将乙酰苯胺固体中的杂质去除,从而达到提纯目的。

重结晶一般适合纯化杂质含量小于 5% 的固体有机化合物。

【实训材料】

1. **仪器耗材**　电子天平、电热套(或集热式磁力搅拌器)、铁架台及铁夹、量筒、圆底烧瓶(250 ml)、球形冷凝管、橡胶管、三角瓶(300 ml)、布氏漏斗、玻璃棒、表面皿、循环水真空泵、抽滤瓶、干燥箱、滤纸、称量纸等。

2. **试剂**　粗乙酰苯胺、活性炭、水、沸石等。

【乙酰苯胺的理化性质】

乙酰苯胺物理常数见表实训 −1。

表实训 −1　乙酰苯胺物理常数

名称	分子量	熔点 /℃	沸点 /℃	折射率	比重	颜色和形态	溶解度
乙酰苯胺	135.165	114.3	305	—	1.21	白色有光泽的鳞片状晶体	见下面

溶解度:水 0.56(25 ℃)、3.5(80 ℃)、18(100 ℃),乙醇 36.9(20 ℃),甲醇 69.5(20 ℃),三氯甲烷 3.6(20 ℃),微溶于乙醚、丙酮、甘油和苯,不溶于石油醚。

【实训内容】

1. **粗乙酰苯胺溶解、脱色**　将 250 ml 圆底烧瓶以合适的高度固定于铁架台上,向瓶内加入 5 g 粗乙酰苯胺、100 ml 水及 2 粒沸石,并安装球形冷凝管和接通冷凝水,用电热套加热至微沸。视溶解情况而定是否从冷凝管上口补加水。

若溶液有色,撤去加热装置,待溶液冷却后向烧瓶中加入少许活性炭,并再加入 2 粒沸石,重新加热,沸腾 5 ~ 10 min。

2. **热过滤**　将裁剪合适的滤纸放入提前预热的布氏漏斗内,并用预热的水润湿滤纸,减压抽滤以便滤纸贴紧布氏漏斗底壁,迅速倒入热的粗乙酰苯胺溶液,用预热的水润洗烧瓶并转移至漏斗内过滤。最后用少量预热水洗涤滤纸。滤毕,先将滤液于室温下静置自然冷却、结晶,然后用冷水或冰浴进行冷却。

3. **抽滤** 将裁剪合适的滤纸放入布氏漏斗内,并用冷水润湿。减压以使滤纸贴紧布氏漏斗底壁,然后倒入乙酰苯胺晶体滤液,抽滤时要尽可能地将溶剂除去,用母液洗涤有残留产品的烧瓶,并用少量冷水洗涤乙酰苯胺结晶 2~3 次。

4. **干燥称量** 抽干后将乙酰苯胺晶体转移到表面皿上,干燥,称量,并计算回收率。乙酰苯胺熔点为 189 ℃。

【注意事项】

1. 粗乙酰苯胺溶解时补加水至烧瓶内固体物不再减少或全溶。

2. 待溶液冷却后才加入活性炭,并重新加入 2 粒沸石方可重新加热。

3. 滤纸尺寸应小于布氏漏斗底板,抽滤前先用溶剂将滤纸润湿,使滤纸与布氏漏斗底板贴紧。

4. 布氏漏斗需提前预热,热过滤的操作应做到:仪器热、溶液热、动作快。

(柴露露)

第二部分　药物的理化性质实训

实训项目二　几种常用药物的化学鉴别试验

【实训目标】

1. 掌握几种常用典型药物的理化性质及药物鉴别的原理。

2. 学会利用药物的理化性质进行化学鉴别和各项操作。

【实训原理】

1. **盐酸普鲁卡因** 分子结构中具有芳伯氨基和酯键,芳伯氨基在酸性条件下与亚硝酸钠发生重氮化反应,继而与碱性 β- 萘酚反应,生成偶氮化合物,产生红色沉淀;酯键能水解,在加热、酸、碱条件下更易进行,产生对氨基苯甲酸(钠)和二乙氨基乙醇,而后者在加热时易挥发,可使湿润的红色石蕊试纸变成蓝色。盐酸普鲁卡因具有氯化物鉴别反应,与硝酸银反应生成白色沉淀,该沉淀不溶于稀硝酸,但能溶于氨水。

2. **盐酸利多卡因** 因结构中具有酰胺键和叔胺结构,水溶液能与三硝基苯酚试液作用,生成复盐沉淀;在碱性条件下与硫酸铜试液作用,生成配合物而显色。本品显氯化物鉴别反应。

3. **阿司匹林** 分子中无游离的酚羟基,不与三氯化铁试液发生显色反应,其水溶液在加热或长时间放置后,会水解产生水杨酸,遇三氯化铁试液即呈紫堇色;阿司匹林在氢氧化钠溶液或碳酸钠溶液中水解生成水杨酸钠和醋酸钠,加热水解更快。酸化后产生醋酸臭气,并析出水杨酸沉淀。

4. **硝酸异山梨酯** 经硫酸水解破坏后生成硝酸,加入硫酸亚铁后,生成硫酸氧氮合亚铁,在两液层界面处呈现棕色环;硝酸异山梨酯经硫酸水解生成亚硝酸,与儿茶酚作用生成对亚硝酰儿茶酚,再转化成醌肟,与过量的儿茶酚反应生成暗绿色靛酚类化合物。

5. 卡托普利　结构中含有巯基,可与亚硝酸反应,生成红色的亚硝酰硫醇酯。

6. 喹诺酮类药物　结构中有羧基,与碳酸氢钠或碳酸钠试液发生中和反应,并产生二氧化碳气体,可作为鉴别。

7. 抗生素类药物

(1)青霉素钠　结构中具有 $\beta-$ 内酰胺环不稳定,在酸性条件下易水解和分子重排生成青霉二酸白色沉淀,该沉淀能溶于乙醇、醋酸乙酯、三氯甲烷、乙醚及过量盐酸中。

(2)硫酸链霉素　结构中具有苷键和胍基,在碱性条件下水解生成链霉糖,链霉糖发生部分分子重排为麦芽酚,酸化后能与三价铁离子显紫红色(即麦芽酚反应)。在碱性条件下胍基能被次溴酸钠氧化,再与 8- 羟基喹啉反应生成橙红色化合物(即坂口反应)。本品显硫酸盐反应,与氯化钡试液作用生成白色沉淀,该沉淀不溶于盐酸和硝酸。

(3)红霉素　能与硫酸或盐酸发生显色反应,与硫酸显红棕色;与盐酸在丙酮溶液中由橙黄色渐变为紫红色,转溶于三氯甲烷中显紫色。

8. 水溶性维生素类药物

(1)维生素 B_1　能被氧化生成硫色素,硫色素溶于正丁醇,呈现蓝色荧光,酸化后荧光消失,碱化后荧光又显现;维生素 B_1 可与碘、碘化汞钾、氯化汞试液产生沉淀。

(2)维生素 B_2　水溶液呈黄绿色荧光,在 pH $6\sim7$ 时荧光最强,加入酸或碱,因解离而荧光消失。

(3)维生素 C　具有还原性,与硝酸银试液作用生成银的黑色沉淀;与 2,6- 二氯靛酚试液发生反应,溶液颜色转为无色。

【实训材料】

1. 主要试药　盐酸普鲁卡因、盐酸利多卡因、阿司匹林、硝酸异山梨酯、卡托普利、诺氟沙星胶囊、氧氟沙星胶囊、青霉素钠、硫酸链霉素、红霉素、维生素 B_1、维生素 B_2、维生素 C、氢氧化钠试液、乙醇、盐酸、硝酸、硫酸、亚硝酸钠、碱性 $\beta-$ 萘酚试液、氨水、三硝基苯酚试液、碳酸钠试液、碳酸氢钠试液、硫酸铁铵试液、氯化钡试液、醋酸乙酯、丙酮、铁氰化钾试液、正丁醇、连二亚硫酸钠、硫酸铜试液、硝酸银试液、三氯化铁试液、硫酸亚铁试液、10% 儿茶酚溶液、0.1% 钼酸钠溶液、香草醛试液、对二甲氨基苯甲醛、次溴酸钠、冰醋酸、高锰酸钾试液、三氯甲烷、2,6- 二氯靛酚钠试液、碘、碘化汞钾、氯化汞试液、0.1% 8- 羟基喹啉试液、蒸馏水、纯化水等。

2. 仪器耗材　天平、称量纸、药匙、试管、试管夹、乳钵、恒温水浴锅、酒精灯、胶头滴管、三角漏斗、铁架台、烧杯、量筒、红色石蕊试纸、滤纸、铂丝、白瓷滴定板等。

【实训内容】

1. 盐酸普鲁卡因

(1)取本品约 20 mg,加稀盐酸 1 ml,振摇使溶,再加 0.1 mol/L 亚硝酸钠试液 2 滴,摇匀,加碱性 $\beta-$ 萘酚试液 $2\sim3$ 滴,即析出红色或猩红色沉淀。

(2)取本品约 0.1 g,加蒸馏水 2 ml 使之溶解,加 10% 氢氧化钠 1 ml,即生成白色沉淀;加热出现油状物;继续加热,产生蒸气(二乙氨基乙醇),可使润湿的红色石蕊试纸变蓝;加热至油状物消失后,放冷,小心缓慢滴加盐酸试液,即析出白色沉淀,再加盐酸,沉淀又溶解。

(3)取本品约 10 mg,加蒸馏水 1 ml 使之溶解,加稀硝酸 1 ml,摇匀,滴加硝酸银试液,即析出白色凝胶状沉淀。分离沉淀,加入适量氨水,沉淀溶解,再加硝酸试液,沉淀复现。

供试品若为盐酸普鲁卡因注射液,(1)、(3)法可直接取注射液进行;(2)法须将注射液浓缩后再进行。

2. 盐酸利多卡因　供试液配制:取本品约 0.2 g,加蒸馏水 20 ml 溶解后,分别进行下列操作。

(1) 取供试液 10 ml,加三硝基苯酚(苦味酸)试液 10 ml,即生成利多卡因苦味酸沉淀。

(2) 取供试液 2 ml,加碳酸钠试液 1 ml,硫酸铜试液 4~5 滴,即显蓝紫色;加三氯甲烷 2 ml,振摇静置分层,三氯甲烷层显黄色。

(3) 取供试液 5 ml,加稀硝酸 1 ml,摇匀,滴加硝酸银试液,即析出白色凝胶状沉淀。分离沉淀,加入适量氨水,沉淀溶解,再加硝酸试液,沉淀复现。

3. 阿司匹林

(1) 取本品约 0.1 g,加蒸馏水 2 ml,煮沸放冷,加入三氯化铁试液 1 滴,即显紫堇色。

(2) 另取本品 50 mg,加蒸馏水 2 ml,不经加热,加入三氯化铁试液 1 滴,观察现象,以作对照。

(3) 取本品约 0.2 g,加碳酸钠试液 2~3 ml,煮沸 2 min,放冷,滴加过量的稀硫酸,即析出白色沉淀,并产生乙酸特臭。

供试品若为阿司匹林片,用乳钵研磨后取片粉少许(约相当于 0.1 g 阿司匹林),加蒸馏水 5 ml,分为两份再照上述(1)中方法进行试验;另取片粉适量(相当于 0.2 g 阿司匹林),加碳酸钠试液 5 ml,振摇后放置 5 min,滤过,取滤液再照上述(3)中"煮沸 2 min……"方法进行试验。

4. 硝酸异山梨酯

(1) 取本品约 10 mg,置试管中,加水 1 ml 与硫酸 2 ml,注意摇匀,溶解后放冷,沿管壁缓缓加硫酸亚铁试液 3 ml,不能振摇,使成两液面,接界面处出现棕色环。

(2) 取本品约 2 mg,置试管中,加新鲜配制的 10% 儿茶酚溶液 3 ml,混合摇匀后,注意慢慢滴加硫酸 6 ml,溶液即显暗绿色。

(3) 取本品 10 mg,置试管中,加水 1 ml 溶解后,滴加高锰酸钾试液,紫色不褪去。

硝酸异山梨酯为片剂,取片剂适量粉碎(相当于硝酸异山梨酯 20 mg)用三氯甲烷 10 ml 提取滤过,蒸干,用残渣依法进行试验。

5. 卡托普利　取本品约 25 mg,置于试管中,加乙醇 2 ml 溶解后,加亚硝酸钠结晶少许和稀硫酸 10 滴,振摇,溶液显红色。

卡托普利为片剂,取片剂适量粉碎,用乙醇 4 ml 提取滤过,直接用滤液进行鉴别试验。

6. 喹诺酮类药物

(1) 取碳酸钠或碳酸氢钠试液 5 ml,加诺氟沙星胶囊 2 粒(去外壳),可见气泡。

(2) 取碳酸钠或碳酸氢钠试液 5 ml,加氧氟沙星胶囊 2 粒(去外壳),可见气泡。

7. 抗生素类药物

(1) 青霉素　取青霉素钠 0.1 g 加纯化水 5 ml 使溶解,加稀盐酸 2 滴,即生成白色沉淀,滤过(或弃去上清液),将沉淀分为两份,分别加入三氯甲烷和醋酸乙酯各 6 ml,沉淀均能溶解。

取青霉素钠水溶液,用铂丝蘸取少量药品,在火焰上燃烧,钠盐显黄色火焰。

(2)红霉素 取红霉素 5 mg,置于白瓷滴定板上,加入硫酸 2 ml,缓缓搅拌均匀,即显红棕色。

取红霉素 3 mg,加丙酮 2 ml 振摇溶解后,加盐酸 2 ml 即显橙黄色,渐变为紫红色,再加入三氯甲烷 2 ml,振摇,三氯甲烷层显紫色。

红霉素为肠溶片时,应剥去肠溶衣后粉碎取用。

(3)硫酸链霉素 取硫酸链霉素 0.5 mg,加纯化水 4 ml 使溶解,加氢氧化钠试液 2.5 ml 和 0.1% 8-羟基喹啉试液 1 ml,放冷至 15 ℃,加入次溴酸钠试液 3 滴,即显橙红色。

取硫酸链霉素 20 mg,加纯化水 5 ml 使溶解,加氢氧化钠试液 5~6 滴,置水浴上加热 5 min,加硫酸铁铵试液 0.5 ml,即显紫红色。

取硫酸链霉素约 0.2 mg,加蒸馏水 2 ml 溶解,加氯化钡试液,即生成白色沉淀,分离,沉淀在盐酸或硝酸中不溶。

8. 水溶性维生素类药物

(1)维生素 B_1 取本品约 5 mg,加氢氧化钠试液 2.5 ml 溶解后,加铁氰化钾试液 0.5 ml 与正丁醇 5 ml,强力振摇 2 min,放置使分层,上层的醇层显强烈蓝色荧光;滴加稀硝酸成酸性,荧光消失;再滴加 10% 的氢氧化钠溶液成碱性,又出现蓝色荧光。

取本品约 30 mg,加水 3 ml 溶解,分成两份,一份加碘试液 2 滴,产生棕色沉淀;另一份加碘化汞钾试液 2 滴,产生黄色沉淀。

若供试品为片剂,取适量(相当于维生素 B_1 约 60 mg,)粉碎,加蒸馏水搅拌,滤过,滤液蒸干,取适量照上述方法试验,结果相同;若为注射剂,取适量按上述方法试验,结果相同。

(2)维生素 B_2 取本品约 1 mg,加水 100 ml 溶解,溶液在透射光下显淡黄绿色并有清冽黄绿色的荧光。分三份:第一份加稀硝酸,荧光即消失;第二份加 10% 氢氧化钠溶液,荧光即消失;第三份加连二亚硫酸钠结晶少许,摇匀后,黄色消失,荧光也消失。

若供试品为片剂,取适量(相当于维生素 B_2 约 1 mg,)粉碎,加蒸馏水 100 ml 振摇,浸渍数分钟,滤过,滤液照上述方法试验,结果相同;若为注射剂,取适量按上述方法试验,结果相同。

(3)维生素 C 取本品约 0.2 g,加水 10 ml 溶解,分两份:一份加硝酸银试液 0.5 ml,即产生黑色沉淀;另一份加 2,6-二氯靛酚钠试液 1~2 滴,试液颜色消失。

若供试品为片剂,取适量(相当于维生素 C 约 0.2 g,)粉碎,加蒸馏水 10 ml,振摇,滤过,滤液照上述方法试验,结果相同;若为注射剂,取适量按上述方法试验,结果相同。

【注意事项】

1. 做盐酸普鲁卡因试验(2)时,在加盐酸酸化过程中,应小心缓慢加入,如果滴加过快,会因为盐酸过量直接生成对氨基苯甲酸的盐酸盐,而观察不到沉淀现象;由于盐酸普鲁卡因具有游离的芳伯氨基,见光、遇铁器等易发生颜色变化,所以在取用时应注意避免接触铁器。

2. 三氯化铁的显色反应很灵敏,但反应适宜 pH 为 4~6,在强酸性溶液中所得配位化合物易分解。

3. 在重氮化 – 偶合反应中,为了避免亚硝酸和重氮盐分解,须在低温下进行。试验过程中必须保持酸性,盐酸的量要多于药物的 3 倍,主要目的是促使亚硝酸钠转为亚硝酸以进行重氮化反应,还可加快重氮化反应速度;增加重氮盐稳定性并防止副反应的发生。

4. 硝酸异山梨酯在室温及干燥状态下较稳定,但遇强热或撞击会发生爆炸,试验中须加以注意。

5. 在酸性条件下,青霉素钠(钾)水解试验中,加入的稀盐酸的量切勿过多,否则产生的青霉二酸沉淀会进一步分解为青霉醛和青霉胺,而溶解在过量的盐酸中。

6. 在观察荧光时,溶液应对着光,要注意选择合适的角度观察,否则有可能出现假阴性。

7. 铂丝在蘸药前,要用盐酸先处理,否则影响试验结果。

8. 在取硫酸等强腐蚀性酸时,要注意安全。

【实训思考】

1. 进行阿司匹林鉴别试验(1)时,煮沸的目的是什么?

2. 可否利用重氮化 – 偶合反应区别阿司匹林和对乙酰氨基酚? 为什么?

3. 在进行硝酸异山梨酯(2)试验中,为何使用新鲜配制的 10% 儿茶酚溶液?

4. 维生素 C 具有还原性的结构因素是什么?

(柴露露)

第三部分　药物的化学稳定性实训

实训项目三　药物的水解变质及氧化变质反应

【实训目的】

1. 熟悉几种常用药物的稳定性能,分析药物在试验中发生变化的原因。

2. 认识外界因素对药物稳定性的影响,明确为防止药物变质应采取的相应措施。

【实训原理】

1. 盐酸氯丙嗪结构中具有吩噻嗪环结构,具有还原性,容易被氧化。

2. 维生素 C 结构中具有连二烯醇结构,具有还原性,容易被氧化。在不同条件下氧化程度不同,通过碘滴定液滴定消耗体积数来判断。

3. 磺胺嘧啶钠和氨茶碱均为碱性药物,在遇到二氧化碳条件下,会析出沉淀。

4. 盐酸普鲁卡因结构中具有酯键,容易水解。随 pH 升高,水解速度加快,对稳定性的影响,通过薄层层析法检查药物中的杂质判断。

【实训材料】

1. **主要试药**　盐酸氯丙嗪注射液、维生素 C、磺胺嘧啶钠注射液、氨茶碱注射液、盐酸普鲁卡因、过氧化氢、亚硫酸氢钠、碳酸氢钠、氢氧化钠、硫酸铜、醋酸、盐酸、乙二胺四乙酸二钠(0.05 mol/L)、CMC–Na 溶液、对氨基苯甲酸标准品、层析用硅胶 G、丙酮、对二甲

动画:

药物的水解
变质反应
实训

动画:

药物的化学
鉴别实训

氨基苯甲醛、淀粉指示液、50% 乙醇、甲醇、二氧化碳、蒸馏水、碘滴定液(0.1 mol/L)等。

2. **仪器设备**　烧杯、锥形瓶、容量瓶、乳钵、玻璃板、毛细管、喷雾器、试管、天平、滴管、移液管、量筒、圆底烧瓶、层析缸等。

【实训内容】

(一) 盐酸氯丙嗪

取盐酸氯丙嗪注射液 2 支,将注射液分盛于 3 支小试管中。于第一管中加入蒸馏水 5 滴;第二管中加过氧化氢试液 5 滴;第三管中加过氧化氢试液 5 滴及亚硫酸氢钠约 10 mg,混匀。三管同置水浴中加热 2 min,比较三管的颜色变化。

(二) 维生素 C

取维生素 C 0.5 g,置烧杯中,加蒸馏水 100 ml 使溶解,再加入碳酸氢钠 0.2 g,使溶解,混匀。用 10 ml 移液管吸取 4 份,分置于 4 个小锥形瓶中,第一瓶留作对照;第二瓶加入 0.1 mol/L 氢氧化钠溶液 2 ml;第三瓶加稀硫酸铜溶液(用硫酸铜试液 1 滴,加蒸馏水 10 滴稀释而成)1 滴;第四瓶加 0.05 mol/L 乙二胺四乙酸二钠溶液 5 滴及稀硫酸铜溶液 1 滴(同上)。将第二、第三、第四瓶置水浴上加热 20 min,放冷。将第二瓶滴加稀醋酸调至 pH 4~7(以广泛试纸调试),分别将四瓶各加入稀醋酸 2 ml,淀粉指示液 1 ml,用碘滴定液(0.1 mol/L)滴定至蓝色。记录各瓶消耗的碘滴定液(0.1 mol/L)的毫升(ml)数,并比较体积大小。

(三) 磺胺嘧啶钠和氨茶碱

取磺胺嘧啶钠注射液(标示量 5 ml : 1 g)约 1 ml 置试管中,加蒸馏水 1 ml,摇匀;另取一试管,加入氨茶碱注射液(标示量 2 ml : 0.25 g)约 2 ml。分别于 2 支试管中通入二氧化碳,观察有何现象发生。

(四) 盐酸普鲁卡因

1. **盐酸普鲁卡因供试液的制备**　精密称取盐酸普鲁卡因 0.2 g,置 100 ml 容量瓶中,加蒸馏水溶解,并稀释至刻度,摇匀。分别量取供试液 5 ml,各置 250 ml 圆底烧瓶中。其中一份供试液用盐酸(0.1 mol/L)调至 pH 2~3,另一份用氢氧化钠(0.1 mol/L)调至 pH 9~10。然后将两个圆底烧瓶置于沸水浴上加热回流 25 min,溶液分别移至小烧杯中,前者作为点样液 B,后者作为点样液 C。

2. **对氨基苯甲酸标准溶液的制备**　精密称取对氨基苯甲酸标准品 10 mg,置 100 ml 容量瓶中,加少量 50% 乙醇溶解后,再用 50% 乙醇稀释至刻度,摇匀,取 1 ml 置小烧瓶中,作为点样液 A。

3. **薄层层析板的制备**　取层析用硅胶 G 25 g,加适量 CMC-Na 溶液(1 份硅胶加 3 份 0.3% CMC-Na 水)于乳钵中研成糊状,涂铺在洗净的玻璃板(5 cm×20 cm)上,阴干后于 105 ℃活化 30 min,取出,置密闭容器内备用。

4. **点样**　在制好的层析板下端距边缘 2.5 cm 处,分别用毛细管取点样液 A、B、C 进行点样,两点间相距 1~1.5 cm,点样与靠边一侧相距 1~1.5 cm 依次点在起始线上。

5. **展开**　用丙酮与 1% 盐酸(9:1)混合液作为展开剂。取其一定量(取用量视层析槽和层析板的大小而定),置密闭的层析缸中。待饱和 30 min 后,将点好样的层析板放入,采用倾斜上行法展开。当溶液升至与点样位置相距一定距离时(一般为 10~15 cm)取出层析板,风干。

6. **显色**   用喷雾器喷射显色剂对二甲氨基苯甲醛溶液(称取对二甲氨基苯甲醛 1 g,溶于 25 ml 30% 的 HCl 及 75 ml 甲醇的混合液中)于展开后的层析板上使显色。

7. **计算**   根据点样液原点到展开剂上行的前缘距离和点样原点到上行色点中心距离之比,求出比移值(R_f),并与标准液 A 比移值比较,对结果做出判断。

【注意事项】

1. 在盐酸氯丙嗪稳定性试验中,抗氧剂亦可将亚硫酸氢钠改为维生素 C。若盐酸氯丙嗪注射液在加热时颜色改变不明显,可另取供试品,在加热前加 1 滴 0.1 mol/L 盐酸溶液,以破坏注射液中原有的抗氧剂焦亚硫酸钠等,并有助于增强过氧化氢的氧化效果。

2. 在维生素 C 稳定性试验中,在维生素 C 溶液中加入碳酸氢钠后,其 pH 在 4~7,此时维生素 C 较为稳定,以相同取液量的原溶液作为消耗碘滴定液(0.1 mol/L)用量的比较,以试验各条件对维生素 C 稳定性的影响情况。四瓶供试液的取量应相等,故必须用移液管精密量取。稀硫酸铜溶液不可多加,更不可加成硫酸铜试液,否则可引起干扰反应而造成误差。第二瓶加 0.1 mol/L 氢氧化钠溶液作用者,在用碘滴定液(0.1 mol/L)滴定前,必先用稀醋酸中和除去剩余的氢氧化钠,以防其消耗碘滴定液。

3. 在磺胺嘧啶钠和氨茶碱稳定性试验中,取其他规格的磺胺嘧啶钠注射液及氨茶碱注射液适量亦行,但磺胺嘧啶钠注射液经稀释后浓度不宜低于 10%,氨茶碱注射液的浓度若较大,亦可酌情稀释,稀释后的浓度不宜低于 2.5%。亦可用磺胺嘧啶钠及氨茶碱原料药配成 10% 磺胺嘧啶钠溶液及 2.5% 氨茶碱溶液进行试验。

4. 在盐酸普鲁卡因稳定性试验中,通过薄层层析法检查药物中的杂质判断 pH 对盐酸普鲁卡因稳定性的影响,因时间较长,薄层层析板的制备、标准溶液的配制可事先准备。点样、展开、显色、检识步骤要联系分析化学实训知识,做到操作规范。

5. 原始记录要记下每种药物的试验,在各种情况下(所加试剂及反应条件等)的反应现象或结果。可以用文字叙述或列表记录,如表实训 –2。

表实训 –2   原始记录表

药名:

管号	试剂和反应条件	颜色变化(或消耗滴定液量或现象)
1		
2		
3		

从每个试验中的反应现象或结果做出结论,简要说明该试验是表明该药物的什么性质,哪些外界条件如何影响该药物的稳定性,以及针对药物的不稳定性应采取的防范措施等。

【实训思考】

1. 本实训中,各药物的稳定性试验依据的原理是什么?

2. 盐酸氯丙嗪溶液变红,氨茶碱溶液变浑,各生成了什么物质?

3. 联系试验中几种药物的稳定性情况,在该药物的调配、制剂及贮存时应注意哪些方面?

4. 在做维生素 C 的稳定性试验中,所用的碘滴定液(0.1 mol/L)是否应准确地标出浓度? 为什么?

（朱　磊）

实训项目四　药物的配伍变化实验

【实训目的】

1. 熟悉一些药物配伍化学变化的原理,以及药物配伍变化实验的操作技能。

2. 通过实训明确药物的配伍禁忌。

【实训原理】

由于治疗工作的需要,药物联合应用越来越广泛,尤其在输液中,多种药物配伍的情况比较普遍。在多种药物配伍时,既要保持各种药物切实有效,又要防止发生配伍变化。

1. 变色　药物制剂配伍引起氧化、还原、聚合、分解等反应时,可产生有色化合物或发生颜色变化。这种变色现象在光照射、高温、高湿环境中反应更快。

2. 浑浊和沉淀　以下几种情况可引起浑浊和沉淀:溶剂组成改变引起的变化;pH改变引起的变化;直接反应引起的变化;盐析作用引起的变化;缓冲剂引起的变化。

3. 分解　药物在一定条件下(一定 pH 条件,某些离子的催化等)可能会发生分解,使药效下降。

4. 产生气体　药物配伍时,偶尔会遇到产气的现象。如溴化铵、氯化铵或乌洛托品与强碱性药物配伍,溴化铵和利尿药配伍时,可分解产生氨气。

【实训材料】

1. 主要试药(注射液或粉针剂)　氨茶碱、去甲肾上腺素、多巴胺、碳酸氢钠、氯霉素注射液、维生素 C、生理盐水、盐酸氯丙嗪、苯巴比妥钠、诺氟沙星、氨苄西林钠、甲硝唑、青霉素 G 钠、5% 葡萄糖注射液等。

2. 仪器设备　试管、天平、滴管、量筒(10 ml、100 ml)等。

【实训内容】

（一）药物配伍产生变色

观察以下两组注射液混合后 10 min、20 min、30 min 溶液的颜色变化。

1. 去甲肾上腺素注射液 1 ml 与氨茶碱注射液 1 ml 混合。

2. 多巴胺注射液 1 ml 与碳酸氢钠注射液 1 ml 混合。

（二）药物配伍产生浑浊和沉淀

观察以下各组注射液配伍后 10 min、20 min、30 min、60 min,溶液浑浊度的改变。

1. 氯霉素注射液、维生素 C 注射液、100 ml 生理盐水

（1）将 2 ml 氯霉素注射液与 2 ml 维生素 C 注射液混合,再加入 100 ml 生理盐水中。

（2）将 2 ml 氯霉素注射液加入 100 ml 生理盐水中,再加入维生素 C 注射液 2 ml。

2. 注射用青霉素 G 钠、生理盐水或 5% 葡萄糖注射液

（1）取约 0.1 g 青霉素 G 钠加水 2 ml 制成水溶液,加 5 ml 生理盐水。

（2）取约 0.1 g 青霉素 G 钠加水 2 ml 制成水溶液，加 5 ml 5% 葡萄糖注射液。

3. 注射用氨苄西林钠、注射用诺氟沙星或 0.5% 甲硝唑注射液

（1）分别取约 0.1 g 诺氟沙星和氨苄西林钠加水 2 ml 制成溶液后混合。

（2）取约 0.1 g 氨苄西林钠加水 2 ml 制成溶液与 2 ml 0.5% 甲硝唑注射液混合。

4. 盐酸氯丙嗪注射液、注射用苯巴比妥钠

取约 0.1 g 苯巴比妥钠加水 2 ml 制成水溶液，加 2 ml 盐酸氯丙嗪注射液。

（三）结果记录

结果记录见表实训 -3。

表实训 -3   结果记录表

配伍药物（注射液）			现象	原因
药物 I	药物 II	药物 III		
氨茶碱	去甲肾上腺素			
碳酸氢钠	多巴胺			
氯霉素	维生素 C	生理盐水		
	生理盐水	维生素 C		
青霉素 G 钠	生理盐水			
	葡萄糖			
氨苄西林钠	诺氟沙星			
	甲硝唑			
盐酸氯丙嗪	苯巴比妥钠			

【注意事项】

1. 本实验中若药物为粉针剂，须先取约 0.1 g 加水 2 ml 制成水溶液，然后进行实验。

2. 5% 葡萄糖注射液的 pH 为 3.2~5.5；生理盐水注射液的 pH 约为 7。

3. 12.5% 氯霉素注射液是以丙二醇和水为混合溶剂制成。

4. 若在实验条件下，现象不明显，可适当延长观察时间并可逐步提高量比。

5. 许多药物在溶液中的反应很慢，个别注射液混合几小时才出现沉淀，所以在短时间内使用是完全可以的，但应在规定时间内输完。

6. 输液对液体的浓度、澄明度、pH 等质量要求均很严格，注射液配伍变化的影响因素也极其复杂，如 pH、温度、光照、混合的顺序、混合时间和药物的浓度等。不仅要考虑药物本身的性质，而且要考虑注射液中加入的附加剂，如缓冲剂、助溶剂、抗氧剂、稳定剂等，它们之间或它们与配伍药物之间都可能出现配伍变化。此外，各生产厂家的工艺、处方、附加剂品种、用量往往不一，特别应引起注意。

7. 注射液配伍变化可以观察到变色、浑浊、沉淀、产气和发生爆炸等。可见配伍变化的实验方法主要是将两种注射液混合,在一定时间内用肉眼观察有无浑浊、沉淀、结晶、变色、产气等现象。实验中要注意量比、观察时间、浓度与 pH 等,这些条件不同有时会出现不同结果。量比通常是 1 安瓿∶1 安瓿,也有采用 1∶2 或 1∶3 者。如是大量输液,则最好按临床使用情况的量或按比例缩小。观察时间应根据给药方法来决定。

【实训思考】

1. 在多种药物配伍时,发生配伍变化有哪几种情况?
2. 根据实验结果分析产生原因,并判定属于哪种药物配伍禁忌。

（朱　磊）

第四部分　药物的合成实训

实训项目五　阿司匹林的合成与检测

【实训目的】

1. 熟悉阿司匹林合成的原理及操作技术。
2. 掌握重结晶、抽滤、精制及熔点测定等操作方法。
3. 了解阿司匹林杂质检查、结构鉴定的方法和技能。

【实训原理】

制备阿司匹林最常用的方法是将水杨酸与醋酐作用,通过乙酰化反应,使水杨酸分子中酚羟基上的氢原子被乙酰基取代,生成乙酰水杨酸。为了加速反应的进行,通常加入少量的浓硫酸作为催化剂,其作用是破坏水杨酸分子中羧基与酚羟基间形成的氢键,从而使酰化反应较易进行。

反应式为

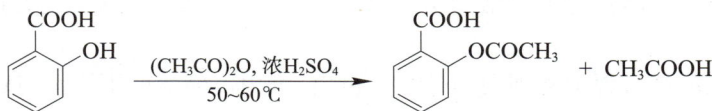

【实训器材】

1. **仪器**　锥形瓶(50 ml、100 ml、250 ml)、量筒(50 ml、100 ml)、玻璃棒、布氏漏斗、抽滤瓶、恒温水浴锅、循环水真空泵、托盘天平、培养皿、滤纸、红外线灯。

2. **药品与试剂**　水杨酸、醋酐、98% 浓硫酸、纯化水、50% 乙醇、无水乙醇、碳酸钠试液、三氯化铁试液、稀硫酸、活性炭、液状石蜡、稀硫酸铁铵溶液。

【实训步骤】

1. **酰化**　在 250 ml 干燥锥形瓶中,加入水杨酸 6.9 g、醋酐 10 ml 和浓硫酸 4 滴,轻轻振摇(注意勿将固体黏附到瓶壁上)至水杨酸溶解,再将锥形瓶放在水浴锅上于 50~60 ℃恒温水浴内振荡反应 30 min。冷却至室温,待结晶析出后加水 90 ml,用玻璃棒轻轻搅拌,继续冷却直至乙酰水杨酸结晶完全析出。

2. **抽滤**　将布氏漏斗安装在抽滤瓶上,在布氏漏斗上铺好大小合适的滤纸,先湿润滤纸,再开减压泵,滤纸抽紧后,将上述待滤结晶溶液慢慢地倾入漏斗中,抽滤,得到固体,用约 18 ml 纯化水分三次快速洗涤,压紧抽干,即得粗品。

3. 精制　将阿司匹林粗品置于 50 ml 锥形瓶中,加入无水乙醇 18 ml,于水浴(≤80 ℃)上微热溶解;另取 100 ml 锥形瓶,加入纯化水 50 ml,加热至 60 ℃;将粗品的乙醇溶液倒入热水中,如有颜色,加少量的活性炭脱色,趁热过滤。滤液放置,自然冷却至室温,慢慢析出白色针状结晶,抽滤,用 50% 乙醇 5 ml 分两次洗涤,抽干,置红外线灯下干燥(不超过 60 ℃),即得精品。测定熔点,计算产率。

4. 鉴别

(1) 取自制本品约 0.1 g,加水 10 ml,煮沸,放冷,加三氯化铁试液 1 滴,即显紫堇色。

(2) 取自制本品约 0.5 g,加碳酸钠试液 10 ml,煮沸 2 min 后放冷,滴加过量的稀硫酸,即析出白色沉淀,并有醋酸臭气产生。

5. 熔点测量　本品的熔点为 135~140 ℃(测定时,应先将传温液加热至 130 ℃,并使每分钟上升的温度为 3 ℃ ±0.5 ℃)。

6. 检查

(1) 溶液的澄清度　取本品 0.5 g,加温热至约 45 ℃的碳酸钠试液 10 ml 溶解后,溶液应澄清。

(2) 游离水杨酸　取本品 0.1 g,加乙醇 1 ml 溶解后,加冷水适量使成 50 ml,立即加新制的稀硫酸铁铵溶液[取盐酸溶液(9→100)1 ml,加硫酸铁铵指示液 2 ml 后,再加水适量使成 100 ml]1 ml,摇匀;30 s 内如显色,与对照液(精密称取水杨酸 0.1 g,加水溶解后,加冰醋酸 1 ml,摇匀,再加水使成 1 000 ml,摇匀,精密量取 1 ml,加乙醇 1 ml、水 48 ml 与上述新制的稀硫酸铁铵溶液 1 ml,摇匀)比较,不得更深(0.1%)。

【注意事项】

1. 酰化反应需无水操作,所用仪器必须干燥无水。

2. 水浴加热时应避免水蒸气进入锥形瓶中,以防醋酐和生成的阿司匹林水解。同时,反应温度不宜过高,否则会增加副产物(乙酰水杨酰水杨酸酯、乙酰水杨酰水杨酸等)的生成。

3. 如果在冷却过程中无阿司匹林结晶析出,可用玻璃棒或不锈钢刀轻轻摩擦锥形瓶内壁,也可同时将锥形瓶放入冰水中冷却,促使结晶生成。

4. 精制时,抽滤应快速、趁热。

5. 浓硫酸具有强腐蚀性,应避免触及皮肤或衣物。

【实训讨论】

1. 酰化反应时,仪器不干燥对反应有什么影响?

2. 试分析阿司匹林在制备过程中可能引入的杂质及杂质的来源?

3. 重结晶为什么选用乙醇 – 水为溶剂? 在精制过程中为什么滤液要自然冷却? 快速冷却会产生什么结果?

(李广希)

实训项目六　对乙酰氨基酚的合成

【实训目的】

1. 熟悉对乙酰氨基酚的制备原理及方法。

动画:

阿司匹林的精制

微课:

对乙酰氨基酚的合成

2. 掌握对氨基苯酚的氨基的选择性乙酰化而保留酚羟基的方法及操作技术。

3. 掌握易被氧化产品的精制方法。

【实训原理】

用计算量的醋酐与对氨基苯酚在水溶液中反应,可迅速完成 N–乙酰化而保留酚羟基。

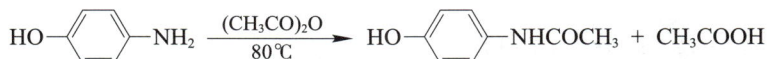

$$HO-\!\!\!\!\diagdown\!\!\!\!\diagup\!\!\!\!-NH_2 \xrightarrow[80℃]{(CH_3CO)_2O} HO-\!\!\!\!\diagdown\!\!\!\!\diagup\!\!\!\!-NHCOCH_3 + CH_3COOH$$

【实训器材】

1. **仪器**　锥形瓶(250 ml、100 ml)、量筒(10 ml)、布氏漏斗、抽滤瓶、恒温水浴锅、托盘天平、循环水真空泵。

2. **药品与试剂**　对氨基苯酚、醋酐、活性炭、亚硫酸氢钠、0.5% 亚硫酸氢钠溶液、纯化水。

【实训步骤】

1. **粗品的制备**　在 250 ml 锥形瓶中加入对氨基苯酚 7.3 g、纯化水 50 ml 和醋酐 8 ml,轻轻振摇使成均相溶液,于 80 ℃水浴中加热,恒温反应 30 min,放冷,析出结晶,抽滤,滤渣以 10 ml 冷水洗涤 2 次,干燥,得白色结晶状对乙酰氨基酚粗品。

2. **精制**　在 100 ml 锥形瓶中加入对乙酰氨基酚粗品,每 1 g 粗品加纯化水 5 ml,加热使溶解,稍冷后加入活性炭约 1 g,煮沸 5 min,在抽滤瓶中先加入亚硫酸氢钠 0.5 g,趁热抽滤,滤液冷却至室温,析出结晶,抽滤,滤渣以 0.5% 亚硫酸氢钠溶液洗涤(5 ml,2 次),抽滤,干燥,计算回收率。

【注意事项】

1. 对氨基苯酚的质量是影响对乙酰氨基酚的产量和质量的关键,使用的对氨基苯酚应当是白色或淡黄色颗粒状结晶。对氨基苯酚是对乙酰氨基酚的特殊杂质,可能由未反应完全的原料引入,也可能是因贮存不当而水解产生的。

2. 酰化反应过程中,加纯化水 50 ml 是使醋酐选择性地酰化氨基而不与酚羟基作用,若用醋酸作为乙酰化试剂,活性较低则难以控制氧化副反应,反应时间长,产品质量差。

3. 在精制过程中,加入亚硫酸氢钠可防止对乙酰氨基酚被空气氧化。但亚硫酸氢钠浓度不宜过高,否则会影响产品质量。

4. 精制热过滤时,漏斗应在 70~80 ℃水中预热,铺好滤纸,用热水润湿抽紧后迅速过滤。如果抽滤温度低,会影响过滤效果,堵塞漏斗,降低回收率。

【实训讨论】

1. 酰化反应为何选用醋酐而不用醋酸作酰化剂?

2. 在精制过程中加入亚硫酸氢钠的目的是什么?

3. 说出对乙酰氨基酚在制备过程中引入的特殊杂质及其来源。

(李广希)

实训项目七　苯妥英钠的合成

【实训目的】

1. 掌握苯妥英钠的制备方法。

2. 熟悉安息香缩合反应的原理,应用维生素 B_1 为催化剂进行反应的机制和实验方法。

3. 掌握苯妥英钠的分离、精制技术。

【实训原理】

通常以苯甲醛为原料,经安息香缩合,生成二苯乙醇酮(安息香),随后氧化为二苯乙二酮,再在碱性醇溶液中与脲缩合、重排制得。

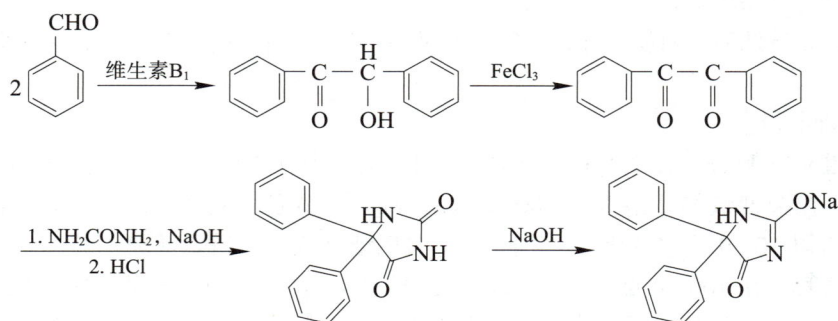

【实训器材】

1. **仪器**　烧杯(100 ml)、量筒、三颈瓶(150 ml、250 ml)、锥形瓶(100 ml)、抽滤瓶、球形冷凝管、温度计(100 ℃)、玻璃棒、布氏漏斗、水浴锅、磁力搅拌器、循环水真空泵、电热套、干燥箱、电子天平。

2. **药品与试剂**　苯甲醛、维生素 B_1、无水乙醇、95% 乙醇、50% 乙醇、12% 氢氧化钠溶液、20% 氢氧化钠溶液、30% 氢氧化钠溶液、尿素、三氯化铁、冰醋酸、活性炭、10% 盐酸、氯化钠、蒸馏水、纯化水。

【实训步骤】

1. **安息香的制备**　于 100 ml 锥形瓶内加入维生素 B_1 3.4 g、蒸馏水 7 ml,溶解完全后,加入无水乙醇 30 ml,在冰浴中冷却一下,缓缓滴加已经冷却的 12% NaOH 溶液约 8 ml,充分振摇至深黄色。快速加入新蒸馏的苯甲醛 21 g,充分振摇,在 60~70 ℃ 水浴中加热回流 90 min,冷却至室温,放置过夜,使析晶完全,抽滤,用纯化水少量多次洗涤,总量约 100 ml,抽干,压实,所得安息香粗品加热搅拌下分批加入 95% 乙醇,致固体完全溶解。冷却至室温后抽滤,用少量冰水洗涤,烘干得到乳白色安息香晶体。熔点为 135~136 ℃,计算收率。

2. **联苯甲酰(二苯乙二酮)的制备**　在装有搅拌器、温度计、球形冷凝管的 150 ml 三颈瓶中,依次加入三氯化铁 18 g、冰醋酸 20 ml、水 10 ml,在电热套中搅拌加热至沸,加入安息香 4 g,加热回流 50 min,冷却、加水 80 ml,煮沸,冷却,析出黄色固体,抽滤,得粗品;用 95% 乙醇约 140 ml 回流溶解,加入适量活性炭,趁热过滤,滤液冷却,析出淡黄色长针状结晶,抽滤,结晶自然风干即得联苯甲酰,熔点为 95~96 ℃,计算收率。

3. **苯妥英的制备**　在装有搅拌器、温度计、球形冷凝管的 250 ml 三颈瓶中，投入联苯甲酰 4 g，尿素 1.4 g，20% NaOH 溶液 12 ml，50% 乙醇 20 ml，开动搅拌，在电热套中回流 30 min，反应完毕，将反应液倒入一杯沸水中，加入少量活性炭，煮沸 10 min，放冷，抽滤，将滤液用 10% 盐酸调节 pH 至 4~5，析出晶体，抽滤，结晶用少量水洗涤，干燥，得苯妥英粗品。

4. **成盐与精制**　将苯妥英粗品置 100 ml 烧杯中，加纯化水使粗品与纯化水为 1：4（M/M），40 ℃水浴加热，搅拌下滴加 30% NaOH 溶液至全溶，加活性炭少许，在搅拌下加热 5 min，趁热抽滤，滤液加氯化钠至饱和。冷却至室温，析出结晶，抽滤，用少量冰水洗涤，真空干燥得苯妥英钠，称重，计算收率。

【注意事项】

1. 维生素 B_1 在酸性条件下稳定，但易吸水，在水溶液中易被氧化失效。遇光和 Fe^{3+}、Cu^{2+}、Mn^{3+} 等金属离子可加速氧化。在 NaOH 溶液中噻唑环易开环失效。因此 NaOH 溶液在反应前必须用冰水充分冷却，否则，维生素 B_1 在碱性条件下会分解，这是本实验成败的关键。

2. 制备钠盐时，水量稍多，可使收率受到明显影响，要严格按比例加水。

3. 苯甲醛在空气中极易被氧化成苯甲酸，且苯甲酸在低温下可发生聚合，两者均可干扰反应进行，使安息香的产率降低。因此，苯甲醛在使用前应在 170 ℃蒸馏除去苯甲酸杂质，并置于室温下立即使用。

4. 苯妥英钠干燥应采用真空减压干燥。

【实训讨论】

1. 为什么苯妥英钠干燥时采用真空减压干燥？

2. 根据分析化学知识，可以用哪些简单方法判断得到的物质是否为目标物质？

（李广希）

实训项目八　磺胺醋酰钠的合成

【实训目的】

1. 熟悉磺胺醋酰钠的制备原理及方法。

2. 理解药物合成中反应条件（如 pH、温度等）的重要性。

3. 掌握利用理化性质的差异分离纯化产品的方法。

【实训原理】

对氨基苯磺酰胺（磺胺）分子中磺酰胺氮（N_1）和对位苯环上氨基氮（N_4）均可被乙酰化，当 N_1 成单钠盐离子型时，反应活性增强，乙酰化主要发生在 N_1 上，故可在氢氧化钠和醋酐交替加料时，控制 pH 在 12~13、保持 N_1 为钠盐来制备磺胺醋酰钠。

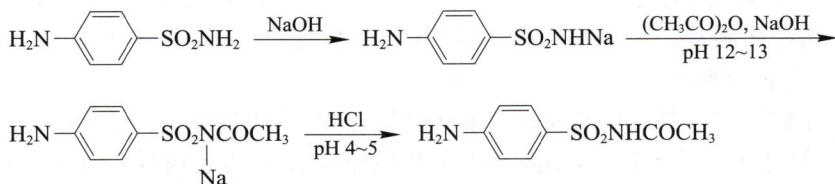

$$H_2N-\!\!\!\!\bigcirc\!\!\!\!-SO_2NH_2 \xrightarrow{NaOH} H_2N-\!\!\!\!\bigcirc\!\!\!\!-SO_2NHNa \xrightarrow[pH\ 12\sim13]{(CH_3CO)_2O,\ NaOH}$$

$$H_2N-\!\!\!\!\bigcirc\!\!\!\!-\underset{Na}{SO_2NCOCH_3} \xrightarrow[pH\ 4\sim5]{HCl} H_2N-\!\!\!\!\bigcirc\!\!\!\!-SO_2NHCOCH_3$$

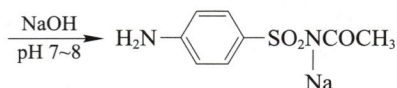

$$\xrightarrow[\text{pH 7~8}]{\text{NaOH}} \text{H}_2\text{N}-\!\!\!\!\boxed{}\!\!\!\!-\text{SO}_2\text{NCOCH}_3$$
$$\hspace{6.5cm}|$$
$$\hspace{6.5cm}\text{Na}$$

【实训器材】

1. **仪器**　搅拌机、温度计、球形冷凝管、三颈瓶（250 ml）、恒温水浴锅、量杯、滴管、烧杯（100 ml、250 ml）、抽滤瓶、布氏漏斗、循环水真空泵。

2. **药品与试剂**　磺胺、醋酐、活性炭、20% 氢氧化钠溶液、22.5% 氢氧化钠溶液、40% 氢氧化钠溶液、77% 氢氧化钠溶液、10% 盐酸、浓盐酸、纯化水、精密 pH 试纸。

【实训步骤】

1. **磺胺醋酰的制备**　在装有搅拌机、温度计、球形冷凝管的 250 ml 三颈瓶中，加入磺胺 17.2 g，22.5% 氢氧化钠溶液 22 ml。搅拌，水浴逐渐升温至 50～55 ℃，待物料溶解后加入醋酐 3.5 ml，5 min 后加入 77% 氢氧化钠溶液 2.5 ml，每隔 5 min 将剩余的 10 ml 醋酐与 10 ml 77% 氢氧化钠溶液以每次各 2 ml 交替加入，以始终维持反应液 pH 为 12～13 为宜。加料期间反应液温度保持在 50～55 ℃。加料完毕，继续搅拌，维持反应 30 min。反应完毕，将反应液倾入 250 ml 烧杯中，加水 30 ml 稀释，以浓盐酸调 pH 至 7。放冷，析出未反应原料磺胺，抽滤除去磺胺，滤液以浓盐酸调整 pH 至 4～5，有固体析出，滤过，将滤饼压紧抽干，以 3 倍量 10% 盐酸溶解滤饼，放置 30 min。滤过，不溶物弃之。

2. **脱色与精制**　将上述滤液加少量的活性炭室温脱色 10 min，滤过。滤液再以 40% 氢氧化钠溶液调整 pH 至 5，析出磺胺醋酰粗品，滤过，滤饼以 10 倍量的纯化水加热，使产品溶解，趁热滤过。滤液放冷，慢慢析出结晶，抽干，干燥，得磺胺醋酰精品，熔点为 179～182 ℃。

3. **磺胺醋酰钠的制备**　将所得磺胺醋酰精品移入 100 ml 烧杯中，以少量水浸润后，于水浴锅中加热至 90 ℃，用滴管滴加 20% 氢氧化钠溶液至 pH 7～8 恰好溶解，趁热滤过，滤液移至烧杯中，放冷析晶，滤取晶体，干燥，即得磺胺醋酰钠纯品。称重并计算产率。

【注意事项】

1. 本反应是放热反应，氢氧化钠溶液与醋酐交替加入，目的是避免醋酐和 NaOH 溶液同时加入时产生大量的中和热而使温度急速上升，造成芳伯氨基氧化和已生成的磺胺醋酰水解，导致产量降低，因此反应的温度亦不能过高，需控制在 50～55 ℃。滴加醋酐和氢氧化钠溶液是交替进行的，先加氢氧化钠溶液后加醋酐，每滴完一种溶液后，反应搅拌 5 min，再滴入另一种溶液，滴加速度以逐滴加入为宜。

2. 实验中使用氢氧化钠溶液浓度有差别，在实验中切勿用错，否则会影响实验结果，保持反应液最佳 pH 是反应成功的关键。用 22.5% NaOH 溶液作为溶剂溶解磺胺，使其生成钠盐而溶解。用 77% NaOH 溶液调节 pH 使反应液 pH 维持在 12～13，避免生成过多双乙酰磺胺。

3. 由于磺胺和醋酐反应时同时有磺胺醋酰和双乙酰磺胺生成，反应过程中若碱性过强，则乙酰化反应可能不完全，磺胺较多，磺胺醋酰次之，双乙酰磺胺较少。因为碱性过强双乙酰磺胺易水解成磺胺，易引起磺胺醋酰水解成磺胺；若碱度不足（pH<12），则

双乙酰磺胺生成较多,磺胺醋酰次之,磺胺较少。碱性过弱(pH<12)时,反应易生成较多的 N_4– 乙酰磺胺,且双乙酰磺胺分子结构中的乙酰基不易水解。故实验中需严格控制各步投料量。

4. 在碱性条件下磺胺与醋酐发生乙酰化反应,生成主要产物磺胺醋酰钠盐,副产物磺胺钠盐和双乙酰磺胺钠盐。根据三者酸性的强弱差别,通过调 pH 而达到分离、提纯,最后得到产品。

5. 实验中需用精密 pH 试纸调测 pH。

6. 由于所得产品为钠盐,在水中溶解度较大,抽滤时严禁用水洗涤。

【实训讨论】

1. 磺胺醋酰钠的合成中为什么醋酐和氢氧化钠溶液需要交替滴加?

2. 磺胺类药物有哪些理化性质?

3. 为何不能通过利用第一步反应直接得到产物磺胺醋酰钠,而要将其转变为磺胺醋酰后再与 NaOH 溶液反应生成磺胺醋酰钠?

(李广希)

附录　常用试液配制

氢氧化钾乙醇溶液　可取用乙醇制氢氧化钾滴定液(0.5 mol/L)。

氯化汞试液　取氯化汞 6.5 g,加水使溶解成 100 ml,即得。

二硝基苯肼试液　取 2,4- 二硝基苯肼 1.5 g,加硫酸溶液(1 → 2)20 ml,溶解后,加水使成 100 ml 滤过,即得。

二氯靛酚钠试液　取 2,6- 二氯靛酚钠 0.1 g,加水 100 ml 溶解后,滤过,即得。

三硝基苯酚试液　为三硝基苯酚的饱和水溶液。

三氯化铁试液　取三氯化铁 9 g,加水使溶解成 100 ml,即得。

甲醛试液　可取用"甲醛溶液"。

甲醛硫酸试液　取硫酸 1 ml,滴加甲醛试液 1 滴,摇匀,即得。本液应临用新制。

对二甲氨基苯甲醛试液　取对二甲氨基苯甲醛 0.125 g,加无氮硫酸 65 ml 与水 35 ml 的冷混合液溶解后,加三氯化铁试液 0.05 ml,摇匀,即得。本液配制后在 7 日内使用。

亚硫酸钠试液　取无水亚硫酸钠 20 g,加水 100 ml 使溶解,即得。本液应临用新制。

亚硝酸钠试液　取亚硝酸钠 1 g,加水使成 100 ml,即得。

过氧化氢试液　取浓过氧化氢溶液(30%)加水稀释成 3% 的溶液,即得。

次氯酸钠试液　取氯石灰 20 g,缓缓加水 100 ml,研磨成均匀的混悬液后,加 14% 碳酸钠溶液 100 ml,随加随搅拌,用湿滤纸过滤,分取滤液 5 ml,加碳酸钠试液数滴,如显常温,再加适量碳酸钠溶液使石灰完全沉淀,滤过,即得。本品应置棕色瓶内在暗处保存。

次溴酸钠试液　取氢氧化钠 20 g,加水 75 ml,溶解后,加溴 5 ml,再加水稀释至 100 ml,即得。本试液应临用新制。

枸橼酸醋酐试液　取枸橼酸 2 g,加醋酐 100 ml 使溶解,即得。

氢氧化钠试液　取氢氧化钠 4.3 g,加水使溶解成 100 ml,即得。

香草醛试液　取香草醛 0.1 g,加盐酸 10 ml 使溶解,即得。

重氮苯磺酸试液　取对氨基苯磺酸 1.57 g,加水 80 ml 与稀盐酸 10 ml,在水浴上加热溶解后,放冷至 15 ℃,缓缓加入亚硝酸钠溶液(1 → 10)6.5 ml,随加随搅拌,再加水稀释至 100 ml,即得。本液应临用新制。

稀铁氰化钾试液　取 1% 铁氰化钾溶液 10 ml,加 5% 的三氯化铁溶液 0.5 ml 与水 40 ml,摇匀,即得。

氨试液　取浓氨溶液 400 ml,加水使成 1 000 ml,即得。

氨制硝酸银试液　取硝酸银 1 g,加水 20 ml 溶解后,滴加氨试液,随加随搅拌,至初起的沉淀将近全溶,滤过,即得。本液应置棕色瓶内,在暗处保存。

高锰酸钾试液　取高锰酸钾 3.2 g,加水 1 000 ml,煮沸 15 min,密塞,静置 2 日以上,用垂熔玻璃滤器滤过,摇匀。可取用高锰酸钾滴定液(0.02 mol/L)。

铜吡啶试液　取硫酸铜 4 g,加水 90 ml 溶解后,加吡啶 30 ml,即得。本液应临用新制。

联吡啶试液　取 2,2′-联吡啶 0.2 g、醋酸钠结晶 1 g 与冰醋酸 5.5 ml,加水适量使溶解成 100 ml,即得。

硝酸银试液　取硝酸银 17.5 g,加水适量使溶解成 1 000 ml,摇匀。可取用硝酸银滴定液(0.1 mol/L)。

硫代硫酸钠试液　取硫代硫酸钠 26 g 与无水碳酸钠 0.20 g,加新沸过的冷水适量使溶解成 1 000 ml,摇匀,放置 1 个月后滤过。可取用硫代硫酸钠滴定(0.1 mol/L)。

硫酸亚铁试液　取硫酸亚铁结晶 8 g,加新沸过的冷水 100 ml 使溶解,即得。本液应临用新制。

硫酸铜试液　取硫酸铜 12.5 g,加水使溶解成 100 ml,即得。

氯化钡试液　取氯化钡的细粉 5 g,加水使溶解成 100 ml,即得。

氯亚氨基 -2,6- 二氯醌试液　取氯亚氨基 -2,6- 二氯醌 1 g,加乙醇 200 ml 使溶解,即得。

稀乙醇　取乙醇 529 ml,加水稀释至 1 000 ml,即得。

稀盐酸　取盐酸 234 ml,加水稀释至 1 000 ml,即得。本液含 HCl 应为 9.5%~10.5%。

稀硫酸　取硫酸 57 ml,缓缓注入约 800 ml 水中,再加水至 1 000 ml,即得。本液含 H_2SO_4 应为 9.5%~10.5%。

稀硝酸　取硝酸 105 ml,加水稀释至 1 000 ml,即得。本液含 HNO_3 应为 9.5%~10.5%。

碘试液　取碘 13.0 g,加碘化钾 36 g 与水 50 ml 溶解后,加盐酸 3 滴与水适量使成 1 000 ml,摇匀,用垂熔玻璃滤器滤过。可取用碘滴定液(0.05 mol/L)。

碘化汞钾试液　取氯化汞 1.36 g,加水 60 ml 使溶解,另取碘化钾 5 g 加水 10 ml 使溶解,将两液混合,加水稀释至 100 ml,即得。

碱性酒石酸铜试液　取硫酸铜结晶 6.93 g,加水使溶解成 100 ml;取酒石酸钾钠结晶 34.6 g 与氢氧化钠 10 g,加水使溶解成 100 ml。用时将两液等量混合,即得。

碱性 β- 萘酚试液　取 β- 萘酚 0.25 g 加氢氧化钠溶液(1 → 10)10 ml 使溶解,即得。本液应临用新制。

碳酸钠试液　取一水合碳酸钠 12.5 g 或无水碳酸钠 10.5 g,加水使溶解成 100 ml,即得。

（孟　姝）

参考文献

［1］国家药典委员会.中华人民共和国药典:2020 年版［M］.北京:中国医药科技出版社,2020.

［2］国家药品监督管理局执业药师资格认证中心.2023 国家执业药师职业资格考试指南药学专业知识(一)［M］.北京:中国医药科技出版社,2022.

［3］徐云根.药物化学［M］.9 版.北京:人民卫生出版社,2023.

［4］刘文娟,兰作平.药物化学［M］.4 版.北京:中国医药科技出版社,2021.

［5］葛淑兰,张彦文.药物化学［M］.3 版.北京:人民卫生出版社,2018.

［6］尤启东.药物化学［M］.4 版.北京:化学工业出版社,2021.

［7］彭司勋.药物化学进展［M］.北京:化学工业出版社,2015.

［8］陈新谦,金有豫,汤光.新编药物学［M］.18 版.北京:人民卫生出版社,2019.

［9］鄢明,成志毅.药物化学［M］.北京:科学出版社,2020.

［10］张彦文,陈小林.药物化学［M］.3 版.北京:高等教育出版社,2022.

［11］白仁仁.药物化学［M］.北京:科学出版社,2024.

［12］尤启东.药物化学［M］.8 版.北京:人民卫生出版社,2016.

［13］杨铭.药物研究中的分子识别［M］.2 版.北京:北京大学医学出版社,2015.

［14］刘修树,龚菊梅.药物化学实训教程［M］.北京:化学工业出版社,2023.

郑重声明

读者意见反馈

为收集对教材的意见建议,进一步完善教材编写并做好服务工作,读者可将对本教材的意见建议通过如下渠道反馈至我社。

咨询电话　400-810-0598

反馈邮箱　gjdzfwb@pub.hep.cn

通信地址　北京市朝阳区惠新东街 4 号富盛大厦 1 座
　　　　　高等教育出版社总编辑办公室

邮政编码　100029

资源服务提示

授课教师如需获取本书配套教辅资源,请登录"高等教育出版社产品信息检索系统"(http://xuanshu.hep.com.cn/)搜索下载,首次使用本系统的用户,请先进行注册并完成教师资格认证。

高教社高职医药卫生教师 QQ 群:191320409

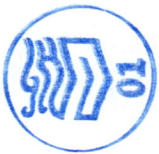